PATHOLOGIE

INTERTRO[...]

DOCTRINES ET CLIN[...]

PAR

Le Dr Léon AUDAIN, d'Haïti,

Ancien interne en Médecine et en Chirurgie des Hôpitaux de Paris,
Ancien Président du Jury médical central
Directeur de l'École Nationale de Médecine et de Pharmacie,
Doyen de la Polyclinique-PÉAN.

Avec 26 figures dans le texte.

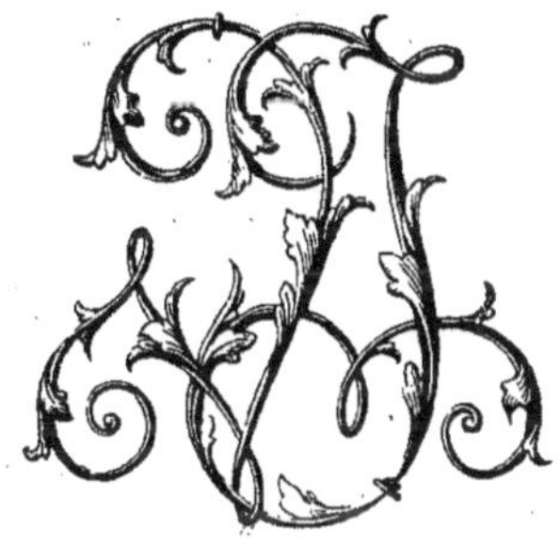

PORT-AU-PRINCE

—

Imprimerie J. VERROLLOT, 96, Rue Roux, 96.

—

1904.

PATHOLOGIE
INTERTROPICALE

DOCTRINES ET CLINIQUE

PAR

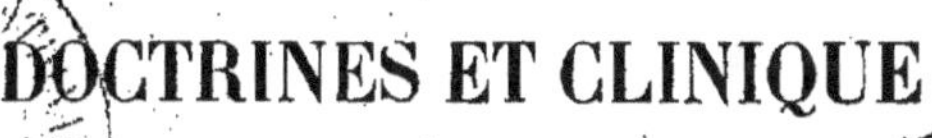

Le Dʳ Léon AUDAIN, d'Haïti,

Ancien interne en Médecine et en Chirurgie des Hôpitaux de Paris,
Ancien Président du Jury médical central,
Directeur de l'École Nationale de Médecine et de Pharmacie,
Doyen de la Polyclinique-PÉAN.

Avec 26 figures dans le texte.

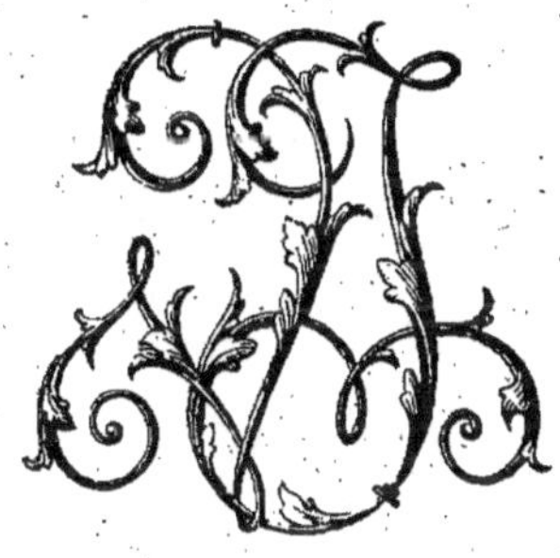

PORT-AU-PRINCE

—

Imprimerie J. VERROLLOT, 96, Rue Roux, 96.

—

1904.

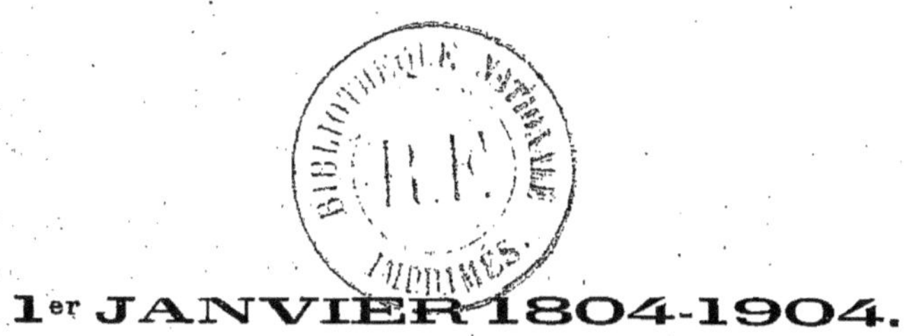

1er JANVIER 1804-1904.

A Haïti, mon Pays,

à l'occasion du premier Centenaire de son Indépendance

Je dédie cet ouvrage.

Docteur Léon AUDAIN.

PRÉFACE.

Voici un livre considérable à tous égards qui va soulever
d'intéressantes controverses et retenir l'attention du monde
médical de notre pays et de l'Etranger par la matière qu'il
traite et la façon dont elle est traitée. Livre original, tout
plein de vues et d'idées personnelles, qui revêt un cachet
de saisissante actualité et dont l'urgence s'imposait pour
la mise au point des dernières acquisitions de la pratique
médicale intertropicale.

L'auteur a eu la coquetterie de nous demander de le présenter au public, comme si cela eût été nécessaire et que
le renom depuis longtemps établi du Dr AUDAIN ne dût pas
suffire à lui attirer et conquérir des lecteurs. Un tel ouvrage était impatiemment attendu.

Rendons cet hommage à notre confrère, qu'il s'est trouvé
prêt à l'écrire avant nous tous, soit qu'il ait pris la bonne
habitude de ne rien perdre de ses « observations » cliniques
où que son labeur méthodique et patient lui ait permis de
condenser en un corps de doctrines logique et savant, ce
que son sens médical affiné lui a fait surprendre sur le vif,
en plein champ de bataille de nos épidémies récentes.

Sans doute trouvera-t-on prématurées quelques-unes de
ses conclusions, et lui-même s'attend-il à une certaine résistance, mais on admettra sans peine avec nous la puissance de sa dialectique, la force et la sincérité de sa conviction, sa grande élévation de pensée, la fécondité ingénieuse
de ses aperçus et de ses hypothèses, et volontiers dirai-je
de lui ce qu'écrivait HUCHARD, à propos d'un livre récent :

« il ne sépare pas ces deux qualités : l'esprit philosophique
et le talent d'observation; il les associe, au contraire, l'une
à l'autre dans une union toujours présente. »

Bien des traités et des monographies ont été faits sur les
maladies des pays chauds et les noms de ROUX, de CORRE,
de KELSCH et KIENER, de LAVERAN, de CRESPIN (pour ne
citer que les plus récents), sont attachés à des œuvres remarquables, mais celles-ci sont devenues incomplètes en
beaucoup de leurs parties, en ce qu'elles ont paru longtemps
avant les dernières recherches bactériologiques où qu'elles
n'en n'ont tenu compte que dans une mesure restreinte.
La gloire de LAVERAN est cependant hors de doute, surtout
à cause de la découverte de l'hématozoaire qui porte son
nom et au point de vue de la clinique, nous devons ajouter que les travaux de KELSCH et KIENER sont marqués au
coin d'une finesse pénétrante et d'une observation méticuleuse.

Si, comme je vous y engage, vous ouvrez le présent traité,
sans préméditation de dénigrement systématique ni d'en-
thousiasme outré, vous serez tout de suite intéressé par la
lecture de l'introduction magistrale où l'auteur expose, avec
son tempérament combatif habituel, la doctrine qu'il va
développer au cours de son œuvre, puis, votre curiosité
éveillée se portera sur les premiers chapitres consacrés au
foie et aux poisons, aux congestions et inflammations de
cet organe, aux entérites toxiques; vous noterez le soin minutieux avec lequel il décrit l'œuvre de destruction qui
s'opère incessamment dans ce vaste atelier de microbes
qu'est le tube digestif; la lutte continuelle du foie contre
les poisons de toutes sortes qui lui viennent du dehors ou
contre les toxines fabriquées dans l'intimité de nos tissus ;
vous vous arrêterez plus particulièrement au passage où il
donne la solution élégante et curieuse du problème de la

respiration chez le blanc et le noir et où il indique comment on devient plus ou moins tuberculisable suivant la latitude où l'on se trouve et selon la façon de respirer et de bien respirer.

Ses conclusions sont importantes au premier chef pour les non-acclimatés aux pays chauds, lesquels doivent s'astreindre à un régime sévère, s'ils ne veulent pas devenir autophages ou passer par toutes les phases de la congestion du foie jusqu'à l'*insuffisance* hépatique finale, selon que l'alimentation aura produit des combustions trop actives ou trop lentes dans l'organisme.

Soit dit en passant, le procédé nouveau d'analyse des urines préconisé par JOULIE nous révèle le secret des réactions organiques et nous permet de suivre d'une façon régulière et rationnelle la marche des maladies vers la guérison ou vers la mort. Aussi notre confrère a-t-il eu raison de le recommander au chapitre du traitement des congestions hépatiques.

Après avoir rappelé que dans les pays chauds la genèse des poisons est plus intense et leur virulence plus grande, l'auteur établit ce principe, qui est le fondement même de tout son livre : « les tissus et organes excités réagissent fonctionnellement d'une façon identique, quelle que soit la nature de l'agent excitant. Il se forme un agent d'excitation, toxine ou poison organique, dont les effets appréciables sont subordonnés à la quantité de poison fabriqué, à sa puissance toxique, à son élimination ou au contraire à son accumulation dans l'organisme. » Plus loin, il ajoute : « aucun microbe ne produit soit par lui-même soit par sa toxine de lésions intestinales spécifiques. »

Il se trouve en cela d'accord avec CHANTEMESSE, qui proclame que « la lésion intestinale n'est pas la caractéristique de la fièvre typhoïde », et avec CORRE, qui déclare que « la psorentérie ulcéreuse n'est le caractère exclusif d'aucune affection typhique en particulier. » C'est sur cette donnée générale que repose toute son argumentation ultérieure, serrée et digne d'entraîner la conviction, sur les lésions de la fièvre typhoïde et de la fièvre paludéenne. Nous aurons donc l'occasion d'y revenir.

Le typhus amaryl devait naturellement faire l'objet d'une étude spéciale de la part du Dr LÉON AUDAIN, car il est parmi les médecins qui s'en sont occupés le plus durant l'épidémie de 1896-1897, témoin les nombreuses observations qu'il a publiées à ce titre. Déjà, à propos de l'hépatite parenchymateuse aiguë. vous remarquerez la distinction nécessaire et vraie qu'il a établie entre cette maladie qu'il appelle la fièvre jaune fonctionnelle, qui n'est autre chose qu'une forme d'ictère grave produit par le surmenage du foie et qui, par conséquent, peut frapper tout le monde, même les indigènes, et la fièvre jaune microbienne ou contagieuse, qui est de l'hépatite parenchymateuse *primitive*. La première, d'après l'auteur, ne serait le plus souvent qu'une complication de la malaria.

L'une des idées les plus originales et les plus fécondes de ce livre, c'est d'établir pour la description de la fièvre jaune deux périodes : « la période de toxicité microbienne, et la période de complications », rejetant ainsi la classification ancienne en cinq périodes, admise par tous les auteurs et qui, cependant, ne répond pas, comme la nouvelle, à la réalité des faits. Aussi voudrait-il l'étendre à l'étude de la plupart des affections microbiennes.

La classification nouvelle, moins arbitraire et plus rationnelle, se basant sur les dernières conquêtes de la bactériologie, nous rend mieux compte de l'invasion microbienne d'une part, et, de l'autre, de la réaction de l'organisme.

Voici, en effet, ce qui se passe : au stade le plus actif de la maladie, au moment où un assaut plus ou moins furieux nous est livré, l'organisme mobilise toute l'armée phago-cytaire dont les travaux de défense devront tendre à envelopper, à immobiliser, à fragmenter, et par conséquent, à détruire les bacilles ennemis. WIDAL l'a bien montré pour la fièvre typhoïde. Selon la virulence de l'attaque ou la puissance et la rapidité de l'organisation de la résistance, on voit ces formes abortives, légères ou foudroyantes, signalées par les cliniciens ; que l'agglutination, c'est-à-dire l'immunisation n'ait pas réussi, car, hélas ! l'organisme bien souvent ne sort pas vainqueur d'un combat dont la vie est le prix, le second stade commence ; le bacille victorieux s'installe aux points pour lesquels il a une affi-nité élective et qui n'ont pas su résister ; alors surgissent les *complications* et selon que le microbe ou sa toxine aura lésé le foie, les reins et le tube gastro-intestinal ou tout autre organe essentiel, vous aurez affaire aux formes : ictéroïde, urémique, urémo-dyspnéique ou urémo-délirante, hémorrhagiques si bien décrites par AUDAIN.

Beaucoup d'observations viennent à l'appui de la concep-tion qu'il s'est faite de cette pyrexie et deux courbes ther-miques illustrent la démonstration, en indiquant la marche de la température dans la fièvre jaune simple et la fièvre jaune foudroyante. L'étiologie rappelle l'état de nos connais-sances jusqu'aux expériences si intéressantes faites à Cuba par les médecins américains, et la symptomatologie a eu tous les développements désirables.

Et maintenant, s'il nous vient à l'esprit de savoir com-ment l'auteur s'y est pris pour traiter ses malades, nous constatons avec plaisir qu'il insiste avec force sur les diurétiques de toutes sortes, administrés par toutes les voies possibles, sans préjudice de la médication sympto-matique. Nous-même en avons eu les meilleurs résultats dans les nombreux cas que nous eûmes à soigner, au cours de la dernière épidémie.

Parcourons rapidement, malgré leur intérêt, les chapitres sur l'intestin et les poisons et sur la dysenterie ; nous aurons certainement l'occasion de les consulter plus tard, ne serait-ce que pour nous rappeler par quel processus général, une intoxication quelconque, impressionnant l'intestin, peut amener un *empoisonnement généralisé d'emblée primitif* par le fait du trouble profond apporté à la vie cellulaire organique ou une *infection généralisée secondaire* par défaut de fonctionnement des émonctoires, surtout des reins et du foie, ou bien encore pour réapprendre que des causes diverses, notamment l'impaludisme, peuvent activer ou réveiller la toxicité du microbe dysentérique ou enfin pour ne pas oublier que dans toutes les maladies aiguës à manifestations intestinales ulcératives, les mêmes lésions *électives* de la muqueuse peuvent se présenter, à des degrés plus ou moins prononcés, que ce soit l'entérite toxique d'origine mercurielle, la fièvre typhoïde, la dysenterie, la fièvre paludéenne, l'entérite grippale, etc. Si bien que l'auteur a pu élever à la hauteur d'une loi la proposition suivante, qui est d'une importance primordiale : les tableaux cliniques semblables sont produits par des processus pathogéniques semblables.

Et arrivons sans plus tarder à l'étude concernant la fièvre typhoïde.

Tout d'abord, un coup d'œil rétrospectif jeté sur l'historique de cette pyrexie nous montre qu'avant la découverte du bacille d'EBERTH, deux théories surtout se partageaient les esprits : celle de la contagion et celle de la génération spontanée. L'aphorisme de BUDD : « *pour faire de la fièvre typhoïde, il faut de la fièvre typhoïde* » était paraphrasée par MURCHINSON qui disait : « il suffit d'une *fermentation banale, d'une corruption non spécifique de l'air respiré ou de l'eau ingérée.»* Jusque dans ces derniers temps, ces deux théories régnaient encore. JACCOUD était pour la génération spontanée ou l'auto-typhisation et la transmission ; et en 1889, au cours de notre externat, nous avons entendu notre maître, le professeur PETER se déclarer spontanéo-contagionniste. Il ajoutait même, avec sa verve habituelle, pour *tomber* la microbiologie naissante : « c'est la maladie qui crée le microbe et non le microbe qui crée la maladie. » Cependant la doctrine pastorienne vint qui enseigna que la fièvre typhoïde est *fonction d'un germe* et depuis un pas immense fut accompli. L'EBERTH isolé, cultivé, ensemencé fit preuve d'indépendance, proclama son autonomie, mais les recherches se poursuivant toujours, ROUX et RODET découvrent certains points de ressemblance, des airs de famille entre lui et le coli-bacille et tentent un essai d'identification. De là, entre les bactériologistes, une lutte vive s'engage, qui dure encore.

Le Docteur LÉON AUDAIN vient de reprendre cet essai avec, semble-t-il, cette fois-ci, un peu plus de chances de succès. Il faut voir avec quelle sagacité pénétrante et quelle patience il dépiste tout ce qui peut les rapprocher, profitant pour cela des moindres contradictions révélées par la bactériologie. Il en résulte que l'EBERTH est un être dépourvu de toute individualité spécifique, une simple *variété* de l'ESCHERICH qui ne s'en séparerait que par la morphologie et l'apparence des cultures.

A quoi les adversaires répondent que ces caractères sé-paratifs sont *secondaires*, pour ne pas dire *nuls* ; pour eux, ce qui établit nettement la ligne de démarcation, ce sont les propriétés biologiques du coli-bacille qui fait fermenter les bouillons lactosés et coagule le lait, propriétés qui sont l'une et l'autre *étrangères* au bacille typhoïdique.

AUDAIN réplique avec DUFLOCQ que le bacille d'EBERTH agit quelquefois aussi sur la saccharose et que le seul caractère différentiel existant est dans l'action sur l'acide lactique. L'ESCHERICH est dextrogyre, l'EBERTH est lévogyre. Cela ne suffit pas pour en faire deux espèces différentes. D'ailleurs, ce n'est pas seulement chez les microbes que ce phénomène se présente. Et continuant toujours à noter les traits de ressemblance, il ajoute : le bacille typhique ne donne pas la réaction de l'indol, certaines espèces coliformes ne la donnent pas davantage ; ne pourrait-on pas de ce fait ranger parmi ces dernières espèces le bacille d'EBERTH ? Enfin chose plus importante, le phénomène de l'agglutination sur le sérum du sang des typhiques dont le bacille d'EBERTH semblait avoir le monopole exclusif est le fait aussi du coli-bacille, d'une façon moins marquée, il est vrai. Voilà l'état de la question au point de vue microbiologique.

En somme, ces micro-organismes sont comme deux *frères ennemis*, « sujets à se rencontrer dans la lutte pour la vie, à s'entr'aider dans l'œuvre commune de destruction ou parfois à se heurter et se nuire réciproquement. » Et tout de suite, au point de vue clinique, nous dégageons les conséquences considérables qui en découlent. En effet, de même que dans certaines maladies à manifestations gastro-intestinales, qui n'ont aucun rapport avec la fièvre typhoïde, le coli-bacille peut se transformer en EBERTH pour produire des typhisations secondaires, ce qui se révèle par l'allure hésitante, irrégulière, de la période initiale, de même, sur la muqueuse intestinale préparée par une infection typhique primitive, le bacille d'EBERTH s'efface, une colonie de bactéries étrangères envahit les parties nécrosées et ulcérées et continue l'œuvre de mort suivant sa virulence ou le degré de résistance que la barrière épithéliale lui oppose.

Aussi, dans les deux cas, c'est la même lésion anatomique que l'on remarque: tuméfaction, ulcération des plaques de PEYER plus marquée, sans doute, dans le cas du bacille d'EBERTH dont l'affinité pour ce siège est connue.

L'auteur,—cela vous frappera nécessairement,—ne publie aucune observation personnelle de fièvre typhoïde, c'est qu'il croit qu'en Haïti, la dothiénentérie *vraie* n'existe pas, ou est tout à fait rare ; en tout cas, il ne l'a jamais observée et s'il décrit avec soin l'anatomie pathologique, principalement les altérations des plaques de PEYER, des ganglions mésentériques et de la rate, c'est pour montrer qu'elles ne sont pas particulières à la typho-toxine et qu'elles sont souvent dues à d'autres processus pathologiques, notamment à la malaria.

Comme le typhus amaryl, la fièvre typhoïde comprend deux stades : le stade toxique qui entre en jeu avec une brusquerie plus ou moins grande, suivant l'intensité de la virulence de l'irruption microbienne, et le stade de la *lésion anatomique* où la fièvre persiste ou se rallume et où les ulcérations intestinales sont plus ou moins profondes et étendues, suivant le degré de force de l'atteinte.

L'étude clinique de la dothiénentérie ne sera pas inutile, si vous voulez savoir comment se comporte la fièvre depuis le début de l'affection jusqu'à la période des ulcérations et à celle de la réparation.

Les ulcérations dont le tube digestif est le siège n'appartiennent pas en propre à la maladie que nous étudions; elles sont communes à l'entérite aiguë et à la malaria et si, comme on l'a observé dans certains cas exceptionnels, les lésions du gros intestin constituent les seules lésions intestinales de la fièvre typhoïde (cas de *coléo-typhus*), de même aussi, il importe de faire remarquer que dans la fièvre paludéenne, les plaques de PEYER peuvent être plus ou moins intéressées.

Donc en microbiologie comme en pathologie, pas de chasse réservée, pas de domaine inaliénable.

Tout, ce que nous venons de dire au sujet de la fièvre typhoïde est une introduction au chapitre de la fièvre paludéenne, qui est le plus important du livre. Montrer l'influence des marécages et des terres détrempées comme cause première de l'impaludisme, indiquer que des moustiques et particulièrement les anophèles sont les agents les plus actifs de sa propagation, a été la première préoccupation de l'auteur; puis il étudie minutieusement le pigment mélanique, lequel représente l'élément le plus sérieux et le plus constant du diagnostic de la malaria (dans les formes bénignes, il est vrai, la mélanémie est souvent d'une discrétion rare, car sa présence n'est pas facilement décelée dans une goutte de sang périphérique, mais aussi quand elle s'y montre, cela prend une valeur considérable); il va ensuite à la recherche du pigment ocre, qu'il voit s'infiltrant dans les trames de tous nos tissus et particulièrement dans les *éléments glandulaires* où son entrée inopportune détermine des *troubles trophiques variables suivant sa quantité et suivant les propriétés des éléments anatomiques.*

Enfin, il nous fait suivre avec intérêt l'action du poison palustre sur les globules sanguins qu'il détruit, la transformation de l'hémoglobine en pigment ocre, lequel impressionne tous les organes, même dans les formes les plus légères de l'impaludisme, et y produit des phénomènes de congestion et de phlegmasie, de sorte qu'il en arrive à formuler cette loi qui ressort des données mêmes de l'anatomie-pathologique: « aucune *altération anatomique* ne peut être en général considérée comme pathognomonique d'une affection; la différence existante résulte de l'inten-

silé de la lésion pathologique et non des causes qui l'ont
produite. » Passant à un autre ordre d'idées, la grande
question des associations pathologiques a été abordée.
L'auteur ne pouvait pas en nier l'existence, il les reconnaît
en principe, mais il croit plus volontiers à une affection
aiguë se greffant sur une maladie chronique, telle la typhoïde
vraie sur l'impaludisme chronique ou la malaria aiguë
affectant un dysentérique chronique ; l'association de deux
pyrexies évoluant parallèlement chez le même individu lui
semble exceptionnelle. Nombre de bons esprits ne sont
pas d'accord sur ce point. Au sujet des attractions et
affinités bactériennes, les faits, dit GIRODE, abondent, soit
dans les phénomènes naturels, soit dans les observations
de laboratoire, soit enfin dans les enseignements de la
clinique » Aussi, au point de vue pathologique, assiste-t-on
souvent à l'action parallèle ou à l'effort commun du bacille
diphtéritique et du streptocoque, des microbes pyogènes
et du bacille tétanique, du bacille typhique et du streptocoque. Le même auteur ajoute : « parfois l'adjonction d'une
deuxième maladie est pour ainsi dire purement fortuite,
et même assez indifférente. Ceci a lieu, par exemple, dans
les cas où l'on voit deux fièvres éruptives empiéter l'une
sur l'autre, ou la coqueluche appeler la rougeole, ou les
oreillons suivre cette dernière. Ici les deux maladies évoluent pour ainsi dire côte à côte, sans s'influencer mutuel-
lement. » De sorte que la question n'est pas encore entièrement élucidée, *ad hoc sub judice lis est*, aussi nous
permettra-t-on une dernière citation. BROUARDEL et THOINOT
disent : « la réalité de l'association du paludisme et de la
dothiénentérie, à laquelle d'ailleurs l'esprit ne répugne en rien
à priori, ne sera légitimement établie que par des examens
biologiques nombreux et concordants, et tous les faits publiés, anciens pour la plupart, manquent de ce critérium. »

Voilà AUDAIN en bonne compagnie pour combattre l'existence de la typho-palustre.

Une étude de la malaria serait incomplète, si on ne montrait l'action du quinquina et des sels de quinine sur l'hématozoaire. Notre confrère s'y est attaché longuement. Il ne faut pas, d'après lui, réclamer de la quinine plus qu'elle ne peut donner ; on ne doit pas davantage lui donner plus qu'elle ne saurait demander.

En d'autres termes, la quinine peut détruire l'hématozoaire, mais cela n'implique nullement l'obligation pour elle d'arrêter dans leur évolution les lésions matérielles que cet hématozoaire a pu produire par la désorganisation globulaire. « D'autre part, il faut avoir soin d'administrer dès le début la quinine à dose suffisante et d'en continuer l'usage pendant un temps suffisamment long. » Le Dr AUDAIN insiste là-dessus d'une façon particulière, et si par hasard, on lui objecte qu'il y a eu des cas où, après deux ou trois jours d'administration intensive de la quinine, on en a vu l'inefficacité et qu'on a pensé à soigner exclusivement par la méthode réfrigérante et les antiseptiques intestinaux et qu'on s'en est bien trouvé, il vous répondra que « l'athermie ne se présente pas toujours, en effet, au premier stade, sous l'action de la quinine. C'est qu'alors l'altération organique, la lésion *matérielle*, est assez précoce, particulièrement dans les formes entéritiques et même hépatiques, pour que la réaction fébrile, à laquelle elle donne lieu, se montre avant la disparition de l'accès malarien qui l'a produite et masque, par la continuité de la fièvre, l'action de la quinine. » Si vous ne l'avez pas encore observé comme lui, cette réponse ne vous satisfera pas tout de suite ; mais comme nous sommes dans un pays à malaria et que nous n'avons pas encore chassé les moustiques ni nettoyé nos rues boueuses, nous aurons certainement l'occasion de nous lancer sur la piste nouvelle et par conséquent de vérifier et d'apprécier. Mais l'auteur attache une importance considérable à cette doctrine basée d'ailleurs sur des observations, car, « c'est ainsi qu'il explique les *accès sub-intrants* lesquels, d'après lui, ne sont pas le fait de la malaria, mais la conséquence des lésions phlegmasiques produites par cette pyrexie. Il est bon de rappeler que cette continuité de la fièvre n'arrive pas d'emblée. Elle est, en général, précédée d'une période où, par l'intermittence de la fièvre, la nature malarienne de l'affection peut être dévoilée, aussi faut-il avoir soin, dès le début, de prendre la température toutes les heures, de façon à marquer la rémission, si fugace qu'elle puisse être ».

Ne perdons pas de vue non plus, un seul instant, cette notion capitale de l'existence des deux stades que nous avons décrits, quand il s'est agi de la fièvre jaune et de la fièvre typhoïde : le stade original où l'agent pathogène agit en personne sur l'organisme, et le stade des complications organiques où la personnalité microbienne s'efface de la scène ; où la lésion anatomo-pathologique se montre au premier plan, donnant à la maladie un cachet particulier, une allure et une évolution spéciales, suivant l'organe lésé et aussi suivant l'intensité des altérations organiques. Ceci nous oblige à des redites nombreuses mais nécessaires, car tous les tableaux cliniques que nous étudierons par la suite seront la justification, sinon le corollaire de ce que nous venons de voir. Ces tableaux avec leurs courbes thermiques particulières seront pour nous d'un intérêt extrême, depuis la forme bénigne intermittente aiguë franche jusqu'aux fièvres solitaires graves, en passant par les complications précises et imprécises de la malaria. Cette classification nouvelle appartient tout entière à l'auteur ; si elle est adoptée, elle portera désormais son nom.

Faudra-t-il après cela vous parler du traitement. C'est le chapitre que d'ordinaire on lit avec le plus de plaisir dans les ouvrages médicaux et ici, il est fait avec un soin spécial.

Deux autres chapitres d'un ordre particulier ferment ce volume. Le premier qui n'est autre qu'une conférence de l'auteur sur l'hérédité et la contagion de la lèpre, où il se déclare nettement pour la contagiosité, et l'autre sur la filariose.

Nous voudrions nous arrêter quelque temps sur cette question palpitante de la lèpre, ne serait-ce que pour rappeler que, dans notre pays, on ne prend aucune précaution contre cette maladie, pas plus, d'ailleurs, que contre les autres maladies contagieuses, et cela, au mépris de toutes les lois de l'hygiène publique et privée, au moment surtout où toutes les nations civilisées organisent contre elles des ligues de préservation sociale, mais cela nous entraînerait trop loin.

Quant à la filariose, elle a fait l'objet d'une étude importante, intelligente et consciencieuse de nos jeunes amis, les Docteurs VICTOR BOYER et GASTON DALENCOUR. Nous n'y ajoutons rien, sinon que le Dr AUDAIN a fait faire un pas considérable à la symptomatologie et au traitement de cette maladie, et que l'on ne pourra plus en parler sans citer son nom avec une mention très honorable.

Cette œuvre que nous venons de parcourir ensemble et que nous quittons à regret, est, vous l'avez remarqué, un précieux apport documentaire à la pratique médicale des pays chauds. Elle a tout l'agrément d'une œuvre vécue. Sans doute, dans la deuxième édition que nous souhaitons prochaine, des éclaircissements nouveaux et plus précis seront donnés à certains faits restés encore obscurs, des observations plus nombreuses seront recueillies, mais telle qu'elle est, elle fait honneur à son auteur, car, comme le disait naguère M. LIARD, vice-recteur de l'Université de Paris; déterminer avec exactitude la modification morbide de l'organisme, en découvrir les conditions générales et les circonstances particulières, introduire dans ces conditions et circonstances tel ou tel élément nouveau, en telle ou telle quantité, est un problème d'ordre scientifique, que seul peut résoudre un esprit formé aux méthodes de la science.

En terminant, on nous permettra une citation littéraire qui a sa place toute marquée dans toute analyse qu'on a voulue scrupuleuse d'un livre nouveau. Dans un de ces *Lundis*, qui feront de longtemps encore les délices des lettrés, SAINTE-BEUVE disait, à propos du compte-rendu d'une œuvre de FLAUBERT : « Nous oublierons notre liaison pour l'auteur, notre amitié même pour lui, et nous rendrons à son talent le plus grand témoignage d'estime qui se puisse accorder, celui d'un jugement attentif, impartial et dégagé de toute complaisance. » Nous avons voulu suivre l'exemple du grand maître de la critique française. Y avons-nous réussi ? Nous l'avons essayé.

Docteur **W. MÉNOS**,
Président du Jury Médical Central de la République,
Professeur à l'École Nationale de Médecine et de Pharmacie,
Officier de l'Instruction publique.

INTRODUCTION.

La nécessité d'une pathologie intertropicale se faisait-elle sentir? Nul doute possible à cet égard; car, malgré les remarquables travaux des médecins de la marine française, les traités si intéressants de Roux et de Corre, les études si profondes de Kelsch et Kiener, bien des points restaient encore obscurs, dont l'éclaircissement devait tenter l'esprit.

Exerçant en Haïti, grande île des Grandes Antilles, depuis douze ans, j'ai pu, outre quelques maladies que pour le moment je laisse dans l'ombre, étudier tout à loisir deux des grandes pyrexies des pays intertropicaux: la *fièvre jaune* et la *malaria*.

J'ai pu faire, d'autre part, certaines constatations générales d'une utilité scientifique incontestable: celle-ci, par exemple, que les maladies communes aux pays froids et aux pays chauds se comportaient, sans doute à cause de l'*unité anatomique* des races humaines, d'une façon *presque identique*, malgré la différence de latitude et des conditions climatériques; qu'en tous cas, les quelques modifications de détails qu'on peut observer sont impuissantes à en changer l'allure générale au point de les rendre méconnaissables.

La seule maladie que, cliniquement, je n'ai jamais pu reconnaître d'une façon certaine est la dothiénentérie.

Il était tout naturel de me demander, si cette particularité *exceptionnelle* tenait à la non-existence de la fièvre typhoïde vraie en Haïti ou à la transformation clinique de cette affection par la malaria, par ce que les auteurs ont décrit sous

le nom d'association morbide et de proportionnalité pathologique.

Si le type clinique typho-malarien, produit par l'action
combinée et parallèle de la typhoïde et de la malaria, dépen-
dait réellement de la dualité étiologique si catégoriquement
invoquée, c'est-à-dire si l'existence de la fièvre typhoïde
était péremptoirement démontrée en Haïti, ne m'eût-il pas
été donné d'observer, du moins de temps à autre, des cas
classiques, cliniquement parlant, de dothiénentérie, comme
j'observe si fréquemment des cas d'impaludisme pur?

La malaria a beau être endémique dans un pays, tous les
malades n'en sont pas pour cela *forcément* des paludéens;
et, de temps à autre, il serait permis, ce me semble, à la
fièvre typhoïde de se développer *seule* et de se montrer à
nous, *comme le font les autres maladies,* sous son aspect de
simplicité clinique.

Si on admet, en effet, d'une façon assez autoritaire du
reste que tous les malades soient, dans les pays à malaria,
plus ou moins sous l'influence de l'intoxication paludéenne,
pourquoi les autres maladies ne seraient-elles pas influencées par cette affection, et se développeraient-elles d'une
façon presque identique à ce que nous voyons dans les
pays où la malaria n'existe pas?

Pourquoi cette proportionnalité et cette association si
fréquentes de la malaria et de la fièvre typhoïde et la non-
proportionnalité de la malaria et des autres maladies?

Ce fait méritait réflexion.

D'autre part, il faut le dire, les autopsies nous montrent
dans certaines manifestations morbides cliniques, qui n'ont
rien de commun avec la fièvre typhoïde, sinon la continuité
de la fièvre, une certaine tuméfaction de la rate et des ulcérations des plaques de PEYER.

Faut-il admettre *quand même,* uniquement à cause de

cette constatation anatomo-pathologique, la participation de la fièvre typhoïde?

Si oui, pourquoi, ainsi qu'on peut le voir dans certaines de nos autopsies, l'une des principales lésions de la fièvre typhoïde, la tuméfaction de la rate, manque-t-elle parfois? Dans la malaria aiguë, au contraire, la tuméfaction de la rate manque assez souvent.

Je sais bien que CRESPIN, qui a également constaté ce fait, essaie de l'expliquer par l'existence d'une malaria antérieure; mais n'est-il pas plus logique de penser que la malaria soit capable de produire, comme la fièvre typhoïde, des tuméfactions et des ulcérations des plaques de PEYER?

L'impaludisme produit, tout le monde l'admet, l'entérite simple, la psorentérie; pourquoi, si l'intensité du processus est plus grande, ne pourrait-il pas s'attaquer aussi aux plaques de PEYER, comme le fait la typhoïde vraie? Pourquoi?

J'essaie de montrer dans une discussion que l'on trouvera aux chapitres *Fièvre typhoïde* et *Impaludisme* que la spécificité anatomo-pathologique des lésions des plaques de PEYER repose sur une erreur doctrinale presque séculaire. Nier la pathognomonicité des lésions des plaques de PEYER est, certes, une entreprise audacieuse. Il est toujours téméraire de s'attaquer aux croyances profondément enracinées, mais l'intérêt de la science me le commande impérieusement.

Avec la doctrine de la pathognomonicité, une grande confusion règne dans les pyrexies intertropicales; une telle clarté se fait au contraire, cette doctrine détruite, qu'aucun esprit vraiment soucieux des intérêts scientifiques ne peut se refuser d'examiner avec l'impartialité la plus grande le travail documenté que j'offre au public. Il contribuera, j'en ai le ferme espoir, à débrouiller jusqu'à un certain point le *chaos inextricable des fièvres intertropicales*, selon l'exacte expression de CORRE.

Je ne suis pas le premier observateur qu'ait *chagriné* la confusion créée dans la pathologie par la doctrine des associations et des proportionnalités morbides; mais l'instinct de la pathognomonicité des lésions des plaques de PEYER a acquis à travers les générations médicales une telle force, que ceux-là mêmes que la doctrine a le plus contrariés, ont accepté, sans la moindre résistance, le *type imaginaire* créé par l'association *trop fréquente pour être réelle* de la fièvre typhoïde et de la malaria : la typho-malaria.

M^r le Professeur COLIN, disent KELSCH et KIENER, admet dans un esprit éclectique *en principe* la dualité étiologique de certaines épidémies typho-paludéennes; mais, s'appuyant sur les faits qu'il a observés à Rome, il établit qu'*il ne faut pas chercher en dehors de l'organisme malade les conditions pathogéniques de l'ulcération des glandes de* PEYER *dans une fièvre paludéenne d'origine.*

Quelques auteurs, se refusant à voir dans la typho-malaria une maladie complexe, l'ont considérée soit comme une modalité spéciale de la fièvre typhoïde (BORELLI), soit *comme une forme grave de la fièvre paludéenne* (AITKEN et OBÉDÉNARE).

Pour faire le travail que j'offre aujourd'hui au corps médical, j'ai commencé par établir, d'après mes observations personnelles, les différents *types cliniques* observés, *en faisant abstraction de toutes doctrines médicales.*

En agissant ainsi, j'ai reconnu que tous ces types cliniques sont simples, qu'ils sont indissolublement unis comme les anneaux d'une même chaîne ou comme les échelons d'une même échelle, qu'on passe *progressivement* des plus simples aux plus graves, *sans faire le moindre saut. Natura non facit saltus.*

Ce n'est qu'après avoir acquis ce résultat que je me suis entouré des ouvrages traitant les mêmes questions.

Toutes les fois que j'y ai trouvé des opinions favorables à la thèse que je soutiens, je les ai rapportées, ayant grand souci d'appuyer mon observation personnelle de l'autorité incontestée d'illustres médecins.

J'ai montré, d'autre part, par des arguments que je crois sérieux, pourquoi je ne pouvais admettre les opinions adverses.

Mon travail aurait pu être intitulé : *Fièvre jaune et Impaludisme aigu.*

Les chapitres : *Foie et poisons* ; *Congestions hépatiques* ; *Stéatose et insuffisance hépatiques* ; *Hépatite parenchymateuse aiguë*, conduisent le lecteur tout naturellement et progressivement à la compréhension facile de la fièvre jaune et des complications hépatiques aiguës de la malaria.

Les chapitres : *Entérites toxiques*, *Dysenterie*, *Fièvre typhoïde*, (j'aurais pu ajouter *embarras gastrique et colite*), joints aux précédents, nous mènent insensiblement, en nous les expliquant bien, aux complications gastro-entéro-hépatiques de la malaria, telles que je les conçois.

L'étude clinique des maladies qui précèdent mes deux chapitres les plus importants, *Fièvre jaune* et *Malaria*, offre un certain avantage : celui de permettre de diagnostiquer la fièvre jaune et les manifestations entéro-hépatiques de la malaria, des manifestations intestinales qui s'en rapprochent *cliniquement*, mais qui en diffèrent entièrement par leur *étiologie*.

J'ai surtout cherché à mettre en lumière ce fait que les processus anatomo-pathologiques et cliniques peuvent avoir dans nombre d'affections, à un moment donné de leur évolution, de très grandes analogies, voire une sorte d'identité ; et qu'il importe, pour éviter une confusion étiologique fort regrettable pour les malades, de savoir pourtant bien déterminer la nature exacte de la maladie.

Pour les complications intestinales et hépatiques de la malaria, la chose semble bien simple par la recherche des hématozoaires de LAVERAN. Mais, s'il est vrai que ces hématozoaires se trouvent dans le sang dans le plus grand nombre des cas, on ne les y trouve pas toujours (KELSCH et KIENER).

On admet d'une façon générale qu'ils tendent à disparaître dans l'intervalle des accès et qu'on ne les trouve que difficilement lorsque le malade a été soumis à la médication quinique. Cette recherche ne pourrait donner des résultats positifs que dans la période originale. L'habitude étant, dans nos pays à malaria, de prendre de la quinine dès l'apparition de la fièvre, ce moyen de diagnostic perd beaucoup de sa valeur, lorsque surtout on se trouve en présence de *complications distantes* de la période originale, qui sont les plus intéressantes et les plus difficiles à reconnaître.

D'autre part, ces recherches, malgré leur simplicité, ne sont pas *partout* et *toujours* pratiques: par exemple dans les centres où n'existent point de laboratoires et en temps d'épidémie où le grand nombre des cas s'oppose à ces analyses.

Pour ce qui est du *séro-diagnostic*, il serait, je crois, téméraire en l'état actuel de la science d'en vouloir faire un critérium infaillible de la fièvre typhoïde. De grandes questions de principe et de doctrine doivent être auparavant tranchées et ce serait risquer de jeter dans la clinique une terrible confusion que de le vouloir *dès maintenant* imposer comme un *dogme médical.*

Il y a lieu, je crois, de réserver l'importance diagnostique du séro-diagnostic, au moins pour les maladies à *déterminations* ou à *complications gastro-intestinales*. Loin d'englober d'emblée dans la fièvre typhoïde tous ces cas où la réaction est positive, on devrait chercher si le fait d'une atteinte intestinale importante dans d'autres maladies, n'est pas susceptible d'engendrer la réaction positive du sérum vis-à-vis de ce bacille d'EBERTH, dont la genèse est encore entourée d'une obscurité si profonde. Il faut tenir compte de l'action *possible* du *bacterium coli commune* sur les modifications bio-chimiques du sérum, puisque c'est à l'occasion d'une affection à manifestation éminemment intestinale, la fièvre typhoïde, que cette propriété du sérum a été découverte.

C'est à la clinique qu'il faut demander la clef du problème.

Les maladies, bien avant l'existence du laboratoire, ont pu être, pour un certain nombre, irrévocablement *fixées*. L'observation rigoureuse des faits a permis d'obtenir ce résultat.

L'étude de l'incubation, du mode d'invasion, de la marche initiale des maladies a permis de les reconnaître, avant la découverte même de leur agent causal véritable.

Ce fait n'a rien que de très naturel. Les conditions de vie d'un microbe étant toujours ou à peu près identiques pour le *même microbe*, les réactions organiques et pathologiques auxquelles il donne lieu ne peuvent être qu'identiques, d'où la possibilité de le reconnaître, *toutes les fois que ces réactions se manifestent.*

C'est pour cette raison qu'il faut attacher la *plus grande importance* à ce que j'appelle la *période originale* de la maladie ; c'est pendant cette période, qu'on découvrira le mieux le *génie* de la maladie.

Les affections diverses se rapprochent, se touchent, se confondent même dans leurs manifestations cliniques pendant la *période dite des complications*. *L'action micro-bienne n'est plus* ou, pour ainsi dire, réduite au minimum à cause de l'*immunisation* qui a eu le temps de se produire, fait dont, en général, on ne tient pas un compte suffisant.

La *lésion anatomique*, produite pendant la période de toxicité microbienne (période originale), *domine ensuite la scène*, et c'est l'existence de cette lésion, plus ou moins marquée dans tel ou tel organe, qui imprime à la maladie sa forme et sa gravité.

Il ne faut donc ni méconnaître ni dédaigner l'étude du mode d'invasion de l'organisme par le microbe : il vit et se développe dans le corps humain d'une façon différente *suivant ce qu'il est*. Si nous négligeons cette vérité inatta-quable, nous risquons de créer dans la clinique une confusion absolument chaotique.

Pour compléter mon travail, j'ai emprunté à KELSCH et KIENER certains chapitres : la *Rémittente hémoglobinurique*, la *Rémittente typhoïde et adynamique*, parce qu'à mon avis on n'en saurait faire une meilleure description. J'espère qu'après l'hommage public que je me plais à leur rendre, ils ne m'en voudront point de cet innocent larcin.

Certaines observations peuvent paraître écourtées.

Il m'a été facile d'élaguer une foule de détails, non indispensables, grâce au soin que j'ai pris de faire un tableau d'ensemble de chacune des formes cliniques de la fièvre jaune et de la malaria, en me basant sur mes observations et sur celles de quelques confrères bienveillants.

Les courbes thermiques ont été prises avec une *rigueur extrême* : elles sont d'une *exactitude*, on peut presque dire *mathématique*.

Elles ont toutes été recueillies pendant la *même épidémie* de malaria (celle de 1902). On verra combien se ressemblent celles qui appartiennent aux mêmes types cliniques ; on pourra voir également les modifications bien nettes qu'elles subissent, en passant d'un type à un autre, ou en s'élevant dans le même type à un degré supérieur de l'échelle de gravité pathologique.

C'est ce qui, je crois, leur donne une certaine autorité.

L'étude si méticuleuse que j'ai faite de la marche de la température m'a permis de *croquer sur le vif* certaines particularités des plus intéressantes, entre autres, l'existence de *complications distantes* de la période originale.

Au point de vue du diagnostic étiologique, cette *trouvaille* est appelée, me semble-t-il, à rendre de grands services.

Elle permet, d'autre part, d'expliquer d'une façon satisfaisante pour l'esprit, pourquoi certaines fièvres ont une température élevée *d'emblée*, présentent le *type continu* et *résistent à la quinine*, quoique dépendant de l'impaludisme.

Je me suis également efforcé de démontrer, en me basant sur les courbes tracées pendant notre dernière épidémie, les relations étroites de cause à effet, qui unissent la malaria à certaines *manifestations apyrétiques éloignées*, en insistant plus particulièrement sur les hypérémies phlegmasiques plus ou moins tardives portant sur le tube digestif et ses annexes.

La *lèpre*, la question si importante de l'*acclimatement* devaient trouver place dans une pathologie intertropicale. J'ai ouvert sur ces questions des aperçus qui, je crois, sont susceptibles d'intéresser le lecteur.

Comme annexe de mon travail, je publie un chapitre très-intéressant sur la *filariose*.

C'est l'œuvre de deux de mes élèves, MM. les Docteurs V. BOYER et G. DALENCOUR. Ils ont compris qu'ayant consacré six années de ma vie médicale à l'étude de cette affection, je ne pouvais me dispenser de la faire figurer dans ma *Pathologie intertropicale* ; et, moins sans doute pour m'épargner un surcroît de travail que pour me témoigner leur reconnaissance de quelques légers services rendus, ils m'ont offert ce chapitre.

Je l'ai accepté avec joie et je les en remercie.

Je remercie également mon ami, le Dr EDMOND HÉRAUX, pour le soin bienveillant qu'il a mis à la correction des épreuves de cet ouvrage.

Je prie mon ami le Dr W. MÉNOS de croire à toute ma gratitude pour l'analyse méticuleuse qu'il a faite de mon travail et pour tout le bien qu'il en a dit. Si l'avenir voit le triomphe des idées que j'émets dans ma Pathologie inter-tropicale, il aura certes sa grande part de gloire, pour avoir su, dans sa brillante préface, avec une discrétion vraiment artistique, soulever juste assez du voile, pour exciter la curiosité du lecteur et éveiller chez lui le désir de parcourir un livre présenté au public médical sous de si vives et si captivantes couleurs.

Docteur Léon AUDAIN.

PATHOLOGIE INTERTROPICALE

DOCTRINES ET CLINIQUE

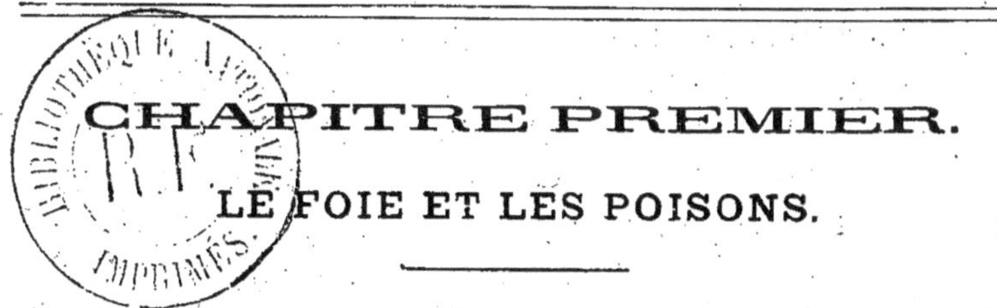

CHAPITRE PREMIER.

LE FOIE ET LES POISONS.

Il est un fait sur lequel tout le monde est d'accord, c'est que les tissus et les organes excités, réagissent fonctionnellement d'une façon identique, quelle que soit la nature de l'agent excitant. Prenons un nerf, un muscle, une glande, par exemple, leur excitation ne saurait déterminer que sensibilité et mouvement, contraction et sécrétion. Cette notion de physiologie élémentaire transportée dans le domaine pathologique nous rend fort bien compte de la similitude vraiment curieuse de certains tableaux cliniques.

Dans le plus grand nombre des maladies aiguës, pyrétiques ou apyrétiques, la cause primordiale, celle que nous trouvons ou qui nous échappe, varie, mais l'aboutissant de cette cause est la formation d'un agent d'excitation, toxine ou poison organique, dont les effets appréciables sont subordonnés à la quantité de poison fabriquée, à sa puissance toxique, à son élimination ou au contraire à son accumulation dans l'organisme.

Ce sont ces conditions, plutôt que toutes autres, qui me paraissent commander les modalités cliniques.

Dans les pays chauds en effet, où la genèse des poisons est plus intense et leur puissance plus grande, la même cause produit en général des effets beaucoup plus redoutables. Pour ne citer qu'un exemple, voyez la différence qui existe entre nos cas de malaria et ceux qu'on observe dans les contrées tempérées de l'Europe. D'autre part, la fréquence plus grande dans les zones intertropicales que partout ailleurs des atteintes hépatiques semble une preuve de plus que « le tube digestif et principalement l'intestin,

1

est un laboratoire de poisons en continuelle activité, » ainsi que l'a avancé et expérimentalement démontré M^r le Professeur BOUCHARD.

Les poisons introduits dans l'organisme par la voie buccale en cheminant dans le tube digestif sont absorbés par les innombrables lymphatiques de l'intestin qui les jettent dans la grande circulation et par les capillaires sanguins de l'intestin qui les charrient vers le foie. Je ne parle pas ici des poisons puissamment caustiques qui tuent par les désordres pour ainsi dire grossiers qu'ils déterminent, ni de ces poisons éminemment diffusibles dont les effets sont d'emblée *généraux*.

Les fonctions glycogénique et biligénique ne sont pas les seules fonctions du foie. Cet organe fabrique de l'urée, il arrête en outre et transforme les poisons qui lui viennent de l'intestin. Certains inconvénients ne résultent-ils pas pour le foie lui-même de cette spécialité fonctionnelle? Peut-il toujours arrêter ou modifier les poisons? Voilà deux questions bien importantes dont la solution intéresse au plus haut point le clinicien.

L'étude comparée des effets cliniques de poisons de nature différente sur la cellule hépatique et des modifications durables ou des altérations passagères que détermine primitivement ou secondairement le *poison* sur le parenchyme hépatique, pourra sans doute montrer qu'elle est de l'infection ou de l'intoxication le processus le plus souvent en cause, quel est celui qu'on doit le plus souvent incriminer dans la pathologie des pays intertropicaux.

Toutes les fois qu'il s'agit de *poison*, deux conditions entrent en ligne de compte : la quantité et la toxicité du poison. Si on veut donner à ces deux *facteurs* l'importance qu'ils ont réellement, on arrivera, par l'étude des affections gastro-intestinales et de leurs complications hépatiques à cette conviction que leur point de départ est *poison* et que malgré leur degré si variable de gravité elles ne sont que les échelons successifs d'une même échelle toxique. conception qui permet à l'esprit d'interpréter sans difficulté les modalités cliniques observées depuis le simple embarras gastrique, la simple psorentérie jusqu'à la fièvre typhoïde et la fièvre jaune.

Je ne parlerai pas dans ce travail des affections du foie d'ordre néoplasique ou parasitaire : adénome, cancer, kyste hydatique, etc.

L'intoxication n'y joue aucun rôle. J'écarterai aussi les suppurations du foie, primitives ou secondaires. Quel que soit leur intérêt clinique, ce ne sont après tout que des lésions banales dues à l'introduction dans cet organe par voie sanguine ou biliaire de microbes *pyogènes*, qui, trouvant des conditions favorables de développement, forment là, comme ils l'auraient fait ailleurs, des collections purulentes plus ou moins considérables, ou bien une multitude de petits abcès disséminés dans l'épaisseur de l'organe.

Quel est, dégagé de toutes contingences anatomiques, l'effet de certains poisons minéraux sur le foie au point de vue des altérations que nous observons du côté de cet organe ? Pour les bien saisir, il est de toute importance d'étudier de préférence un de ces cas où le poison a été pris à dose toxique et mortelle, mais en quantité insuffisante pour tuer par trop rapidement (empoisonnement chronique).

Le phosphore est certainement de tous les poisons minéraux celui dont l'action stéatogène est la plus rapide et le plus intense. Il laisse à cet égard loin de lui l'arsenic et l'antimoine. Cette stéatose porte sur tous les organes à des degrés variables. Le foie et les intestins sont particulièrement impressionnés. Aussi, rappeler les symptômes qu'on observe dans cette intoxication ne peut que nous familiariser avec les symptômes que nous retrouverons dans certaines complications d'ordre pathologico-toxique du côté de ces organes.

Les symptômes constatés dans le domaine du tube digestif sont les suivants : perte de l'appétit ; soif vive — les digestions sont difficiles (dyspepsie) ; l'estomac est le siège de douleurs sourdes s'exaspérant par moments (gastralgie). Le malade éprouve des envies fréquentes de vomir ; souvent il y a des vomissements d'abord alimen-

taires, puis muqueux et bilieux ; mais la bile ne se montre
dans les matières vomies qu'autant que persiste la fonction
biligénique du foie. Dès que le degré de stéatose est assez
prononcé, le foie n'agit plus : il y a acholie. La gastralgie
ne constitue pas le seul symptôme douloureux.

Les lésions congestives, phlegmasiques et dégénératives
de l'intestin donnent lieu à des coliques plus ou moins
vives, plus ou moins étendues, plus ou moins persistantes,
accompagnées souvent de *diarrhée* véritable ou de fausse
diarrhée, de ténesme. « Ces phénomènes gastro-intestinaux,
dit JACCOUD, liés à une inflammation chronique avec
épaississement, induration des parois de l'estomac plus
rarement des intestins, entravent à la fois l'alimentation et
l'absorption, restreignent l'assimilation dans une limite incompatible avec le maintien de l'équilibre organique et
bientôt le désordre de la nutrition proprement dite se révèle par un amaigrissement croissant, par la perte des
forces, par l'altération de la peau qui devient sèche,
terreuse, blafarde, plus tard par la chute des cheveux,
l'albuminurie (stéatose rénale) et l'œdème des extrémités
inférieures. Plus tôt ou plus tard surviennent des douleurs
vagues dans la poitrine et la dégénérescence du cœur et
des poumons se traduit par une dyspnée habituelle qui
s'exaspère sous l'influence de la moindre cause, par des
palpitations et par l'altération du pouls qui devient petit,
dépressible, inégal et intermittent. »

Ces troubles cardiaques sont extrêmement fréquents
dans les affections stéatosantes du foie. Il semble que
l'altération hépatique retentisse rapidement sur le cœur
et en amène une dégénérescence bien propre à produire
les lipothymies et la syncope finale si souvent observées.

Il importe de retenir de ce tableau de l'empoisonnement
par le phosphore que les lésions dégénératives (stéatose)
de l'intestin et du foie évoluent dans la grande majorité
des cas *sans fièvre*. On verra plus loin (complications hépatiques graves de la malaria aiguë) que la courbe thermique change d'aspect, dès que cette complication se montre. Il sera donc possible le plus souvent de la deviner, à

moins qu'elle ne soit masquée par une complication entéritique sérieuse, capable non seulement d'allumer, mais
encore d'entretenir la fièvre à des hauteurs très-grandes.
On remarquera en second lieu que la dégénérescence des
reins est secondaire à celle du foie. C'est un fait qu'il est
bien souvent donné d'observer dans le cours des processus
fébriles des pays chauds. Le tube digestif et le foie sont
atteints les premiers. Le trouble apporté dans la fonction
d'arrêt et de modification des poisons par le foie entraîne
secondairement une altération rénale qui vient singulièrement aggraver la situation. Dans certaines formes à marche suraiguë, cette altération suit de si près celle du foie,
que les lésions paraissent contemporaines. La toxicité de
la toxine microbienne peut être telle qu'il semble qu'on
assiste à une véritable inhibition sympathique.

Le chloroforme a une action indéniable sur le foie, action
éphémère et partant innocente lorsque le foie est à l'état
de santé, mais sévère lorsque cet organe est le siège d'une
altération pathologique quelconque. Le Professeur VER-
NEUIL a signalé les dangers des opérations chez les hépatiques. Le chloroforme peut être une des causes importantes
de la gravité des actes opératoires chez ces malades. J'ai
opéré d'une hydrocèle, le 1er avril 1903, un jeune homme de
16 ans, *polysarcique*, dont l'état de santé paraissait excellent.
L'opération ne fut ni longue ni laborieuse. Le lendemain
je constatai une teinte ictérique bien nette des conjonctives
et une teinte subictérique de la peau. Température 38. La
langue était légèrement saburrale. Le jeune homme a été
pris la nuit qui a suivi l'opération de selles diarrhéiques
fréquentes, contenant des glaires en assez grande abondance, puis de selles sanglantes répétées avec ténesme
rectal. Ces phénomènes durèrent environ 24 heures. La
fièvre tomba ; l'ictère commença à se dissiper, les selles
perdirent leur caractère hémorrhagique et tout rentra dans
l'ordre. Les urines pendant ce petit acte pathologique furent émises en quantité normale. L'état général ne subit
aucune atteinte ; le malade ne ressentit aucune douleur
dans la région hépatique ni gastrique. Il n'avait jamais eu

de maladie fébrile ni dysentérique. Il n'avait pas d'habitudes alcooliques ; si bien qu'en la circonstance aucune autre cause n'a pu être invoquée que le chloroforme.

D'autres accidents beaucoup plus redoutables peuvent être observés surtout chez les alcooliques. J'ai rapporté dans la LANTERNE MÉDICALE une observation des plus curieuses. La voici :

Nous avons eu l'occasion d'opérer dernièrement un homme de 53 ans, atteint d'une hydrocèle unilatérale, homme d'aspect chétif, buvant, paraît-il, d'une façon assez notable. Il y a 20 ans, il eut une congestion hépatique, mais depuis lors, sans être jamais bien portant, il n'éprouva aucun trouble hépatique ni rénal sérieux. L'examen préopératoire ne permit de constater aucune douleur dans la région hépatique, aucun œdème des membres inférieurs.

Le malade ne mit à s'endormir que vingt cinq minutes environ. Il y eut une courte période d'agitation. L'opération dura en tout vingt minutes. Elle fut aussi simple que possible.

Dès le lendemain de l'opération, je remarquai un léger ictère conjonctival que j'attribuai tout d'abord à la vive émotion qu'avait éprouvée le malade à l'idée de l'opération.

Mais les urines, d'abord assez abondantes, ayant commencé à diminuer, je ressentis certaines craintes. Le 3e jour après l'opération, malgré le régime lacté, l'anurie se produisit, tandis que l'ictère cutané prenait une teinte de plus en plus foncée. Pas d'œdème des membres inférieurs. Le traitement intensif par les diurétiques fut employé dans toute sa rigueur ; mais malgré tous mes efforts, les urines ne purent être ramenées et le malade mourut.

Pendant ce temps, la plaie opératoire s'était réunie par première intention, nulle trace de rougeur, d'œdème, de suintement dans la partie opérée. Pas l'ombre de fièvre pendant toute la durée de la maladie. Pas de ralentissement du pouls. Conservation de l'intelligence jusqu'au dernier moment.

Autopsie. — A l'autopsie, nous trouvons un foie moyennement hypertrophié, de consistance très-légèrement inférieure à la normale, mais atteint de *dégénérescence graisseuse dans toute son étendue*. Les reins sont *un peu* plus gros que normalement, ils sont atteints également de *dégénérescence graisseuse*. Les pyramides de Malpighi se distinguent à peine de la substance corticale, qui vers sa partie la plus superficielle a une teinte légèrement ardoisée.

Remarque.

Cette observation était importante à relater. Elle montre avec quelle insidiosité de graves dégénérescences du foie et des reins peuvent se produire chez les buveurs sans que l'insuffisance fonctionnelle ne se fasse le moins du monde sentir et comment à l'occasion du plus faible traumatisme, une abolition complète de la fonction se produit contre laquelle tous les efforts de l'art restent impuissants.

———

En 1893 j'opérai d'une grosse entéro-épiplocèle inguinale un noir d'Haïti âgé d'une cinquantaine d'années, grand buveur, alcoolique de vieille roche. Tout marchait bien du côté de la plaie et la guérison semblait assurée quand environ un mois après l'opération, la fièvre s'alluma pendant quelques jours A la chute de la fièvre, il fut pris d'hématémèses abondantes et mourut.

Voici enfin une observation que je donne sous toutes réserves parce que l'infection péritonéale pourrait être à la rigueur incriminée : Il s'agit d'une syrienne, âgée de 38 ans, que j'opérai d'une salpingectomie droite pour salpingite suppurée. Cette femme vivait dans de très mauvaises conditions hygiéniques : *son foie était gros et débordait notablement les fausses côtes.*

Le kyste purulent s'est rompu pendant les efforts de décollement. Grand lavage du péritoine inférieur à l'eau boriquée. Suture des 2 feuillets du ligament large ; drainage par la partie inférieure de la plaie abdominale.

Cinq heures après l'opération P. 120 R 32 T 36°8.

Dix-huit heures après « P. 128, irrégulier, T 35°8. R. 36. Sensation de froid.

Le même jour, dès 3 heures de l'après-midi, la malade commence à rendre par régurgitation des matières noires. Ces matières rendues deviennent assez abondantes. Les vomissements se répètent : on dirait les vomissements qu'on observe dans la fièvre jaune. De 8 h. à 11 h. du soir, vomissements ayant les mêmes caractères, très fréquents et plus abondants. La malade meurt. Basse température jusqu'à la fin de la maladie.Le cathétérisme pratiqué toutes les 3 h. ne permit de recuelllir *en tout* qu'une vingtaine de grammes d'urines (anurie).

J'ai relevé dans « Les maladies des femmes » de mon ancien maître, le Dr POLAILLON, quelques observations analogues. L'état du foie n'est pas mentionné.

S'agit-il là d'une urémie hépato-rénale d'origine chloroformique chez une malade prédisposée par la maladie antérieure du foie ou bien ces phénomènes cliniques ont-ils eu pour point de départ une infection grave du péritoine ? En faveur de l'hypothèse de l'action chloroformique sur un foie déjà malade, nous avons la rareté des hématémèses dans les infections péritonitiques et leur fréquence au contraire dans les insuffisances hépatiques, quelle qu'en soit du reste la cause.

Quoi qu'il en soit le rapprochement des 4 observations que je viens de faire offre, je crois, un certain intérêt. On y trouve en effet, à des degrés et sous des formes variables, des preuves de l'atteinte hépatique à la suite d'actes opératoires les uns insignifiants, les autres sérieux. Ce fait tend à montrer que la gravité de l'opération n'est pas cause directe de la complication observée et que l'action du chloroforme peut être très logiquement invoquée.

Certains poisons minéraux pris quotidiennement à doses plus ou moins faibles, le sulfate de potasse par exemple, d'après les expériences de M. le Professeur LANCEREAUX portent leur action non point sur les cellules hépatiques proprement dites, mais surtout sur les ramifications intralobulaires du système porte et déterminent un processus irritatif spécial de la glande qui aboutit à la cirrhose porte, cirrhose atrophique, cette affection que LAENNEC a si bien décrite au point de vue anatomo-pathologique. Dans ce cas particulier, la cellule hépatique, n'est point atteinte primitivement, les désordres fonctionnels ne surviennent qu'à la longue, par suite d'une gêne mécanique, résultat de la sclérose du foie.

Les poisons minéraux ne sont pas les seuls dont l'action sur le foie nous soit connue. Certains autres poisons jouent également dans la pathologie hépatique un rôle assez important : l'alcool, par exemple, le plus aimé et le plus répandu des poisons. Pour bien saisir le processus pathologique de ce poison, ce n'est pas l'empoisonnement aigu par l'alcool qu'il nous faut considérer, mais bien l'empoisonnement chronique.

L'alcool semble agir, lorsque la prédominance de son action porte sur le foie, comme le sulfate de potasse. Il s'attaque aux ramifications portes et détermine la cirrhose atrophique.

Mais borne-t-il toujours à ce système son action irritative? Certes non.

D'après MM Lécorché et Talamon, « il faut admettre que l'alcool peut déterminer trois variétés distinctes d'inflammation hépatique; une hépatite atrophique en localisant son action sur le système porte; une hépatite hypertrophique en agissant uniquement sur le système biliaire; une hépatite diffuse en altérant simultanément toutes les parties constituantes de l'organe. »

Il est inutile pour le but que je veux atteindre d'insister sur l'hépatite atrophique, que sa figure clinique place dans un cadre spécial.

L'alcool agirait aussi dans cette forme de cirrhose dite cirrhose hypertrophique.

On sait que dans cette affection, l'irritation se manifeste principalement sur et autour des canaux biliaires et que d'une façon générale les cellules hépatiques conservent leur intégrité. Je n'insisterai pas sur cette *localisation spéciale* de l'irritation toxique, mais je retiens, pour expliquer certaines manifestations pathologiques que je pourrai rencontrer plus tard, que les *ramifications biliaires peuvent être impressionnées par les poisons.*

En dehors de ces deux zones d'irritation, l'effet de l'alcool peut se faire sentir *sur la cellule hépatique* même. Que de fois n'observe-t-on pas, dans les pays froids, aussi bien que dans les pays tropicaux, des poussées de congestion hépatique, présentant en dehors de certains symptômes que je veux négliger, une teinte subictérique des conjonctives et par fois même un *ictère franc* accompagné de *diarrhée bilieuse*. « Les urines pendant la phase polycholique, sont rares, d'un brun rougeâtre, à la fois biliphéique et urobilique.

« L'urobiline se constate encore dans l'urine alors que le pigment biliaire en a disparu. *La glycosurie* alimentaire est fréquente. L'urée éliminée en quantité souvent très-exagérée jusqu'à 40 à 60 grammes par 24 heures. Malgré l'absence habituelle de fièvre, on constate toute une série de phénomènes associés, tels que la *tuméfaction de la rate*, les épistaxis, l'anorexie avec goût amer dans la bouche, la flatulence abdominale, parfois même de la dyspnée et de la toux hépatique.

« La perte des forces, l'amaigrissement, l'état de langueur du malade, montre combien son état général est rapidement touché (1). »

Ces divers symptômes sont caractéristiques de l'irritation de la cellule hépatique. Irritez une glande, ses sécrétions augmentent. La cellule hépatique irritée par l'alcool produit de la bile en plus grande quantité Elle exagère aussi l'une de ses fonctions, la fonction uropoiétique, et l'urée augmente dans des proportions considérables. Sa fonction glycogénique acquiert une activité telle que la glycosurie alimentaire se produit. Il faut en effet dans ces cas, je pense, expliquer la glycosurie par la *sursaturation glycogénique* de la cellule hépatique plutôt que par son impuissance à transformer le sucre. Cette fonction, on le sait, marche de pair avec celle de l'arrêt des poisons et dans ces cas de simple irritation de la cellule hépatique, les symptômes de l'intoxication générale sont trop peu marqués pour qu'il soit possible de supposer une diminution de la fonction glycogénique du foie.

L'atteinte par l'alcool de la cellule hépatique s'arrête-t-elle là ? Ce poison ne produit-t-il pas parfois des désordres autrement grands ? J'ai vu se produire chez des alcooliques, en

---

(1) A Chauffard. Tr. de méd — Charcot et Bouchard.

dehors de toute cirrhose *manifeste* et de toute autre cause d'hépatite parenchymateuse, des insuffisances hépatiques terminées en quelques jours par la mort et rappelant à s'y méprendre le tableau clinique final de la fièvre jaune ou de la complication hépatique aiguë de la malaria. Il s'agit d'un étranger grand buveur de gin et de whisky qui, en dehors de toute épidémie de fièvre jaune et de malaria, eut une poussée phlegmasique intense du côté du foie, avec fièvre, lutta assez longtemps grâce à un fonctionnement parfait des reins et finit par mourir au milieu d'hémorragies multiples et abondantes : hémorrhagies gingivale, auriculaire, hématémèse, mélœna. etc. Il présenta du reste, avant cette période terminale, les symptômes bien nets d'une véritable *asthénie cardiaque*.

On voit, par ce qui vient d'être dit, que les poisons minéraux et l'alcool peuvent, en dehors des localisations interstitielles, agir sur la cellule hépatique en produisant suivant leur dose ou la continuité de leurs effets, soit *une lésion irritative de la cellule* et une sorte d'exagération de ses fonctions, soit *une nécrobiose rapide* ou *progressive* de la cellule qui aboutit à la suppression fonctionnelle.

« Il est d'autres empoisonnements tels que ceux produits par la toluylendiamine dans lesquels on constate, lorsque la dose est faible, de la polycholie et l'ictère et dans lesquels l'hémoglobinurie ne se déclare que tardivement et par l'action de doses massives.

Stadelmann qui étudia ce poison, en 1881, montra qu'il excite aux plus faibles doses la sécrétion biliaire et produit un ictère par résorption, dépendant de l'épaississement de la bile et de son difficile écoulement dans ses conduits. L'année suivante Afanassiew établit que dans l'action de ce poison, la polycholie est elle-même une conséquence de la destruction globulaire qui dans ses degrés les plus élevés se manifeste, chez le chien et chez le chat, par l'hémoglobinurie ».

La toluylendiamine ne semble donc pas avoir une action directe sur la cellule hépatique, mais il suffit que des altérations cellulaires soient susceptibles de se produire à

la longue pour que soit justifiée la citation que je viens de
faire.

Il est une catégorie de poisons, dont l'existence et les
effets ont été bien démontrés depuis les remarquables expériences de M. le professeur BOUCHARD.

« A l'état normal comme à l'état pathologique l'organisme est un réceptacle et un laboratoire de poisons. » ..
« Au premier rang se placent les substances minérales in-
troduites avec les aliments ; puis viennent les produits de
sécrétion physiologique : la salive, la bile ; les produits de
la digestion puisque, en même temps qu'elle transforme
les substances albuminoïdes en peptones, elle donne nais-
sances à des poisons alcaloïdiques — enfin les substances
toxiques résultants des putréfactions intestinales. On trouve
dans l'intimité de nos tissus d'autres poisons qui sont le
résultat de la vie des cellules. »

Ainsi donc, le fonctionnement normal et régulier de nos
organes et de nos tissus donne lieu à des poisons plus que
suffisants pour nous tuer. Nous n'échappons chaque jour à
l'intoxication que grâce au rôle spécial du foie qui arrête
et modifie les poisons et aux organes d'émonction (reins,
poumons, etc.) qui empêchent leur accumulation dans l'organisme. A l'état pathologique, la fabrication des poisons
est encore plus intense. De nouveaux poisons naissent
même de la perversion de la nutrition. « Il se forme souvent dans l'organisme des peptones qui n'ont pas leur origine dans le tube digestif, mais qui sont nuisibles en ce
sens que, étant dialysables, elles s'échappent par les urines
et amènent ainsi une spoliation anormale de l'organisme. Il
se produit aussi des albumines anormales, qui, en s'échap-
pant par les reins, semblent capable de vicier la nutrition
des épithéliums rénaux.

« La maladie fait aussi apparaître des *matières colorantes*
anormales ou des substances transformables en matières colorantes au nombre desquelles se trouvent celles qui, dans les
urines, prennent une coloration rouge sous l'influence
de perchlorure de fer. Je vous citerai encore la leucine, la

tyrosine et tous les produits excrémentitiels imparfaits qui résultent d'une élaboration insuffisante du foie, et beaucoup d'autres substances toxiques dont je ne connais ni le nom ni la constitution. Toutes ces matières sont capables de produire des *intoxications*, parmi lesquelles nous citerons l'éclampsie, l'acholie, le coma diabétique et bien d'autres états graves, comme aussi de nombreuses insdipositions. » Je laisse toujours la parole à M. le professeur BOUCHARD.

« Si l'intoxication est l'un des accidents possibles des troubles de la nutrition, voyons ce que peut faire l'infection : les agents infectieux produiraient quelque chose de nuisible, élaboreraient des *substances toxiques* et fabriqueraient des ferments solubles qui sans doute jouent un rôle dans la production des lésions locales en digérant, en quelque sorte, les cellules vivantes. Il est donc certain que l'intoxication intervient pour une part dans l'action nocive des microbes : il est probable que tel est leur rôle prédominant. »

Depuis les savantes leçons du professeur BOUCHARD la bactériologie a fait des progrès très-considérables. On a pu isoler et étudier le produit de sécrétion d'un certain nombre de microbes : leucocidine secrétée par le staphylocoque qui agit à la manière d'un ferment ; ptomaïnes de Griffiths (érysipèle et fièvre puerpérale); toxine du bacille d'Eberth, toxine du bacterium coli, etc., etc.

De quelle façon agissent ces toxines ?

Leur effet est variable suivant la localisation des microbes qui les produisent. Si ces microbes sont principalement localisés dans l'intestin, la toxine microbienne gagnera le foie par la circulation porte et pourra se répandre par les veines sus-hépatiques dans la grande circulation pour peu que cet organe devienne insuffisant à les arrêter ou impuissant à en modifier toute la quantité. Si, au contraire, les microbes sont primitivement localisés dans d'autres organes ou appareils que l'intestin, dans le système lymphatique, par exemple, les toxines seront charriées par le sang vers les muqueuses ou vers la peau où elles détermineront certaines lésions plus ou moins profondes, plus ou moins étendues. Le trouble initial et pour ainsi dire constant qu'elles déterminent consiste dans une congestion et une hypérémie d'intensité variable de ces muqueuses : congestion d'ordre toxique. Ces phénomènes du côté de l'estomac et de l'intestin produisent un état spécial bien propre à modifier ou à altérer le chimisme normal du tube gastro-intestinal et à pervertir les actes digestifs, d'où imperfection de la digestion et production d'une quantité anormale de poisons d'ordre digestif. Ajoutez dans ces cas la pullulation extraordinaire du bacille d'Eschérich, son passage de sa prophyte à l'état de virulence, la fabrication considérable de toxines qu'il produit, lui aussi, et vous comprendrez sous quelles menaces d'intoxication se trouve l'organisme. Nous y reviendrons plus loin.

Il est un fait important à noter, c'est qu'aucun microbe ne produit soit par lui-même soit par sa toxine de lésions intestinales spécifiques : congestion, psorentérie, tuméfaction des plaques de Peyer ulcération et élimination de ces plaques sont communes à nombre de maladies. Elles témoignent de l'action de microbes ou de leurs toxines sur le tube digestif, sans nous dire le moins du monde quels sont ces microbes.

La lésion intestinale une fois produite, des conditions nouvelles favorisent l'intoxication, en particulier la présence de plaies souvent nombreuses en contact avec les produits si toxiques des putréfactions intestinales, sans compter les infections secondaires possibles par la pénétration dans les lymphatiques et dans les vaisseaux sanguins des innombrables germes du tube gastro-intestinal.

L'étude d'un certain nombre d'affections que nous observons avec une fréquence et une intensité plus grandes dans les pays chauds, où la fabrication des poisons est plus active que dans les zones tempérées, nous permettra peut-être d'assigner à l'intoxication la vraie place qu'elle mérite dans les complications de nos maladies et servira sans doute à faire comprendre ces états cliniques si curieux qu'il nous est donné d'observer.

CHAPITRE II.

CONGESTIONS HÉPATIQUES.

Je n'entends parler dans ce chapitre que des congestions actives du foie, laissant absolument de côté les congestions passives d'origine cardiopathique.

ETIOLOGIE ET PATHOGÉNIE.

La congestion active du foie, prélude si fréquent de l'hépatite grave, me parait bien difficile à diagnostiquer de l'hépatite légère. Il n'y a là, ce me semble, qu'une différence de degré. L'une et l'autre paraissent relever des mêmes conditions étiologiques.

Les congestions actives du foie sont de deux ordres, physiologiques et pathologiques.

Le rôle extrêmement important de cet organe dans la digestion permet de comprendre qu'à un moment de cet acte physiologique, il se produise du côté du foie un afflux sanguin plus marqué.

Lorsqu'on soumet le foie par des excès de table à un travail anormal, lorsqu'il y a pour ainsi dire surmenage hépatique, la congestion tend à devenir pathologique. L'apport par la veine porte d'agents toxiques introduits dans l'estomac et dans l'intestin avec les aliments ou fabriqués dans le tube digestif même « ce laboratoire de poisons toujours en activité », détermine une irritation de la cellule hépatique, bien propre à entretenir un état congestif plus ou moins permanent du foie.

Dans les pays chauds où les troubles gastro-intestinaux sont si fréquents ce facteur, impression toxique de la cellule, joue un rôle très grand.

Les grands mangeurs y sont fortement prédisposés et en particulier les non acclimatés, qui, c'est un fait d'observation, sont en général de gros mangeurs J'ai cherché à m'expliquer ce fait et je suis arrivé, aidé d'observations faciles à contrôler, à une explication qui me paraît assez plausible et qui mérite en tout cas qu'on la considère parce qu'elle est intimement liée à la question intéressante de la tuberculisation du non acclimaté. C'est justement pour essayer de résoudre la question suivante posée au dernier Congrès médical de Chicago : quelle est de la race blanche ou de la race noire la plus prédisposée à contracter la tuberculose, que j'ai été conduit à cette explication des congestions hépatiques des non acclimatés aux pays chauds.

Il est dit par Mr A. CHAUFFARD dans le traité de médecine de CHARCOT et BOUCHARD, au chapitre consacré à la congestion hépatique : « Chez l'Européen transplanté en climat chaud et non encore acclimaté, l'hématose pulmonaire diminue, l'urine devient rare et pauvre en urée, les fonctions digestives s'alanguissent, le poids du corps diminue, l'anémie tropicale se développe peu à peu. »

Cette proposition n'est pas d'une exactitude absolue. Lorsqu'on est en présence des troubles généraux que décrit M^r le Professeur CHAUFFARD, l'Européen transplanté en climat chaud est *déjà* malade. Il importe de signaler comment il le devient.

Un fait m'a toujours frappé depuis 12 ans que j'exerce en pays chaud : le contraste de la respiration chez le noir et chez le blanc.

D'une façon générale, le blanc respire largement, amplement, sa cage thoracique se dilate fortement à chaque inspiration ; on entend distinctement le murmure vésiculaire. Le noir au contraire semble à peine savoir respirer ; pas d'amplitude des mouvements respiratoires et à l'auscultation, murmure vésiculaire indistinct, parfois même difficulté de le percevoir au sommet des poumons. J'aimerais bien savoir si ce petit fait s'observe chez les naturels de tous les pays chauds. Ce serait une preuve intéressante des modifications *instinctives* des fonctions physiologiques des organes sous l'influence du milieu extérieur.

Quoi qu'il en soit, voici ce qui, à mon avis, se produit

chez l'Européen non acclimaté à nos climats, ce qui le conduit insensiblement de l'état de santé à la maladie. Le non acclimaté continue dans les Pays chauds sa vie fonctionnelle antérieure. Sa respiration continue d'être ce qu'elle était autrefois. Il respire largement, sans parcimonie, sans utilité, suis-je tenté de dire. Il fait entrer dans ses poumons de grandes quantités d'oxygène, comme s'il avait besoin par une combustion cellulaire considérable et une production abondante de chaleur de combattre un froid plus ou moins intense.

Il se produit dans ces conditions une suractivité circulatoire et sécrétoire de la peau beaucoup plus grande qu'il ne faut pour combattre par une évaporation *calculée* la chaleur ambiante. Et de fait, l'évaporation cutanée est tellement intense chez eux qu'ils semblent moins souffrir de la chaleur avant leur acclimatement que les acclimatés.

Cette combustion exagérée entraîne des dépenses organiques qu'il faut réparer. L'appétit qui est, pour ainsi dire, le baromètre de nos combustions cellulaires s'allume. Il faut manger et boire et le non acclimaté poussé instinctivement aux excès de table, s'y adonne volontiers ; le taux de l'urée augmente considérablement : 40 à 60 grammes, ainsi que je l'ai vu signaler. Il jouit pendant un certain temps d'une santé qui parait florissante. Mais peu à peu, le foie surmené se fatigue ; la congestion hépatique tend à devenir pathologique, le devient à un moment donné. Alors seulement apparaissent les troubles signalés plus haut par le Prof. Chauffard « alanguissement des fonctions digestives, diminution du taux de l'urée dans les urines, diminution du poids du corps, anémie tropicale. »

L'exaltation de la fonction biliaire que l'on note alors, la diminution de l'urée sont des preuves de l'irritation de la cellule hépatique et de l'imperfection de la modification par le foie des produits albuminoïdes de la digestion. Si le non acclimaté à ce moment précis de sa vie organique excrète moins d'urée, il excrète certainement beaucoup plus de ces produits excrémentitiels imparfaits : créatine, créatinine, thyrosine, leucine, etc., etc. Il est donc déjà un

2

malade ambulant. Il est en imminence d'*intoxication*, proie
facile et sans défense de la flore microbienne Dans cet état
de déchéance organique, que le bacille de KOCH passe et
il le cultivera ; que le parasite de LAVERAN soit introduit
dans son sang, il lui offrira des conditions extrêmement
avantageuses de développement. Mais ce que je voudrais
bien qu'on crût, ce dont je suis bien convaincu, c'est que
l'intoxication à elle seule suffit à créer chez le non acclimaté
des processus pathologiques extrêmement graves.

Dans mon idée, à côté de la fièvre jaune d'origine microbienne, se placerait une fièvre jaune par auto-intoxication de l'organisme, fièvre jaune relevant d'une altération
lente et progressive de la cellule hépatique et des reins,
maladie d'autant plus grave que l'immunité n'est pas acquise par une première atteinte et que le malade guéri
reste longtemps encore, à moins qu'il ne retourne dans
son climat ou ne change pour ainsi dire instinctivement
de vie organique, exposé à des rechutes plus ou moins
graves.

Par ce qui vient d'être dit, on comprend aussi très facilement que le blanc transporté en pays chaud, s'il ne peut
par sa condition sociale, réparer les pertes considérables
produites par une combustion exagérée, devienne rapidement
anémique et maigrisse vite. Il est par le fait même du changement de climat sans changement de vie un véritable autophage. Il perd dans ces conditions toute résistance ; il
est, toutes choses égales d'ailleurs, beaucoup plus *tuberculisable* que les acclimatés ou les naturels du pays.

Voyons maintenant ce qui se passe, pour le noir, transporté en climat froid. S'il apprend à respirer comme les
habitants des Pays froids, *s'il mange bien*, il résistera au
changement de climat, il s'acclimatera. S'il conserve au
contraire ses habitudes respiratoires antérieures, s'il mange
peu comme il arrive souvent aux naturels des pays chauds,
obligé à une production intense de chaleur pour résister
au froid extérieur, il puisera dans ses propres tissus les
éléments de cette combustion, il maigrira, car lui aussi
devient un autophage. Cependant la combustion malgré

tout est *insuffisante* par suite de l'apport insuffisant d'oxygène, mais elle n'est pas *pervertie* comme pour les non acclimatés aux pays chauds, les produits excrémentitiels sont parfaitement transformés et comburés. Ils ne sont donc pas comme les blancs transportés sous les tropiques sous le coup de l'intoxication, mais ils sont exposés *aux refroidissements*. Ce sont des grelotteux, et vous les voyez toujours couverts autant qu'on peut l'être, s'efforçant de ne point perdre cette quantité de chaleur qu'ils produisent au prix de si grands sacrifices organiques. Toute perte non réparée entraîne une certaine déchéance de l'organisme ; tout organisme déchu résiste moins aux influences nocives extérieures.

Voilà pourquoi l'habitant des pays chauds est plus tuberculisable dans les pays froids que dans son propre pays, s'il ne s'acclimte pas, c'est-à-dire, s'il ne modifie pas *instinctivement*, à son insu, les conditions fonctionnelles de ses organes et principalement de sa respiration : il doit manger bien et surtout *bien* respirer.

Mais si le blanc dans son propre climat se trouve, je suppose, privé de nourriture, comment se comportera-t-il vis-à-vis de la tuberculose ? Plus mal encore que le noir. Sa déchéance, pour les raisons données plus haut, sera plus rapide que chez ce dernier, parce que, respirant à pleins poumons par *habitude climatique*, il se brûlera plus vite et deviendra par conséquent beaucoup plus vite par l'effet d'une moindre résistance générale, tuberculisable. Aussi, le meilleur moyen de lutter contre la tuberculose qui décime les populations des grandes villes et même des campagnes européennes, c'est en même temps qu'on essaiera de diminuer par des moyens hygiéniques appropriés les causes de contagion, de s'attaquer à la misère publique, de faire en sorte que tout homme se nourrisse suffisamment pour pouvoir résister aux germes pathogènes au milieu desquels il vit. Défendre de cracher est une belle chose sans doute, mais alimenter suffisamment chaque individu pour qu'il n'ait pas à se nourrir aux dépens de ses propres tissus serait encore meilleur. Il y aurait certes toujours des victimes de la tuberculose, mais le nombre diminuerait dans des proportions considérables et se restreindrait à ceux qui par faiblesse congénitale sont fatalement destinés à une carrière vitale peu longue.

Ainsi qu'on le voit, et c'est ma réponse à la question posée par le Congrès de Chicago, il n'y a pas au point de vue de la tuberculisation de conditions bien spéciales *de race*. Il y a au fond de tout cela une *habitude respiratoire climatique* que je signale et qui me porte à dire que les habitants des pays chauds transportés dans les climats froids peuvent contracter la tuberculose par déchéance organique progressive *même en mangeant bien*, s'ils ne changent leur habitude respiratoire, la contractent plus aisément encore, s'ils se privent de nourriture ; mais que, à *égalité de privation de nourriture*, le blanc dans son propre climat est plus tuberculisable que le noir.

Le blanc, au contraire, transplanté en pays chaud, *s'il conserve son habitude respiratoire climatique* ou bien devient tuberculisable, s'il est privé de nourriture, et cela plus facilement que le noir, à égalité de privation ; ou bien s'il mange beaucoup est sujet à des congestions hépatiques répétées avec toutes leurs conséquences. Le tout est donc de s'acclimater. L'acclimatement n'est malheureusement pas ainsi, que je l'ai dit, une question de volonté.

Après cette digression à laquelle m'a entraîné l'étude de la congestion hépatique des blancs transportés en pays chauds, voyons les causes possibles de la congestion pathologique. J'ai déjà dit que je ne m'arrêterais pas aux congestions d'ordre mécanique (cardiopathies, cirrhoses.) Les affections gastro-intestinales apportent à l'étiologie de de la congestion hépatique un tribut assez grand.

Dans la forme grave de la dyspepsie sensitivo-motrice « les malades présentent assez souvent des poussées d'embarras gastrique pendant lesquelles ils ont de l'inappétence, de l'anorexie, la langue blanche, souvent déprimée, montrant l'empreinte des dents, du malaise général, de la céphalée. De temps à autre peuvent survenir des crises diarrhéiques ; à ce moment le foie augmente quelquefois

de volume et la peau peut devenir légèrement subictérique.»
(ALBERT MATHIEU, mal. de l'Est et de l'Int.) Dans la colite
muco-membraneuse, la congestion du foie a été signalée
surtout lorsqu'il y a de la diarrhée ou de la fausse diarrhée.
Il est aisé de comprendre que le foie subisse presque inévitablement le contre coup des viciations de la digestion
et de l'augmentation anormale des processus de fermentation et de putréfaction dans l'estomac et l'intestin.

Dans l'embarras gastrique simple que l'on s'accorde à
considérer comme une auto-intoxication, la congestion
hépatique n'est point signalée. Peut-on affirmer qu'elle
n'existe pas à un faible degré? La congestion s'affirme par
l'augmentation du volume du foie. Or, celle-ci pour être
diagnostiquée sûrement doit être déjà assez marquée. Elle
a été observée par contre dans la dilatation de l'estomac à
laquelle elle imprime parfois un cachet spécial « La forme
hépatique de la dilatation stomacale, dit M^r le Professeur
BOUCHARD, est constituée par la congestion du foie, que
révèlent l'augmentation du volume de cet organe et la
sensation de pesanteur dans l'hypochondre droit. Elle s'accompagne quelquefois d'ictére et parait fréquente chez les
jeunes sujets, ce qui donne peut-être l'explication de l'ictère chronique de l'enfance. »

La congestion hépatique des dilatés de l'estomac est
très fréquente, puisqu'elle a pu *être constatée* par le Professeur BOUCHARD 240 fois sur 652 cas, soit 1 pour 3. Ce
chiffre est certainement un *minimum*. Que de congestions
hépatiques passent peut-être inaperçues pour n'avoir pu
être *physiquement* établies !

D'autres statistiques, entre autres celle de M^r LE GENDRE,
sont venues confirmer l'exactitude de cette observation de
M^r le Professeur BOUCHARD.

L'intestin joue également un rôle important dans la genèse de la congestion hépatique. Il faut s'attendre à la
trouver dans bon nombre des affections intestinales. M^r
le Dr ALBERT MATHIEU pense que «l'hypertrophie est beaucoup plus souvent attribuable à l'intestin qu'à l'estomac.»

Les affections ulcératives de l'intestin, quelle que soit la cause des ulcérations, ont presque toujours un retentissement hépatique. Parfois il se borne à une simple congestion, sans trouble de la fonction cellulaire, d'autres fois au contraire, la lésion hépatique peut être extrêmement grave et aboutir à l'anéantissement de cette fonction, comme on le verra dans un autre chapitre de ce travail.

Les irritations toxiques d'origine intestinale déterminent la congestion hépatique, mais l'irritation toxique venue d'un autre point de l'organisme peut-elle occasionner la congestion de cet organe ?

Il semble bien prouvé par l'étude de certaines intoxications et tout particulièrement par l'empoisonnement aigu par l'oxyde de carbone que le foie peut être directement impressionné par l'agent toxique sans intervention aucune du système portal. Ce fait permet de comprendre l'action par la grande circulation de certaines infections générales sur cet organe

La malaria dans certains cas (forme bilieuse d'emblée) agirait sans doute par cette voie sur le foie ; mais cette appréciation ne peut être émise qu'avec la plus grande réserve. On n'a pas affaire le plus ordinairement à une *simple* congestion hépatique et dans ces cas le processus pathogénique de l'hépatite plus ou moins intense qu'on constate est assez complexe.

Enfin la malaria, même dans ses formes légères, détermine une congestion de l'organe hépatique *primitive* comme elle peut dans ses formes graves déterminer des hépatites aiguës primitives graves ainsi qu'on le verra plus loin.

A côté de ces congestions d'ordre pathologique, il faut signaler les congestions d'ordre nerveux. Sous l'influence d'une incitation venue d'un organe, une réaction nerveuse se produit du côté du foie ; et la vaso-dilatation qui en résulte détermine la congestion de l'organe. On cite parmi les congestions par action réflexe « les fluxions vicariantes qu'on peut constater à la suite de la suppression d'un écoulement menstruel ou hémorrhoïdaire la ménopause et les coups de froid, etc.

L'influence du système nerveux sur le foie n'est plus à démontrer. L'ictère émotif, l'augmentation de la fonction glycogénique par piqûre du 4e ventricule sont des preuves suffisamment convaincantes.

Certains auteurs ont pensé, en présence des congestions hépatiques si fréquentes qu'on rencontre dans les pays chauds, que les hautes températures extérieures pouvaient à elles seules déterminer ces congestions. Depuis un certain nombre d'années cependant, la congestion hépatique climatique est moins en honneur. KELSCH et KIENER entre autres ne font jouer à la température qu'un rôle insignifiant. J'ai essayé au début de ce chapitre de montrer une des causes les plus fréquentes des congestions hépatiques dès non acclimatés. Je n'y reviens pas. A côté de cette cause, il s'en trouve tant d'autres capables de donner lieu à la congestion hépatique, causes de nature *nerveuse* et *pathologique*, qu'à mon avis, il est inutile de faire jouer à la température extérieure un rôle *par trop prépondérant*. Elle a cependant une action certaine mais peut être indirecte. Son influence sur le système nerveux est indéniable. Or, les troubles, quelque passagers soient-ils du système nerveux, peuvent influencer le chimisme gastro-intestinal, pervertir les fonctions digestives, faciliter les indigestions, les embarras gastriques, favoriser par conséquent la surproduction des toxines d'origine gastro-intestinale, dont l'action congestive sur le foie est bien connue.

SYMPTOMATOLOGIE.

Il est extrêmement difficile de tracer le tableau clinique réel de la congestion simple du foie, pour la bonne raison que la congestion hépatique n'est pas une *entité morbide*. Elle relève d'une foule de processus morbides, qui par leur évolution spéciale masquent jusqu'à un certain point les symptômes qui pourraient être propres à la congestion hépatique ou lui retirent en tous cas toute originalité. D'autre part, différencier la congestion hépatique de l'hépatite légère est chose si malaisée, qu'on risque beaucoup d'attribuer à la congestion ce qui peut-être devrait être mis sur le compte de l'hépatite légère.

Pour se rapprocher le plus possible de la réalité, il faut, je crois, ne décrire comme symptômes de la congestion hépatique que ceux qu'on observe dans les cas légers ou moyens. Les congestions hépatiques sérieuses des pays chauds sont trop rapprochés de l'hépatite pour qu'une différenciation rigoureuse soit possible.

La congestion hépatique s'annonce à la suite d'écart de régime et de libations alcooliques immodérées ou dans le cours de certaines maladies par un malaise profond, une sensation vague de douleur dans la région de l'hypochondre droit, accompagnée ou non d'irradiation douloureuse vers l'épaule droite. L'irradiation ne me semble pas appartenir *en propre* à la congestion du foie. J'ai vu bien des cas de congestions hépatiques assez graves dans lesquels ce symptôme faisait absolument défaut. Le malaise hépatique peut-être assez grand pour forcer le malade à s'aliter et s'immobiliser dans le décubitus dorsal ou latéral droit.

Si vous pratiquez à ce moment la palpation du foie, vous observerez que la région hépatique est douloureuse; dans certains cas la douleur est très grande, facile à réveiller surtout dans la région épigastrique où le lobe gauche est très-accessible. Le bord inférieur du foie déborde plus ou moins le rebord des fausses côtes d'un à trois travers de doigts.

L'embarras gastrique qu'il est donné de constater (langue saburrale) me paraît devoir être rattaché plutôt à la maladie qui a produit la congestion hépatique qu'à cette congestion elle-même.

Au bout de deux ou trois jours, on constate, dit Courtois-Suffit dans son article du traité de Charcot et Bouchard, une teinte subictérique des conjonctives, puis un ictère franc, mais en général peu foncé. Cet ictère est en général pléiochromique et s'accompagne de diarrhée bilieuse. Les urines pendant la phase polycholique sont rares. d'un brun rougeâtre à la fois biliphéiques et urobiliques. L'urobiline se constate encore dans l'urine alors même que le pigment biliaire en a disparu. La glycosurie alimentaire est fréquente; l'urée éliminée en quantité souvent très exagérée jusqu'à 40 et 60 grammes par 24 heures et l'azoturie donnent ainsi comme la mesure de l'intensité du molimen congestif.

Ces symptômes semblent *propres* à la congestion hépatique. Ils concordent en effet d'une façon parfaite avec l'exagération fonctionnelle produite par l'afflux plus considérable de sang. L'ictère cutané n'est pas un symptôme nécessaire et, de fait, on ne l'observe pas toujours; tandis que la teinte subictérique des conjonctives parait constante Il y a donc en général une certaine résorption biliaire mais, elle est le plus souvent peu intense et ne se manifeste d'une façon sérieuse que sous l'influence d'une obstruction plus ou moins grande des canaux biliaires.

L'ictère cutané n'est donc pas à proprement parler un symptôme de la congestion du foie. Il en est de même de la *fièvre* qui manque le plus habituellement. Lorsque vous la constatez, rapportez-la à la cause de la congestion que vous observez ou craignez quelque lésion plus importante du foie, quelque inflammation plus ou moins forte de la cellule hépatique ou bien encore le début d'une angiocholite. Courtois-Suffit signale dans son article « toute une série de phénomènes associés, tels que la tuméfaction de la rate, les épistaxis. l'anorexie avec goût amer dans la bouche, la flatulence abdominale, parfois même la dyspnée et la toux hépatique. »

En dehors de la tuméfaction de la rate, qui peut bien se produire à la suite de l'état congestif du foie, tous ces symptômes sont-ils réellement attribuables à la congestion hépatique et doit-on les décrire dans la symptomatologie de cette affection ? J'ai grande tendance à croire qu'ils sont sous la dépendance de la maladie même qui a déterminé la congestion du foie. Je ferai la même remarque au sujet « de la perte des forces, de l'amaigrissement de l'état de langueur », de la gravité, en un mot, de l'état général. On ne les retrouve, sauf dans la période ultime de la maladie, ni dans la dilatation de l'estomac où pourtant la congestion

peut être assez considérable pour abaisser le rein droit ni
à la suite de ces congestions hépatiques *a crapula* décrites
pour tous les auteurs. Au contraire, on les note régulièrement
toutes les fois que la cellule hépatique est sérieusement
atteinte. Dans ce cas, le trouble profond qu'ils jettent dans
l'organisme est tel que la notion de la gravité de leur maladie n'échappe pas aux malades : « Ils se sentent pris,
disent-ils, comme jamais ils l'ont été. »

Le pronostic de la congestion hépatique n'est pas grave
en tant que congestion. Tout peut rentrer dans l'ordre par
un simple changement de climat et de régime spécial aidé
d'une cure thermale à Vichy ou à Carlsbad. Pour les étrangers qui sont obligés de vivre dans les pays chauds où ils
ont contracté leur maladie, le pronostic est plus sombre.
Sujets, aux moindres écarts de régime et parfois même
sans cause bien manifeste à d'incessantes rechutes, ils se
trouvent réellement placés dans de déplorables conditions
dans la lutte pour la vie. D'autre part, ces congestions se
répétant, il arrive un moment où la cellule hépatique s'enflamme et l'hépatite se déclare avec ses graves conséquences, ou bien encore le processus irritatif porte ses effets
dans les espaces périlobulaires et la cirrhose se montre.
Enfin l'état congestif prolongé de cet organe le place dans
des conditions fort mauvaises de résistance et certaines
atteintes pathologiques qui eussent été sans gravité chez
d'autres individus, prennent chez les congestionnés hépatiques une allure des plus sévères et entraînent parfois
très-rapidement la mort par insuffisance du foie. J'en ai
cité plus haut quelques exemples. On verra plus loin le
rôle que nous faisons jouer à cet état pathologique du foie
dans la production des accès dits pernicieux de la malaria
aiguë, etc.

CHAPITRE III.

STÉATOSE HÉPATIQUE.

Dans le chapitre intitulé : Foie et poisons, j'ai montré les graves accidents que certains poisons pouvaient cliniquement déterminer en annihilant les fonctions hépatiques.

Quelques-uns de ces poisons, tels que le phosphore, l'arsenic, l'antimoine, l'iodoforme, le chloroforme et l'oxyde de carbone, produisent une dégénérescence graisseuse du foie plus ou moins marquée.

Voici, d'après MM. Cornil et Brault, les lésions expérimentales observées dans l'intoxication phosphorée : « Dès les premières 24 heures, on voit aux confins des espaces porto-biliaires les cellules hépatiques se tuméfier ; leur protoplasma se remplit de granulations graisseuses, fines d'abord, puis réunies en gouttelettes de plus en plus grosses, réfringentes, solubles dans l'alcool et l'éther, colorées en noir opaque par l'acide osmique, en rouge vif par la teinture d'orcanette. Les noyaux deviennent vésiculeux ; toujours c'est à la périphérie du lobule que la lésion prédomine et quand elle est à son maximum, vers le 4e jour, la destruction cellulaire est complète : le protoplasma est devenu entièrement granulo-graisseux, les noyaux ne fixent plus les agents colorants. »

Bien plus souvent que le phosphore, l'alcool est un des grands facteurs de la stéatose hépatique. Toutes les statistiques concordent sur ce point :

Frerichs, Murchinson montrent que la dégénérescence graisseuse du foie est la règle chez les sujets morts de delirium tremens ; Lancereaux la constate 70 fois sur 90 autopsies d'alcooliques avérés La stéatose du foie a été expérimentalement prouvée par Strassmann Viertj (für gericht, méd. oct. 1888.) SABOURIN est arrivé aux mêmes résultats.

La stéatose du foie s'observe dans le cours d'un certain nombre de maladies infectieuses. Elle a été signalée dans les infections puerpérales, dans les *senticémies prolongées*, les ostéomyélites, les érysipèles graves, dans la variole grave et plus spécialement dans la *variole hémorrahgique*.

« Dans la fièvre typhoïde, d'après SIREDEY et LEGRY, le foie est peu augmenté de volume, la coloration en est pâle et grisâtre, dégénérescence granulo-graisseuse des cellules, *souvent légère ou moins avancée qu'on ne le croirait à l'œil nu*, systématisée le plus souvent à la périphérie du lobule, parfois au contraire péri-sus-hépatique, ou à la fois périphérique et centrale. »

Quand il existe déjà chez le sujet *une tare hépatique antérieure*, les lésions sont plus intenses : dégénérescence granulo-graisseuse avec multiplication des noyaux ; disparition de l'ordination trabéculaire ; destruction presque complète des cellules, comme dans *un cas de Sabourin terminé par le syndrôme de l'ictère grave*. »

Dans une autre affection, dont *la nature toxique* ne fait aujourd'hui de doute pour personne, l'éclampsie, on trouve à côté de quelques lésions moins importantes à notre point de vue actuel la stéatose du foie : voici ce qu'on peut lire dans le traité de CHARCOT et BOUCHARD, page 930 : « Le foie des éclamptiques, qu'il y ait *eu ou non de l'ictère* est en général un peu augmenté de volume ; la teinte en est d'un jaune tantôt pâle, tantôt couleur gomme gutte dans les cas à ictère ; il est en outre criblé de petites ecchymoses punctiformes, disséminées ou réunies en grappe sous la capsule. Elles peuvent prendre de grandes dimensions. » Cette lésion est très curieuse en effet et il me souvient de l'avoir observée, en 1891, alors que j'étais à la Pitié interne de Mr MAYGRIER. Le cas, publié du reste, a été microscopiquement examiné par mon collègue et ami PAPILLON.

Mais ce qui doit nous retenir davantage, c'est l'existence d'une dégénérescence *graisseuse des cellules hépatiques* et de *véritables foyers nécrobioliques*.

« A ces types principaux on peut rattacher l'ensemble des lésions dégénératives du foie *au cours des diverses maladies infectieuses* et nous les voyons ainsi constituées par des foyers de stéatose ou de nécrobiose, plus ou moins circonscrits et diffus, mais débutant en général au voisinage des espaces portes. Elle diffèrent des lésions toxiques, dont l'intoxication phosphorée fournit le type, *par l'intensité bien moindre de la stéatose* et par la polymorphie des modes de dégénérescence cellulaire

« Une autre différence majeure sépare les deux processus : dans les infections aiguës on ne trouve guère de *stéatose simple*, toujours il s'y joint *un élément congestif et inflammatoire*, pouvant même, nous venons de le voir pour l'éclampsie aller jusqu'à l'hémorrhagie?

Ainsi que je viens de le faire voir par les citations précédentes les poisons minéraux, l'alcool, et les poisons organiques exercent sur le foie une action éminemment stéatosante et nécrobiotique.

Il y avait lieu de se demander pour les maladies infectieuses qu'elle était la cause des altérations stéatosiques du foie. Relèvent-elles des microbes eux-mêmes ou bien sont-elles déterminées par les toxines microbiennes.

La question semble résolue en faveur des toxines.

On peut sans doute trouver dans le foie, comme dans n'importe quel autre organe, certaines embolies microbiennes, mais le microbe d'après certaines expériences assez convaincantes ne semble pas la cause immédiate de la dégénérescence stéatosique du foie.

L'expérience de CHARRIN qui, par une injection intraveineuse de culture du bacille pyocyanique chez une chatte, constata un mois après une dégénérescence complète du foie et des reins ; les expériences de ROUX et YERSIN sont bien caractéristiques. « De même pour le bacille d'Eberth, les expériences de ROGER et LEGRY nous ont montré que le foie arrête la moitié environ des substances toxiques contenues dans des extraits alcooliques faits avec des matières fécales typhiques et semble également en atténuer la toxicité. — Cette double action défensive, il ne peut l'exercer sans subir l'influence nocive directe du poison et c'est à ses propres dépens qu'il protège l'organisme. »

Encore une autre preuve que c'est bien à la toxine et non au microbe qu'il faut attribuer la stéatose : « chez les enfants diphtériques, MOREL a trouvé le foie plus ou moins hypertrophié et à la fois graisseux et congestif, avec une vaso-dilatation très-marquée et généralisée dans toute l'étendue du lobule hépatique, quoique prédominant un peu au voisinage des veines sus-lobulaires. Les cellules endothéliales des capillaires puis les cellules hépatiques, se laissent infiltrer par des granulations graisseuses, sans qu'il y ait vraiment dégénérescence de ces éléments, car leur noyau ne disparait pas et leur protoplasma semble garder ses caractères normaux. C'est bien la toxine qu'il faut ici incriminer, puisque nous savons que le bacille diphtérique ne pénètre jamais dans le milieu intérieur ni dans les organes.

INSUFFISANCE HÉPATIQUE.

Une pratique déjà assez longue dans les pays chauds m'a permis d'observer un nombre respectable de cas d'insuffisance hépatique. J'ai vu les causes les plus variées aboutir aux syndromes cliniques que je décris plus loin ; la polysarcie, l'alcoolisme, le chloroforme, la fièvre jaune, la malaria, etc. etc.

Le syndrôme clinique n'est pas toujours identique à lui-même ; il peut offrir plusieurs modalités qu'il importe de connaître.

Le foie, dans l'insuffisance hépatique — malgré la gravité de ses lésions — n'attire que peu l'attention : cet organe semble d'autant moins réagir qu'il est plus sévèrement frappé. Aucune douleur bien nette accusée par le malade. Cependant l'examen de l'organe, qui vous le montre tantôt gros, débordant de plusieurs travers de doigts le rebord des fausses côtes, tantôt, au contraire, petit, réveille dans l'hypochondre droit une douleur plus ou moins sourde.

Quelle que soit la cause qui vous ait conduit à l'insuffisance hépatique, qu'il s'agisse de polysarcie hépatique, de congestions répétées du foie, de poussées aiguës ou subaiguës d'hépatite parenchymateuse, de destruction de l'organe par une rétention trop prolongée de la bile, ce qui vous frappe au premier abord, c'est la *gravité de l'état général*. Elle n'est pas seulement objective, mais encore subjective. Le malade a une notion très-nette et très-exacte de la gravité de son cas.

Le tableau clinique se montre sous deux aspects bien distincts ; tantôt vous assistez aux troubles produits par *l'urémie*, tantôt vous voyez apparaître les *hémorrhagies*, tantôt il y a association de ces deux formes et vous avez alors le syndrôme urémo-hémorrhagique. S'il est vrai que la forme urémique puisse exister seule, que le plus souvent la forme hémorrhagique se complique de symptômes urinémiques, il n'en est pas moins vrai que la forme hémorrhagique existe parfois dans toute sa pureté.

Il m'a été donné d'observer un cas d'insuffisance hépatique chez un alcoolique consécutive à une congestion ancienne du foie et à des poussées fébriles récentes d'hépatite parenchymateuse, cas dans lequel le malade, bien que présentant déjà le tableau bien net de l'insuffiance, avec des épistaxis et des hémorrhagies gingivales répétées, urinait cependant un litre à un litre et demi d'urines dans les 24 heures. Et le Docteur MÉNOS qui suivit le malade jusqu'au dernier moment m'affirme qu'il n'y a jamais eu de diminution notable des urines.

Donc, s'il y a lieu de tenir au point de vue du pronostic un grand compte de la quantité d'urines émises, il faut, cependant, se garder d'un espoir exagéré, toutes les fois que vous constatez un certain contraste entre l'émission urinaire et l'état général, principalement en présence d'hémorrhagies diverses, plus ou moins répétées.

L'ictère ne joue pas dans l'insuffisance hépatique un rôle bien considérable. Il ne peut en tout cas relever de l'insuffisance. Le foie dont les cellules sont fonctionnellement détruites ne peut produire de bile, pas plus qu'il ne transforme le sucre, pas plus qu'il ne fabrique l'urée. Il y a *acholie* complète. Lorsque vous constatez la teinte subictérique des conjonctives, lorqu'un ictère plus ou moins marqué envahit la surface cutanée, soyez convaincu que l'organe pour mal qu'il fonctionne, fonctionne néanmoins. Dans les cas de faible résorption, vous en serez du reste averti par la coloration des selles. Si celles-ci sont décolorées, très-fétides et que l'ictère se montre prononcé du côté de la peau, il y a, à n'en pas douter, quelque obstruction des canaux biliaires par un processus catarrhal concomitant.

Cependant l'ictère, qui peut faire défaut dans les cas les plus graves, peut avoir une certaine importance pronostique. Il indique en effet, lorsqu'il existe, une atteinte certaine de la cellule hépatique et des ramifications biliaires qui peut précéder de bien peu l'insuffisance de l'organe. C'est ce degré de l'hépatite parenchymateuse qu'on décrit sous le nom d'ictère grave, ictère malin, etc.

Si, en même temps que l'ictère apparait, les urines diminuent ou bien que des hémorrhagies multiples se manifestent, que l'état général reste mauvais, il y a tout lieu de craindre une terminaison fatale. Dans le cas contraire, il ne faut tirer de la présence de l'ictère aucune conséquence pronostique fâcheuse.

Une des manisfestations les plus nettes de l'insuffisance hépatique est, en même temps que la diminution de la quantité d'urines émise, un abaissement du taux de l'urée. J'ai fait faire dans les cas d'insuffisances hépatiques de la fièvre jaune un assez grand nombre d'analyses d'urine. Cette particularité m'a toujours frappé. L'abaissement du taux de l'urée m'a paru en général en rapport avec l'étendue de l'insuffisance hépatique. C'est donc, à mon avis, un précieux moyen de pronostic. Mais il semble par certaines observations que j'ai publiées dans la thèse de mon élève et ami, le Dr Léon Séjourné, que l'organe peut être, dans certains cas, frappé de *mort apparente*. Après une période d'obtusion fonctionnelle, il se fait une sorte de *restitutio ad integrum*, surtout si on a soin, par les moyens appropriés, de maintenir l'excrétion de l'urine et si l'état des reins se maintient suffisamment bon pour que l'excès des poisons organiques puisse être éliminé. Dans l'une de mes observations, un malade n'ayant excrété que 2 grammes 04 en vingt-quatre heures guérit néanmoins.

La *glycosurie alimentaire* a été signalée dans l'insuffisance hépatique. Voici comment on procède cliniquement : on fait prendre au malade à jeun, en une ou deux fois, à intervalles rapprochés, 200 grammes de sirop de sucre. On recueille les urines qu'il émet environ trois heures après l'ingestion du sirop et on recherche le sucre. Plus la réduction de la liqueur cupro-potassique est intense et rapide, plus l'insuffisance est grande. Depuis quelque temps, je recherche avec soin la glycosurie alimentaire dans les cas sérieux de malaria aiguë à fièvre continue où des altérations hépatiques sont à craindre. Le h.sard m'a toujours donné des cas où cette réaction ne se produit pas. Il est vrai de dire que toutes les fois que je ne l'ai point trouvée, les malades ont guéri malgré la sévérité réelle des cas, sans offrir aucun symptôme d'insuffisance hépatique.

Bien que cliniquement on ait assez rarement l'occasion d'examiner la toxicité urinaire qui rend compte des phénomènes organiques intimes, il importe pour bien faire comprendre les phénomèmes d'intoxication générale si redoutables qu'on observe dans les cas d'insuffisance hépatique de rappeler « que le foie, ainsi que le dit M^r le prof. BOUCHARD, dans les grands processus pathogéniques, est un organe de protection pour l'économie, qu'il arrête une part plus ou moins grande de la matière toxique en général, non pas la totalité, puisqu'une partie passe dans les urines. »

Cette hypothèse peut s'appuyer, nous dit-il, sur quelques expériences récentes faites dans son laboratoire par Mr G. H ROGER : L'extrait de viandes pourries est deux fois moins toxique quand on l'injecte par la veine porte que lorsqu'on l'introduit par la circulation générale. Les extraits des matières intestinales du lapin et du chien tuent à plus faible dose les grenouillles privées de foie que les grenouilles saines ou celles auxquelles on a lié les vaisseaux afférents des reins. Il paraît donc certain que le foie arrête

3

ou transforme les matières toxiques qui prennent naissance dans la cavité intestinale.

Cette conception a été encore vérifiée expérimentalement : du sang puisé dans la veine porte du chien tue le lapin à dose de 13 à 14 centimètres cubes par kilogramme, alors qu'il faut 23 centimètres cube de sang sus-hépatique. » On conçoit facilement — ce rôle d'arrêt et de transformation des poisons intestinaux et organiques par le foie étant bien prouvé — la complexité des phénomènes d'intoxication. Ce n'est pas de l'urémie pure, ce n'est même pas de l'urinémie, c'est, on peut le dire, cela et plus encore.

Je ne décrirai pas pour le moment le tableau complet de l'insuffisance hépatique. On aura occasion de le trouver lorsqu'il sera traité de la fièvre jaune et de la forme hépatique grave de la malaria. Je me contente pour le moment d'en esquisser l'aspect clinique.

Mᵐᵉ R., âgée de 65 ans, polysarcique, souffre depuis près de 20 ans de congestion du foie pour laquelle elle a fait plusieurs cures de Vichy. Il y a 5 jours, à l'occasion de quelques fatigues, bain froid prolongé, repas copieux, elle a ressenti une sensation très-grande de défaillance générale avec peur de la mort et tendances syncopales Dès ce moment, les urines commencent à diminuer ; elle ne rend que 250 gʳˢ par 24 heures. Le Dʳ ARMAND, appelé à lui donner des soins, constate une tension douloureuse au creux épigastrique et une augmentation considérable du volume du foie. Au début, polycholie considérable caractérisée par de fréquentes évacuations alvines bilieuses.

Appelé en consultation deux jours après, je trouve une malade très-agitée, se tournant et se retournant sans cesse sur son lit. Elle a une sensation bien nette de la gravité de son cas ; elle nous dit qu'elle va mourir et nous supplie de la sauver. La langue est extrêmement saburrale. Les pieds et les mains sont *froids*. La température axillaire est de 36°3. Depuis hier soir, elle n'a émis que 30 grammes d'urines environ, de coloration brunâtre. Elle est en proie à une dyspnée notable. Nous comptons 40 respirations par minute. Le rhythme respiratoire n'est cependant pas modifié. Les

pulsations cardiaques sont au nombre de 124, régulières,
mais faibles. Le foie est un peu douloureux. Il déborde le
rebord des fausses côtes des 4 travers de doigt environ.
Léger œdème des membres inférieurs. Pas de teinte ictérique des conjonctives. Sous l'influence d'une saignée de
400 grs, la malade a quelques heures de répit, mais bientôt
les mêmes phénomènes se reproduisent. La dyspnée devient
de plus en plus grande. Le pouls augmente de fréquence,
devient petit, misérable, filiforme; les extrémités deviennnt
de plus en plus froides. Le pouls disparait à la radiale. Sensation d'étouffement. Cyanose des lèvres, de la face, mort
dans une convulsion ultime limitée à la face.

2⁰ Homme d'une soixantaine d'années, grand buveur de
whisky et de gin, souffre depuis nombre d'années de congestions hépatiques. A l'occasion de la fête de la Noël 1902,
il se laisse aller après une longue période de tempérance à
quelques excès de boissons. Le lendemain même, il est
pris de fièvre et s'alite. La période fébrile intermittente dure
jusqu'au 15 janvier 1903. Il éprouve pendant cette période
des douleurs assez vives dans la région hépatique et il est
atteint d'une *diarrhée bilieuse* très-abondante. Après cette
période (« hépatite parenchymateuse »), la fièvre tombe mais
l'état général reste mauvais. Le malade éprouve une sensation extraordinaire de lassitude, malgré les *aliments* qu'il
s'efforce de prendre pour relever ses forces. Il urine, grâce aux
diurétiques qu'on lui fait prendre, un litre 1/2 à 2 litres d'u-
rine par jour, cependant les ayant supprimés de lui-même depuis quelques jours, les urines ont une tendance à diminuer.
Nous conseillons les diurétiques et le régime lacté absolu.
Quelques jours après, on nous fait demander de nouveau
en consultation. Nous trouvons le malade plongé dans une
sorte de somnolence, indifférent à tout ce qui se passe autour de lui, ne se préoccupant plus de son sort, revenant
cependant de cet état de torpeur lorsqu'on l'interpelle et
répondant d'une façon satisfaisante aux questions. Nous
trouvons un certain œdème des membres inférieurs; langue
saburrale; température axillaire normale.

Depuis deux jours, il saigne très-facilement des gencives.

Il a eu une épistaxis. Les mouvements du cœur sont faibles et précipités, mais pourtant réguliers. Il urine encore un litre par jour. Nous diagnostiquons l'insuffisance hépatique. Quelques jours après, dyspnée, refroidissement des extrémités et mort au milieu d'hémorrhagies gingivale, nasale, oculaire, auriculaire, hématémèse, melœna.

Il est un fait à remarquer d'une observation presque générale, c'est que, dès que l'insuffisance hépatique commence, la température tombe à la normale ou descend au-dessous de la normale, quelle que soit la cause de cette insuffisance, qu'elle ait été antérieurement accompagnée ou non de fièvre.

Ce fait a du reste été signalé par les observateurs européens « quant à la fièvre, elle est très variable dans ses allures. Pendant les 7 ou 8 premiers jours, elle est habituelle et oscille entre 39° et 40°; mais alors qu'apparaissent les grands symptômes toxiques, la température redevient normale, souvent même hypothermique, en même temps que le pouls ralenti au début, s'accélère de plus en plus. Le danger est prochain quand les deux tracés vont à la rencontre l'un de l'autre par la chute de la température et l'ascension du pouls (Mossé). On peut dans d'autres cas constater une élévation agonique du thermomètre jusqu'à l'hyperthermie (42°), comme au contraire toute l'évolution morbide peut s'accomplir avec des températures normales ou hypothermiques. »

CHAPITRE IV.

HÉPATITE PARENCHYMATEUSE AIGUE.

Considérations générales.

L'ictère grave, ictère malin, l'ictère *typhoïde* de Lebert, ictère hémorrhagique de Monneret, trouve naturellement sa place dans un travail traitant de certaines pyrexies des pays chauds. La question a été décrite d'une façon complète par les auteurs de traités de pathologie interne. Ils ont eu soin en consultant de nombreux mémoires de nous faire de cette affection un tableau d'une exactitude telle qu'on ne peut guère prétendre y rien ajouter. Il était cependant important de faire figurer dans ce volume l'hépatite aiguë diffuse parenchymateuse, car nous en rencontrons bien souvent le tableau clinique dans le cours de nos pyrexies intertropicales et sa connaissance sérieuse permettra de comprendre certains processus cliniques que nous aurons à envisager plus loin.

J'ai décrit dans un chapitre spécial la stéatose du foie et l'insuffisance hépatique, la différenciant ainsi de l'ictère grave. Je crois qu'en effet il y a lieu de ne point confondre absolument ces deux degrés morbides d'une même affection.

L'hépatite parenchymateuse aiguë du foie peut aboutir et aboutit même assez souvent, quelle que soit sa cause, à la stéatose et à l'insuffisance hépatiques, mais elle n'est pas d'*emblée* la stéatose. Il y a entre elles des différences anatomiques, physiologiques et cliniques assez importantes pour qu'on les considère. Au point de vue anatomique la lésion n'est ni aussi étendue, ni aussi profonde que dans la stéatose du foie et l'insuffisance hépatique; ce sont des altérations d'ordre inflammatoire compatibles avec certaines fonctions du foie, entre autres la biligénie. La fonction hépatique n'est pas d'emblée abolie, ainsi que nous le prouve la *polycholie* qui existe dans la plupart des cas, dans la première période de cette maladie, caractérisée cliniquement par la présence d'un ictère d'origine hépatique et par la présence de la biliverdine et de l'urobiline dans les urines. Lorsque la stéatose est d'emblée assez grande pour créer une insuffisance mortelle, l'acholie s'installe immédiatement; l'ictère d'origine hépatique ne se produit pas; l'intoxication fait des progrès si rapides que l'ictère hémaphéique n'a même pas le temps de se montrer; la coloration des téguments n'arrive dans beaucoup de cas qu'après la mort. Cette distinction de l'hépatite aiguë parenchymateuse diffuse et de la stéatose pathologique grave du foie, nous explique la guérison possible de certains cas d'ictère grave. L'irritation inflammatoire diffuse des cellules hépatiques peut être assez grande pour créer le tableau clinique de la première période de l'affection dite *Ictère grave*, mais insuffisante, si elle ne continue d'évoluer, pour entraîner la mort anatomique et par conséquent physiologique des cellules, d'où, dans certains cas, guérison possible, tandis que cette terminaison est absolument incompatible avec la stéatose pathologique grave et l'insuffisance hépatique mortelle qui en est la conséquence.

L'hépatite aiguë parenchymateuse diffuse qui peut être observée comme complication de tant de maladies diverses ne me semble pas attribuable à un *microbe spécial*. Les bacilles signalés par KLEBS, les microcoques d'EPPINGER, de HLAVA, de BALZER; le microcoque en point simple, en point double, en chaînette de BOINET et BOY-TESSIER; les cultures de staphylocoque doré de LE GALL ne me paraissent pas jouer un rôle bien important dans la genèse de l'ictère grave.

L'hépatite aiguë parenchymateuse limitée (ictère grave) me parait bien plutôt relever d'une *intoxication*.

Dans certains cas, la cause toxique de l'atrophie jaune aiguë saute aux yeux, comme par exemple dans l'intoxication par le phosphore. Dans d'autres cas, elle est sans doute attribuable à *une toxine d'origine microbienne*, quel que soit du reste le microbe.

La condition pour moi fondamentale de la genèse de l'ictère grave est l'action de la toxine de ce microbe directement sur le tissu hépatique (il est alors comparable à l'action des poisons minéraux, le phosphore entre autres) ou son action *indirecte* sur le foie par lésion du tube gastro-intestinal.

Dans certaines maladies en effet, la *toxine microbienne* semble jouer le rôle le plus important, dans la fièvre jaune microbienne par exemple où, ainsi que j'aurai occasion de le montrer plus loin, la lésion hépatique prend naissance dans la période d'intoxication microbienne même.

Mais en d'autres circonstances, la toxine microbienne pendant la période d'activité peut produire par ses effets sur la muqueuse intestinale des lésions qui favoriseront plus tard la fabrication d'une quantité plus ou moins considérables de toxines intestinales et leur résorption, fait dont il faut tenir le plus grand compte et qui nous explique bien certains désordres pathologiques hépatiques observés dans la malaria aiguë à manifestations gastro-intestinales, et principalement l'époque d'apparition de ces désordres.

On conçoit par ce qui vient d'être dit que l'hépatite parenchymateuse aiguë diffuse puisse être *primitive*. Elle se montre alors d'emblée avec la maladie. La fièvre jaune nous fournit un bel exemple d'hépatite parenchymateuse primitive. Le foie est en effet toujours touché dans cette affection, et le degré de son atteinte parait tenir et dépendre absolument de l'intensité toxique de la toxine fabriquée. Une fièvre jaune est donc grave d'emblée ou légère d'emblée.

Mais, il faut l'avouer, l'hépatite diffuse parenchymateuse aiguë est le plus souvent *secondaire* à une autre affection. Elle apparait plus ou moins tardivement et cette époque tardive d'apparition n'est guère en faveur d'une impression inflammatoire dépendant de la toxine microbienne. Elle doit être causée en général par la production de poisons autochtones. Lorsqu'une maladie virulente en effet ne vous tue pas rapidement par l'intensité toxique de la toxine microbienne spécifique, elle ne vous tue pas ou vous mourez du fait de complications d'une nature différente. L'organisme en effet *s'immunise*, c'est-à-dire se défend contre le microbe, pendant que ses toxines s'éliminent ou se transforment.

L'étude des maladies infectieuses, de la fièvre typhoïde entre autres, nous montre que la période d'immunisation apparaît assez vite (réaction d'agglutination). Et si vous voulez consulter les courbes thermiques des autres maladies infectieuses pyrétiques, vous remarquerez qu'au bout de peu de jours, ainsi que je l'ai signalé déjà, la température initiale due à la toxine microbienne tend à baisser par suite de l'immunisation et tombe parfois définitivement, dans d'autres cas elle remonte et marche suivant l'intensité et la localisation de la complication secondaire.

L'ictère grave a été signalé dans l'état gravidique et puerpéral, dans l'alcoolisme habituel ou aigu (LEUDET). Il peut être la terminaison de tout état pathologique du foie.

Les congestions hépatiques peuvent se terminer par l'hépatite parenchymateuse diffuse ; on peut la voir se produire à la suite de poussées d'hépatite localisée ainsi que j'ai donné quelques exemples dans un autre chapitre de ce livre ; elle est une terminaison fréquente de la cirrhose hypertrophique ; elle se montre parfois chez *les hépatiques* à la suite d'actes opératoires parfois insignifiants (ne s'agit-il pas dans ce cas de l'action du chloroforme ?) « E. REINLERS a vu trois cas d'ictère grave survenir en pleine période secondaire de la syphilis. Deux de ses malades étaient bien nourris, dans de bonnes conditions d'hygiène, mais atteints de syphilis secondaire maligne précoce et il semble bien que là était le point de départ de la maladie. » La fièvre typhoïde à *son déclin* peut se terminer par cette redoutable complication hépatique ; il en est de même, d'après JACCOUD, de la tuberculose miliaire et de la pneumonie.

La malaria aiguë peut aussi revêtir une forme clinique terminale dépendant de l'hépatite parenchymateuse. Je développerai longuement cette complication, lorsque je traiterai la forme hépatique de la fièvre paludéenne.

Le surmenage physique en augmentant dans l'organisme la somme des poisons autochtones peut créer une maladie assez comparable cliniquement à la forme bénigne de l'hépatite parenchymateuse et à la fièvre jaune. J'ai eu l'occasion de soigner un jeune étranger qui, après une rude chevauchée en plein soleil de Jacmel à Port-au-Prince (environ 22¹), fut pris d'une affection très semblable à la fièvre jaune légère et qui dura 4 jours (fièvre intense, faiblesse générale, léger ictère conjonctival, ralentissement du pouls, etc.).

Si le rôle des auto-intoxications est si considérable dans la genèse de l'hépatite parenchymateuse aiguë diffuse, est-il possible d'écarter d'une façon absolue l'action des poisons extrinsèques solubles directement ingérés et absorbés ? Je ne le pense pas. Il est très probable que ce sont eux, au contraire, qu'il faut incriminer dans ces cas d'épidémies observées dans les prisons, les casernes ou dans les petites localités. Il est à remarquer en effet que le plus souvent l'examen attentif du foie, les cultures mêmes faites par des hommes de compétence indéniable ont été absolument négatifs.

A PROPOS DE LA DESCRIPTION CLINIQUE.

Le nom d'atrophie jaune aiguë donné à cette affection ne me parait pas exact, du moins pour ce qui se passe dans les pays chauds ; le nom *d'ictère grave* n'est pas non plus très rigoureusement juste. L'atrophie jaune aiguë et la présence de cet ictère qui a valu à la maladie les dénominations précédentes exigent une marche spéciale qui favorise leur apparition. Le terme qui me parait le plus propre à la caractériser est l'hépatite parenchymateuse aiguë diffuse. Il permet une description clinique plus conforme aux faits et permet de se faire une idée bien nette de l'affection, dont les aspects cliniques varient avec l'intensité des lésions anatomiques.

Comme il a été dit plus haut, l'hépatite aiguë peut se

montrer dans le cours d'un certain nombre d'états pathologiques. Je laisse de côté l'hépatite primitive de la fièvre jaune qui sera décrite plus loin.

L'hépatite peut être plus ou moins généralisée, plus ou moins profonde; les troubles apportés dans les fonctions de l'organe plus ou moins sérieux, d'où les aspects cliniques variés relevant tous d'un même processus pathologique : l'inflammation de la cellule hépatique.

A un degré très faible de la maladie, vous n'avez affaire pour ainsi dire qu'à une simple *irritation inflammatoire* de la cellule hépatique, probablement localisée à certains territoires hépatiques, mais déjà plus élevée dans la hiérarchie pathologique que la congestion. Elle est caractérisée par une augmentation légère, parfois à peine perceptible du volume de l'organe. On la diagnostique plutôt par les symptômes fonctionnels, la pesanteur, le malaise hépatique, d'autres fois par une douleur sourde, en général continue, s'exaspérant par la pression.

Dans cette forme clinique légère de l'hépatite parenchymateuse, les fonctions de la cellule hépatique irritée s'exagèrent. On constate un flux diarrhéique bilieux plus ou moins intense. Il peut y avoir une légère teinte ictérique des conjonctives et la fièvre qui dure quelques jours. La guérison est la règle.

Dans une forme clinique un peu plus sévère, les symptômes généraux et locaux augmentent d'intensité. On constate de la céphalalgie, une inappétence complète ; l'état saburral est très marqué ; les nausées se montrent accompagnées de vomissements. Le malade ne dort pas. Il éprouve une sensation de faiblesse générale *très remarquable*. Il présente des poussées congestives intermittentes de la peau, principalement de la face ; des vésicules d'herpès labial peuvent se montrer. Les épistaxis se produisent chaque jour parfois assez abondantes. Si vous examinez la région hépatique, vous trouvez le foie augmenté de *volume*; le malade éprouve des douleurs spontanées souvent très vives, intolérables pouvant s'irradier vers l'épaule droite et le bras droit, parfois sans irradiation ou bien des douleurs sourdes et continues dans toute la zone gastro-hépatique. L'ictère peut manquer dans cette forme ou ne se montrer qu'au niveau des conjonctives. Le flux diarrhéique bilieux est la règle. La fièvre semble continue avec de fortes poussées vespérales. Les urines sont rares, de coloration rougeâtre. Voilà l'*esquisse* de la forme moyenne de l'hépatite parenchymateuse aiguë.

Au-dessus de ce tableau, et par ordre de gravité, se place ce *degré* de l'hépatite parenchymateuse qu'on a dénommé ictère grave et qu'il nous est assez souvent donné d'observer dans les pays chauds, entre autres dans certaines formes de la fièvre jaune. Cette forme dont je ne donnerai pas ici la description, parce que j'aurai plus loin l'occasion de le faire est très grave. Elle conduit très souvent à la mort par insuffisance fonctionnelle du foie. L'ictère est un de ses symptômes constants et l'atrophie jaune en est l'aboutissant. Mais elle n'est pas l'*insuffisance* hépatique même dans laquelle l'ictère peut ne pas exister et le foie conserver son volume ou même se montrer hypertrophié. Le malade atteint de cette forme d'hépatite diffuse peut guérir et de fait bien des cas de guérisons ont été signalés.

Sans doute, on trouve à ce degré d'hépatite parenchymateuse certains symptômes que j'ai décrits dans mon chapitre Insuffisance hépatique, parce qu'elle ne va pas sans un certain degré d'insuffisance du foie, mais elle n'a pas le *degré de l'insuffisance qui tue* Pour y atteindre, il lui faut franchir encore un *échelon*, ce qui malheureusement lui arrive trop souvent.

Cette distinction a certainement son importance. Elle montre la filiation, la parenté qui existe entre les différents états pathologiques du foie, depuis les plus légers jusqu'aux plus graves. Elle explique que des causes trop insignifiantes pour produire du premier coup l'état le plus grave, puissent, par la répétition de la manifestation la plus légère, créer un état progressivement plus sérieux et gravissant les échelons successifs de l'échelle pathologique, atteindre à un moment donné au culmen de la gravité. J'ai montré dans ce travail l'alcool déterminant chez un malade des congestions hépatiques d'abord légères, puis plus sérieuses. J'ai fait voir ce même malade faisant, à un moment donné de l'évolution de son mal, toujours sous l'influence de l'alcool, des poussées d'hépatite parenchymateuse d'abord légères, puis plus graves et mourant enfin à la suite d'un dernier excès d'une insuffisance hépatique. Je pourrais citer bien d'autres exemples.

Ce que je viens de dire suffit à montrer que des causes minimes dont l'action est répétée peuvent aboutir aux mêmes résultats que les causes les plus violentes.

Aussi, lorsqu'on se trouve en présence de ces graves atteintes hépatiques, s'il faut chercher le microbe dont la toxine est capable d'un seul coup de sidérer le foie, il faut aussi chercher, si à l'occasion d'une impression toxique microbienne même légère, la maladie qui était là, qui aurait dû évoluer par poussées de plus en plus graves, séparées par des intervalles de moins en moins longs, n'a pas franchi d'un coup tous les échelons, n'a pas pour ainsi dire brûlé ses étapes. Et à côté de la toxine microbienne spécifique, il faudra bien placer l'impression possible des toxines intestinales, des toxines cellulaires qui, elles aussi, peuvent non seulement créer la maladie hépatique, mais lui donner dans certains cas, lorsqu'elle existe déjà, le coup de fouet terminal, et il faudra bien admettre qu'à côté des grands désordres hépatiques d'origine microbienne, existent aussi de grands désordres provenant d'*intoxications* diverses de siège organique variable.

C'est sans nul doute à l'existence de ces lésions hépatiques banales (congestions) dues à des causes banales (impressions répétées des toxines autochtones) si fréquentes dans les pays chauds, de l'avis de tous les médecins qui y ont exercé leur art, que nous devons la fréquence si grande des complications hépatiques si redoutables dans le cours des affections fébriles. A côté des grandes causes, grands effets, il faut placer les petites causes, grands effets.

C'est pour cette raison que je me suis cru autorisé à dire et que je dirai plus loin qu'à côté de la fièvre jaune, dont on a découvert ou dont on découvrira le microbe, existera dans les pays chauds une fièvre jaune fonctionnelle, dont le microbe restera introuvable.

OBSERVATION.

Malade X..., habitant un endroit très marécageux, a été prise à différentes reprises d'accès de fièvre paludéenne. La dernière poussée très grave, parait-il, a failli l'emporter. Elle a eu une cystorrhagie abondante, sang noir et poisseux.

Lorsque je la vis pour la première fois, mon attention fut attirée du côté du foie que je trouvai gros. Température élevée, troubles gastriques marqués. Les signes n'ont pas été notés à cette époque (il y a environ 5 mois). Je me dispense donc de les transcrire craignant quelque faute de mémoire. Ce que je me rappelle bien, c'est que le diagnostic d'hépatite parenchymateuse fut posé. La malade fut soumise pendant 3 mois à un régime sévère, et prit pendant tout ce temps à intervalles de plus en plus éloignés (méthode de TREILLE) du sulfate de quinine. Après ces 3 mois de traitement, elle paraissait assez bien portante pour que je crusse devoir la relever de son régime. Elle en abusa et l'appétit aidant, mangea plus que la prudence ne le commandait... Environ un mois après, elle fut prise subitement de frisson, de fièvre intense, de délire. Cette fièvre céda au bout de deux jours. Alors se manifestèrent des phénomènes nerveux curieux. La malade perdait tout à coup connaissance ; les yeux grands ouverts, légèrement portés en dehors, conservaient pendant plusieurs minutes une grande fixité. Immobilité complète sans contracture de tout le reste du corps ; mutisme absolu. Puis la malade faisait une grande inspiration, semblait chercher à se rendre compte du lieu où elle se trouvait, riait ou pleurait, déclarait parfois qu'elle venait de dormir. Pendant ces accès, il y avait une anesthésie notable, sans être complète, de la cornée et un léger myosis. Ces accès se répétèrent de 10 à 25 fois dans les 24 heures. Une huitaine de jours après, ils avaient disparu. L'urination se maintint bien pendant toute la durée de la maladie, du reste, favorisée par l'administration de diurétiques. Jusqu'au 26 février, la malade, bien que n'ayant pas de fièvre, présenta un état gastrique assez marqué et une sensation de faiblesse qui me porta à lui administrer plusieurs purgatifs et à la maintenir au régime du lait et du bouillon.

Je fus de nouveau appelé auprès d'elle le 7 mars. Sensation très grande de faiblesse — diarrhée bilieuse fréquente — odeur très fétide.

Nausées et vomissements bilieux.

Toute la région hépatique, la région splénique et le ventre sont douloureux. La fièvre est à 39°. La langue est saburrale sauf aux bords et à la pointe. Respirations 42 par minute. Pulsations 145. Léger ictère des conjonctives, qui sont parcourues de fines ramifications vasculaires.

Toux. Rien du côté des poumons.

Nous avons là encore affaire à une nouvelle poussée d'hépatite parenchymateuse aiguë. Vésicatoire sur la région hépatique.

8 mars — Temp. 36°8. Resp. 34. Pouls 120. Etat gastrique persiste — Les vomissements ont cessé. Diarrhée bilio-séreuse — fausses envies.

20 août — Depuis le 8 mars, la malade se tient à Pétionville, petite ville située dans les montagnes, à une altitude de 500 mètres. Elle a suivi un régime alimentaire sévère. Aussi depuis cette époque n'a-t-elle eu aucune poussée nouvelle et sa santé parait-elle florissante.

Remarque

Je reproduis ici cette observation pour montrer que toutes les fois que le foie a été atteint antérieurement par une maladie (impaludisme dans le cas présent), il suffit d'une cause banale pour produire une poussée nouvelle d'hépatite. La présente observation est intéressante en ce que la banalité de la cause occasionnelle est ici évidente. Soustraite à l'influence paludéenne par le changement de localité et par un traitement quinique de 3 mois, la malade n'en a pas moins fait pour un simple écart de régime une poussée hépatique à grand fracas. Il faut savoir reconnaître ces poussées successives d'hépatite *secondaire* des accès de fièvre paludéenne avec lesquels elles offrent une ressemblance clinique si grande. Dans le cas actuel, point n'a été besoin de soumettre la malade à la médication quinique ; le repos longtemps prolongé du foie a suffi à amener la guérison.

Supposez que cette malade eût été abandonnée à elle-même, elle n'eut pas manqué de faire des poussées de plus en plus rapprochées, de plus en plus graves d'hépatite parenchymateuse, et l'une d'elles, la dernière, se serait montrée avec l'aspect clinique de l'ictère grave ou de la fièvre jaune avec insuffisance hépatique. Telle est la succession habituelle des faits et la gradation sur laquelle j'ai attiré plus haut l'attention.

ANATOMIE PATHOLOGIQUE.

N'ayant rien de spécial à dire de l'anatomie pathologique, je me permets d'en emprunter la description à l'article de M. A CHAUFFARD traité de médecine de CHARCOT et BOUCHARD, on verra par la lecture de cet article que la nécrobiose peut être d'emblée si étendue qu'on saute pour ainsi dire à pieds joints dans l'insuffisance *mortelle*; l'atrophie jaune aiguë caractéristique du processus de l'ictère grave n'a pas le temps de se produire. C'est pour cette raison que dans le chapitre Insuffisance hépatique, on a vu que dans certains cas très graves, grâce à une acholie précoce, l'ictère ne se manifeste pas : « Le foie *dans les cas typiques* présente vraiment l'aspect de l'atrophie jaune aiguë. Dans une autopsie faite du dixième au quinzième jour de la maladie, on trouve le foie diminué de volume, pouvant peser moins de 1 kilogramme (500 gr. dans un cas de Quinquaud). Il est mou et flasque, s'affaisse comme ridé dans une enveloppe devenue trop large. Il se coupe mal, est très friable et la surface de section présente un aspect homogène, jaune d'ocre ou couleur de gommegutte; peu de sang s'écoule hors des vaisseaux ; la lobulation hépatique est mal reconnaissable ; les vaisseaux biliaires et la vésicule sont vides ou ne contiennent qu'un mucus peu coloré.

La lésion a-t-elle eu le temps d'arriver à un stade encore plus avancé, le parenchyme de l'organe ne forme plus qu'une pulpe boueuse et demi-diffluente. Dans d'autres cas, à l'atrophie jaune se mélangent plus ou moins irrégulièrement des zônes plus denses d'atrophie rouge ; les hémorrhagies punctiformes peuvent également marbrer le parenchyme hépatique.

Cette série d'aspects de la glande hépatique constitue la règle. Mais si l'évolution *clinique a été rapide*, le foie peut conserver son volume, son poids, sa fermeté normale. Il est seulement teinté plus ou moins par la bile, un peu exsangue et plus facilement friable. *Il peut même parfois sembler absolument sain à l'œil nu ou être légèrement tuméfié et augmenté de poids* (jusqu'à 2000 et 2200 grammes).

Mais les cas d'atrophie jaune aiguë sont de beaucoup les plus fréquents si bien que d'après FRERICHS sur 177 cas d'ictère grave, 7 fois seulement la lésion hépatique microscopique faisait défaut. »

Cette remarque peut être vraie pour les hépatites diffuses parenchymateuses de l'Europe, mais ce n'est pas ce que j'ai eu lieu de constater en Haïti dans les complications hépatiques de certaines affections, la malaria principalement et la fièvre jaune, où la nécrobiose d'emblée à une marche si rapide que le processus inflammatoire qui produit cliniquement l'ictère grave et anatomo-pathologiquement l'atrophie jaune aiguë ne se manifeste pas.

« Histologiquement, c'est sur la *cellule hépatique* que porte la lésion fondamentale et celle-ci est essentiellement destructive, nécrobiotique. Vient-on à faire des dissociations fraîches avec les produits du raclage de la pulpe hépatique ? On trouve suivant le degré et l'ancienneté de la maladie, toute une *gamme de lésions cellulaires*.

Dans les cas les plus avancés, il n'existe pour ainsi dire plus de cellules glandulaires ; on ne trouve que des éléments atrophiés, irréguliers, semés de granulations pigmentaires protéiques ou graisseuses et au centre desquels les réactifs colorants nucléaires ne décèlent plus de noyaux ; protoplasma et noyau, tout l'édifice cellulaire est détruit.

Mêmes constatations sur les coupes, toujours friables et difficiles à pratiquer, l'ordination trabéculaire a disparu.

Si les lésions ont eu le temps d'évoluer plus lentement, le stroma conjonctif interlobulaire est épaissi, riche en cellules rondes, parfois comme fibroïdes. CORNIL et RAN-

VIER n'ont cependant jamais constaté ces lésions interstitielles périlobulaires, au moins à un degré notable.

CORNIL a de plus observé (1871) une néoformation abondante de pseudo-canalicules biliaires pénétrant dans le tiers ou même la moitié externe des lobules, pour y former un réseau anastomotique.

Quelle est la valeur de cette lésion du reste assez rare? S'agit-il, comme le suppose WALDEYER, d'un processus de réparation par bourgeonnement épithélial des cananicules biliaires? On ne le sait pas encore.

Dans les cas d'ictère grave à marche rapide (comme nous avons le plus souvent l'occasion de le voir en Haïti) alors que le foie est peu ou point altéré à l'œil nu, les constatations histologiques sont tout autres.

La lésion peut être non plus généralisée, mais partielle. Dans les lobules voisins, dans le même lobule parfois, certaines trabécules hépatiques ont subi la fonte granuleuse ou granulo-graisseuse, alors que d'autres trabécules montrent seulement des cellules troubles, un peu tuméfiées et opaques, avec noyau mal coloré, que d'autres enfin semblent normales. Pas de réaction conjonctive, à peine quelques cellules rondes semées dans les espaces portes; pas de néo-canalicules biliaires.

Enfin dans des cas encore plus embarrassants, la structure et l'ordination normale du foie sont conservées. Ces faits sont cependant rares et d'autant plus que les progrès de la technique moderne permettent de mieux apprécier les lésions nucléaires, les formes diverses de nécrobiose cellulaire. »

Cette description est bien en rapport avec ce que j'ai appelé la *mort apparente du foie,* dont les fonctions, sous l'impression énergique du poison, peuvent être abolies et reparaître ensuite avec une grande rapidité, pour peu que la résistance organique et le bon fonctionnement de l'émonctoire rénal permettent l'élimination des principes toxiques.

« Même dans ces cas, du reste, nous dit M. CHAUFFARD, l'analyse chimique montre que le foie est malade. Non seulement on trouve de la leucine et de la tyrosine, mais

4

aussi un chiffre presque doublé de matières extractives. (Quinquaud) ; Rœhmann a isolé de l'albumose, des peptones, de l'acide sarco-lactique, des acides amidés, de l'alanine. Mais la leucine et la tyrosine prédominent toujours dans le foie comme dans la bile, alors que normalement on ne constate jamais leur présence.

« Le sang présente les caractères du sang dissous ; il se coagule mal et le sérum reste lie de vin. Sa teneur en urée est très faible, tandis qu'il contient un grand excès de matières extractives anormales telles que la leucine, la tyrosine, la xanthine et l'hypoxanthine. De plus sa capacité respiratoire est très diminuée. Toute cette hématologie de l'ictère grave est du reste très insuffisamment connue et demanderait de nouvelles recherches ; elle montrerait probablement qu'à la période d'état de la maladie, alors que les urines sont *hypotoxiques*, le sang est *hypertoxique*, de sorte qu'il y a comme un rapport inverse entre l'état de saturation toxique des deux humeurs suivant l'état de la perméabilité éliminatrice du rein.

« Les reins sont gros, mous et pâteux ; leur substance corticale est épaissie, d'un jaune verdâtre ; les pyramides sont rouge lie de vin. Au microscope, on voit l'épithélium de certains tubuli trouble et tuméfié ou en état de dégénérescence granulo-graisseuse ; d'autres tubuli présentent seulement de l'infiltration biliaire des cylindres hyalins. Dans les cas où la lésion rénale atteint son maximum, les reins sont d'un blanc jaunâtre et présentent partout des lésions épithéliales en même temps que glomérulaires.

La rate est tuméfiée, friable, comme diffluente offrant l'aspect typique des spléno-mégalies infectieuses. »

CHAPITRE V.

FIÈVRE JAUNE.

L'anatomie pathologique de la fièvre jaune a été décrite par tous les auteurs qui se sont occupés de maladies des pays chauds. Roux, entre autres, édition 1889, en donne une description très détaillée et complète. Les lésions gastro-intestinales n'ont rien de *spécifique*. Les tâches de la muqueuse gastrique sont le résultat d'ecchymoses plus ou moins grandes dans le tissu muqueux. Elles peuvent du reste ne pas exister, comme l'ont constaté rarement, il est vrai, certains auteurs. Même remarque pour le contenu de l'estomac constitué « par un liquide plus oú moins abondant et dont l'aspect varie beaucoup. La coloration va du gris au noir foncé. Il résulte en grande partie du mélange du sang avec des mucosités ; cette hémorrhagie peut se faire pendant l'agonie, alors que le malade n'a pas de vomissements. » Roux.

Les lésions qui frappent l'intestin grêle sont moins fréquemment observées que celles de l'estomac. « La muqueuse est très souvent injectée et ramollie, cette lésion est plus marquée à mesure qu'on se rapproche davantage de la région pylorique. *Les glandes de* Peyer *sont injectées et turgescentes.* (Corre, Blair, Dowler). Le plus souvent on trouve dans l'intestin un liquide bilieux ou une matière brune, marc de café, ressemblant par conséquent à celle qu'on rencontre dans l'estomac. Le *gros* intestin est très fréquemment normal... Corre y a trouvé des tâches ecchymotiques et jusqu'à des *ulcérations*. Pour que cette dernière lésion se montre, il faut que la maladie *ait duré un certain temps.* »

Il importe de se bien mettre à la mémoire les lésions qu'on trouve ici soulignées.

Les lésions du foie, pas plus que celles de l'estomac et des intestins, n'ont rien de caractéristique. Tout le monde s'accorde à reconnaître que dans la fièvre jaune, il existe des *altérations stéatosiques* du foie, fort variables dans leurs manifestations macroscopiques et microscopiques, suivant l'intensité du poison amaril, suivant la durée d'évolution de la fièvre jaune. C'est toujours la même altération qui s'observe. Il y a donc une lésion toujours identique à elle-même, la *stéatose hépatique.*

Le volume plus ou moins considérable de l'organe, sa coloration plus ou moins jaune, les hémorrhagies même qu'on y signale n'ont absolument rien d'extraordinaire et si des conditions pathologiques *favorables à leur développement* sont créées, même dans des maladies qui n'ont rien de commun avec la fièvre jaune. on pourra les observer aussi bien que dans le typhus amaril. Ce fait est d'une grande importance au point de vue du diagnostic étiologique des pyrexies des pays chauds. On a une malheureuse tendance - surtout lorsqu'il s'agit d'un européen — à rapporter à la fièvre jaune tous les méfaits possibles des stéatoses hépatiques, dont les causes sont pourtant si nombreuses.

Cette généralisation est fâcheuse et tend à jeter une certaine confusion dans le classement des pyrexies intertropicales. Il importe de se dire que tout processus infectieux ou toxique, capable de déterminer la stéatose et l'insuffisance fonctionnelle du foie, est capable aussi de produire le tableau clinique final de la fièvre jaune. Je le prouverai lorsque je décrirai les complications hépatiques de la malaria aiguë Je l'ai laissé pressentir, lorsque j'ai parlé de ces cas opératoires où il m'a été donné d'observer, avec l'hypothermie finale si fréquente de la fièvre jaune, les hémorrhagies multiples en tout identiques à celles du typhus amaril.

Au point de vue anatomo-pathologique, la très grande majorité des auteurs n'ayant constaté que des lésions absolument banales de l'estomac et des intestins, liquide et léger catarrhe, on peut, je crois, affirmer que le poison ama-

ril ne porte pas ses effets sur le tube gastro-intestinal.
La connaissance générale que j'ai des pyrexies intertropicales me porte à croire que certaines lésions attribuées à
la fièvre jaune ne lui appartiennent pas en propre; qu'il y
a eu erreur de diagnostic — même après autopsie. —
Telles sont *l'injection et la turgescence des plaques de* PEYER
et en particulier *les ulcérations du gros intestin* qu'on rencontre souvent dans une autre maladie très commune dans
les pays à fièvre jaune et qui peut se terminer d'une façon
identique à la fièvre jaune, la fièvre paludéenne, forme
hépatique, comme on le verra plus loin. (1)

La fièvre jaune est-elle une maladie microbienne?

Bien que jusqu'à présent l'existence du microbe du typhus ictéroïde n'ait pas été prouvée d'une façon péremptoire, certaines circonstances plaident en faveur de cette
hypothèse, parmi lesquelles on peut citer l'épidémicité, la
contagiosité (dans certaines conditions) et surtout l'immunisation obtenue contre la fièvre jaune par la plupart des
malades qui ont été atteints *sérieusement* de cette affection.

Le *cryptococcus xanthogenicus* du Dr DOMINGO FREIRE
(du Brésil); le bacille de M. P. GIBIER, tantôt droit et court,
tantôt un peu plus allongé et courbe, trouvé dans la matière
noire de l'intestin ; le champignon cogumello découvert en
1883 par le Dr LACERDA; le microbe ictéroïde de SANA-
RELLI *même*, le dernier en date, ne semblent pas les agents
pathogènes véritables de la fièvre jaune.

Un fait m'avait frappé à la lecture du mémoire de SANA-
RELLI malgré les preuves accumulées comme à l'envi de

---

(1) D'après JONES cité par ROUX, « chez les individus exposés depuis longtemps à l'action du miasme malarien, la marche de la fièvre jaune peut subir
certaines modifications, ce qui, pour l'auteur anglais, rendrait compte des
contradictions que l'on rencontre dans la description des symptômes et des
altérations pathologiques des organes. JONES prétend que les lésions trouvées
à l'autopsie chez les individus récemment arrivés des pays froids et qui n'ont
pas été soumis à l'action du miasme paludéen diffèrent des altérations observées chez les malades ayant un certain temps de séjour dans le pays où la
fièvre jaune est endémique. » Admettre que dans ces cas, il y a eu erreur de
diagnostic, qu'on a pris pour fièvre jaune l'hépatite parenchymateuse consécutive à la malaria, qui, elle aussi, peut revêtir la forme amaryllienne, est
simplement affaire de *courage médical.*

la spécificité de son microbe. Ce microbe avait, d'après le savant bactériologiste de Montevideo, la faculté de sécréter *une matière jaune*. Cette simple proposition avait élevé un doute dans mon esprit. La physiologie pathologique de la maladie qu'on nomme fièvre jaune suffit tellement à expliquer l'apparition de l'ictère *dans certains cas*, qu'il n'est guère utile d'imaginer un microbe, producteur attitré du jaune tégumentaire ou autre. Du reste, ce symptôme manque trop souvent pour que la coloration jaune puisse être considérée comme fonction spéciale du microbe générateur de la fièvre jaune. Il est trop souvent associé aux affections hépatiques pour qu'il soit utile de l'attribuer à autre chose qu'à l'altération du foie qu'on observe dans cette maladie.

Cependant, pour les raisons très sérieuses que j'ai données plus haut, le microbe de la fièvre jaune *doit* exister.

Mais, à côté de cette fièvre jaune microbienne, ne peut-il exister ce que j'ai appelé une fièvre jaune fonctionnelle ? J'ai tout lieu de le croire. J'en ai rapporté un exemple dans ce volume même et montré l'influence dans ce cas du surmenage. J'ai eu maintes fois occasion d'observer — et mes confrères exerçant dans les pays chauds sans doute aussi chez les étrangers non acclimatés, se nourrissant mal, travaillant beaucoup, se livrant à des excès de boissons— des cas de fièvre se comportant comme la fièvre jaune, cas que nous disons *endémiques*, et qui malgré la contagiosité de cette maladie, ne frappent aucun des autres étrangers non acclimatés vivant avec eux ou les ayant à maintes reprises visités.

Et, chose curieuse, ces cas isolés revêtent le plus souvent un caractère de gravité au premier abord vraiment surprenant.

Les individus frappés ne le sont pas en général immédiatement ou peu de temps après leur arrivée. C'est 2, 3, 4, 5 ou 6 mois après ou plus tard même qu'on le constate. Ces observations m'ont amené à penser que l'activité extraordinaire que déploie le foie dans la période de préacclimatement, les congestions répétées de cet organe, l'irritation incessante de la cellule hépatique, y créent un lieu de moindre résistance; que sous l'influence peut-être des troubles digestifs qui ne manquent pas de se montrer après cette période, si les précautions nécessaires n'ont pas été prises pour les prévenir ou les enrayer, des toxines se fabriquent en quantité suffisante dans le tube gastro-intestinal pour créer de toutes pièces l'hépatite parenchymateuse grave à forme amarillienne; que cette hépatite même pourrait bien être produite, vu l'état spécial de fatigue hépatique, par une cause absolument banale et par une affection qui, chez un autre individu, eût été d'importance minime.

Ces graves complications hépatiques sont propres aux pays chauds; elles impriment aux maladies de ces pays un certain cachet d'originalité. Elles sont infiniment moins fréquentes en Europe où il n'est donné de les observer que de loin en loin (ictère grave, fièvre typhoïde, interventions abdominales : voir POLAILLON, mal. des femmes).

La fièvre jaune est-elle contagieuse?

Cette question a donné lieu à bien des controverses. Dans un mémoire publié en 1820 par DEVÈZE, où se trouve relatée l'épidémie de Philadelphie de 1793, je lis que le corps médical anglais, français et américain est contre la contagiosité de la fièvre jaune. On est revenu de cette opinion. JACCOUD, dans son Traité de pathologie interne, édition 1879, résume ainsi les pages qui ont trait à la contagiosité et aux modes de contage: « L'absorption du poison amaril est la cause unique de la maladie; — le transport du poison par les navires, par les objets contaminés, par l'homme malade est la cause unique de la propagation du mal d'une localité à l'autre. Mais la production des épidémies, dans une localité infectée par importation, est subordonnée à certaines causes auxiliaires entre lesquelles les conditions telluriques fixes et variables tiennent la première place. »

De nos jours, la contagiosité de la fièvre jaune est admise par presque tous les médecins. Le mode de contage seul est discuté. On tend à admettre que le moustique joue dans la propagation des épidémies un rôle capital.

Les autres modes de contage seraient absolument secondaires.

Les expériences faites à Cuba par les médecins américains, la diminution des cas de fièvre jaune avec la destruction systématique des moustiques et les progrès de l'assainissement tendent à donner à cette opinion une certaine valeur. Il serait cependant, à l'heure actuelle, prématuré d'en tirer une conclusion absolument ferme.

Pour moi, la fièvre jaune épidémique, la fièvre jaune *microbienne* est contagieuse; il ne saurait y avoir à ce sujet aucun doute; mais la fièvre jaune *fonctionnelle*, celle qui se comporte non seulement cliniquement, mais *de presque toutes les façons* comme l'ictère grave et que comme nombre d'auteurs de très grande compétence : MONNERET, ANDRAL, GRAVES, DAMIRON, GILKREST, HARDY et BÉHIER, j'ai tendance à identifier avec cette maladie, *ne l'est certainement pas.*

Les caractères différentiels donnés par CHARCOT et DECHAMBRE, basés sur des différences anatomo-pathologiques n'ont pas une importance bien grande, ainsi qu'il ressort de ce que j'ai dit au commencement de ce chapitre.

Ceci nous explique bien pourquoi, dans certaines épidémies que nous avons eu occasion d'étudier à Port-au-Prince, une pyrexie rappelant absolument la fièvre jaune n'a frappé d'une façon sérieuse que les étrangers, tandis que dans certaines autres, *ils étaient ostensiblement épargnés*: tous ou presque tous les cas se rapportaient à des naturels du pays.

C'est que dans le premier cas, il s'agissait bien de la fièvre jaune microbienne et dans le second de complications hépatiques dépendant d'une autre cause, d'une hépatite parenchymateuse aiguë diffuse, disons-le d'un ictère grave à marche extrêmement rapide. En l'occurrence, la cause de cette complication a été la malaria.

Quelques Syriens habitant la ville basse furent atteints de cette forme très curieuse de la fièvre paludéenne, comme les haïtiens, tandis que les étrangers qui habitaient Turgeau, la ville haute, n'eurent guère à souffrir de cette épidémie

DESCRIPTION DE LA FIÈVRE JAUNE MICROBIENNE.

Je ne décrirai pas dans ce chapitre la fièvre jaune fonctionnelle, c'est-à-dire l'hépatite parenchymateuse aiguë, complication relevant de causes diverses. Son étude se confond avec celle de l'ictère grave et trouvera sa place dans la description de certaines maladies où elle peut se montrer.

La plupart des auteurs qui ont décrit la fièvre jaune lui reconnaissent au point de vue symptomatique cinq périodes : incubation, invasion, réaction, rémission, terminaison. Il est préférable, je pense, et en tous cas plus conforme aux enseignements si précieux de la bactériologie, de la diviser en deux grandes périodes : 1° la période de *toxicité microbienne* ; 2° période des complications.

Cette division est logique et peut-être devrait-elle être étendue à la plupart des affections microbiennes. L'incubation est la période préparatoire des grands événements qui vont se produire. Le microbe introduit dans l'organisme, je mets de côté les microbes pyogènes, s'y développe, y pullule, fabrique *souvent d'une façon latente* les toxines, dont l'action va bientôt se faire sentir par des réactions organiques qu'on peut ranger en deux groupes, les unes pyrétiques (variole, fièvre typhoïde, fièvre jaune, etc.) les autres apyrétiques (choléra, dysenterie, etc). Presqu'en même temps que se fait ce *travail d'attaque*, nous voyons se produire un *travail de défense* de l'organisme : l'immunisation commence. Si on n'a pu encore la déceler d'une façon matérielle pour toutes les maladies *dans le cours même de ces maladies*, on l'a du moins péremptoirement démontrée pour la fièvre typhoïde par la *réaction d'agglutination*. Le sérum du sang des typhiques acquiert de très bonne heure le pouvoir d'agglutiner, d'immobiliser, de fragmenter les bacilles typhiques, ainsi qu'on l'a vu dans le chapitre consacré à la fièvre typhoïde.

Que se produit-il ? Un fait bien simple. L'immunisation, au bout d'un nombre de jours variable, détruit le microbe physiquement ou entrave à ce point sa fonction toxinigène, qu'il est bien souvent donné d'observer une certaine détente, caractérisée dans les affections fébriles, par une *chute totale de la fièvre* ou par *une rémission* plus ou moins marquée. Voyez ce qui se passe dans la fièvre typhoïde (WUNDERLICH); voyez ce qui se passe dans la variole après l'apparition de l'éruption variolique; voyez ce qu'on observe dans la fièvre jaune, pour ne citer que les exemples les plus typiques.

Il semble qu'au bout d'un certain nombre de jours, en général restreint, la *maladie soit épuisée*. Et de fait, elle l'est! Qu'appelle-t-on *fièvres abortives* (typhoïde abortive, varioloïde, fièvre jaune abortive, etc.), sinon l'arrêt subit de la maladie après la période de toxicité microbienne du fait de l'immunisation?

Cette conception rend bien compte de la marche des pyrexies d'origine infectieuse. Que l'immunisation soit *précoce*, les toxines microbiennes n'auront guère le loisir d'altérer par leur action *élective* certains organes : la maladie *avortera*; qu'elle soit *tardive*, au contraire, et les toxines auront beau jeu. Elles pourront dans certains cas *foudroyer* les individus; dans d'autres, altérer plus ou moins profondément certains organes pour lesquels ils ont une prédilection marquée, d'où *complications* organiques.

Le degré de ces altérations dépend, on le conçoit aisément, de l'époque plus ou moins tardive de l'apparition de l'immunisation, de la virulence des toxines fabriquées, enfin de la facilité ou de la difficulté de l'élimination de ces toxines.

Si cette immunisation est *très tardive*, vous pourrez assister, au moment même où les premières lésions matérielles auraient dû être guéries, à des *rechutes* plus ou moins nombreuses, c'est-à-dire à de nouvelles poussées de la maladie. Enfin quand celle-ci s'est produite légère, qu'elle a eu le temps de disparaître, vous pourrez constater des *récidives* plus ou moins lointaines.

Si la période de *toxicité microbienne* dure peu, comme le

prouve l'étude de nombre de maladies infectieuses, d'où vient-il que ces maladies puissent avoir une durée si longue, d'où vient-il que, n'étant pas tué dans bien des cas par la toxine microbienne, on meure cependant à une période plus ou moins avancée de la maladie? Cela tient uniquement aux altérations que les toxines ont pu produire dans les organes, à l'évolution de ces lésions et aux phénomènes toxiques secondaires qui peuvent résulter de leur présence, en un mot, au stade *des complications* des maladies infectieuses.

Ces deux stades sont donc absolument distincts, et au point de vue de leur nature, de leur pathogénie, et au point de vue de leurs terminaisons.

Le stade de toxicité microbienne est le stade *actif* par excellence, celui dans lequel le génie de la toxine se fait le mieux sentir, celui où par conséquent on peut mieux le déceler par la connaissance des réactions générales qu'il détermine; le second stade, le stade de complications, au contraire, n'a rien d'original. Il est absolument subordonné aux organes lésés, au degré de ces lésions, à leur évolution, aux phénomènes de toxicité secondaire qu'elles peuvent entraîner, comme aussi d'une façon plus générale à la résistance de l'organisme. C'est pour cette raison que des maladies infectieuses *différentes* qui portent leur action sur un organe *déterminé* offrent ou peuvent offrir à un moment donné le *même tableau clinique*, que le diagnostic devient si difficile sinon impossible dans le stade de complications. C'est pour cela qu'il faut s'ingénier à reconnaître la maladie dans sa *période originale*. La lésion anatomo-pathologique toujours secondaire à la phase de toxicité microbienne domine ensuite nécessairement le tableau clinique et c'est peut-être pour avoir négligé cette notion si simple et si vraie, qu'on n'est pas arrivé à sortir du « chaos inextricable des fièvres intertropicales. »

Le temps de l'incubation est variable: il est de trois à six jours; c'est la moyenne que Roux a adoptée. Il importe de savoir, surtout au point de vue des quarantaines à imposer aux navires venus de régions infectées, qu'il peut aller jusqu'à 14 et même 25 jours, d'après une observation de J. DORMET. L'individu, pendant cette période, n'a pas encore la fièvre jaune, mais il commence à ressentir les malaises de tout individu infecté : « faiblesse, courbature générale, langue saburrale, haleine plus ou moins forte. Enfin la peau est très sèche, fait qui se remarque facilement dans les pays à fièvre jaune où la transpiration est continuelle. »

Cependant lorsque l'incubation est de courte durée, l'individu paraît frappé en pleine santé, avec une soudaineté vraiment curieuse. Je trouve dans une de mes observations rapportée dans la thèse du Dr LÉON SÉJOURNÉ : « Homme R. W., français, 35 ans, est venu dans le pays plusieurs fois, mais n'y a fait que de courts séjours. Il y est arrivé le 5 déc. 1897. Le 10 déc. pendant toute la matinée, il fut d'une grande gaîté, chantant et plaisantant avec deux autres français avec lesquels il habitait. Il se mit à table à 10 h., commença à manger de bon appétit, quand au milieu du repas, il fut pris avec une brusquerie extraordinaire de très violentes douleurs de tête (région frontale) et d'une horrible douleur lombaire. En même temps, il ressentit une courbature généralisée « il lui semblait qu'on l'avait roué de coups ».

Quel qu'ait été le mode de début de la fièvre jaune, que la période prétoxinienne ait été longue ou courte, l'invasion de la maladie correspond au moment précis où la toxine fabriquée est assez abondante ou assez virulente pour produire des réactions organiques. Alors commence la période originale de la fièvre jaune, celle qui imprime à la maladie un cachet clinique assez spécial pour permettre un diagnostic *aisé*.

Ce petit tableau, emprunté à une thèse que j'inspirai à mon ancien élève et ami, le Dr LÉON SÉJOURNÉ, me paraît assez fidèle pour être rapporté ici. « Lorsque le début est *brusque*, les malades sont pris, en pleine santé, d'une *rachialgie* extrêmement violente, comparable à celle de la variole, à laquelle les médecins français ont donné le nom de *coup de barre*. Les malades, pliés en deux, comme dans la colique néphrétique, s'agitent et poussent des cris. Les irradiations douloureuses se propagent de la région lombaire vers les membres inférieurs. Elles sont incessantes. Parfois ces douleurs sont généralisées ; les malades sont très courbaturés.

En même temps que le coup de barre, *la fièvre* se montre. Elle atteint en quelques heures à des hauteurs énormes de 40° à 41°5 centigrades. Elle est précédée, le plus souvent, d'un grand frisson initial. Lorsque celui-ci manque, on note en général une série de petits frissons. C'est en général à l'apparition du frisson et de la fièvre qu'on appelle le médecin. Il trouve le malade agité, la face vultueuse, les conjonctives fortement injectées, les yeux pleins d'éclat et pleureurs. Les malades se plaignent presque toujours d'une céphalalgie très violente, tantôt de la région frontale, tantôt du vertex, tantôt de toute la tête.

La langue peut être à peine saburrale ; elle est le plus souvent sale à la partie moyenne. Les bords et la pointe sont respectés, ce qui rapproche la langue de l'amarillien de celle du typhique.

L'anxiété épigastrique est loin d'être un symptôme constant ; les battements tumultueux de la région épigastrique et la dilatation des pupilles peuvent sans doute s'observer, mais même dans le cas de fièvre antiléenne à début franc, ils peuvent manquer ; et le médecin qui attendrait leur apparition pour faire son diagnostic, courrait risque de se tromper souvent. Les 4 symptômes qui ne manquent pour ainsi dire pas dans les formes à début franc sont le frisson et la fièvre, le coup de barre, le masque amaril et la céphalalgie. Le *pouls*, au début de l'affection, suit la marche de la température ; il est rapide, large, et bat de 120 à 140. Certains auteurs ont vu l'érythème scrotal et une hyperémie générale de l'enveloppe tégumentaire. Il faut savoir qu'ils peuvent se produire sans compter sur eux d'une façon absolue. Dans la plupart de mes observations, l'existence de l'albumine n'est pas signalée dans les premières 24 heures, bien que je *l'eusse recherchée avec soin.* »

Au deuxième jour, de la 24e à la 48e heure, le tableau

que nous venons de tracer existe encore, mais certains symptômes tendent à passer au second plan; de nouveaux se manifestent. Nous retrouvons la fièvre, le masque amarillien un peu moins prononcé; la céphalalgie et les douleurs lombaires existent encore, mais avec une intensité un peu moins grande. Par contre, la lassitude, la faiblesse sont plus sensibles.

Un *nouveau* symptôme apparaît du côté de l'estomac, tantôt une simple *gêne épigastrique*, tantôt une *douleur sourde*. Lorsque les battements tumultueux du tronc cœliaque ne se montrent pas dès le début, c'est à ce moment que, d'après mes observations, on peut les constater.

La langue devient plus saburrale, *les nausées* apparaissent dès le début du second jour et vers la fin de ce jour, nous voyons *les vomissements*.

C'est également de la 24e à la 48e heure que, d'après mes observations rapportées (thèse SÉJOURNÉ,) se manifeste la *teinte ictérique des conjonctives*.

Le pouls subit aussi une modification des plus importantes. Au lieu d'être rapide comme la veille, il se ralentit, présentant avec la température encore élevée une discordance parfois peu marquée, d'autres fois entièrement remarquable. Dans une de mes observations, cette discordance ne s'est présentée qu'au début de la seconde période.

Dans la fièvre jaune *simple*, celle que je décris en ce moment, on constate une diminution notable de l'urine excrétée; elle est peu abondante et foncée, mais contrairement à l'opinion de VIDAILLET, je puis affirmer, ayant soigneusement recherché l'albumine dans les urines de tous mes malades, aidé souvent en cela par Mr F. SÉJOURNÉ, pharmacien, qu'il est rare qu'*elle soit albumineuse dès le second jour*.

Dans le courant du *troisième* jour (de la 48e à la 72e h.), nous retrouvons certains symptômes du début *très atténués*: le masque est à peine visible; la céphalalgie, qui tend à disparaître, peut encore exister, ainsi que les douleurs lombaires.

La fièvre dure toujours avec tendance à l'abaissement.

Le trait dominant du troisième jour consiste dans *les nausées, les vomissements* et *la douleur épigastrique.* Le 3e jour me parait *le temps* de ces symptômes. Dans toutes les observations que j'ai recueillies avec un soin minu tieux pendant toute l'épidémie de Port-au-Prince, 1897-98, ces symptômes n'ont fait défaut le 3e jour qu'une seule fois.

Les malades se plaignent d'un poids plus ou moins considérable à l'épigastre, d'une sensation d'obstruction ou de crampes, mais ces douleurs ne sont pas comparables à celles que je décrirai dans les formes compliquées. Il existe, pendant ce 3e jour si pénible pour les malades, un état nauséeux constant. Les malades font de grands efforts pour vomir, mais souvent en vain. Ces efforts augmentent leurs douleurs, les fatiguent et les jettent dans un état d'accablement parfois très-marqué.

Puis apparaissent les vomissements. Ils sont plus ou moins fréquents. Ils peuvent l'être tellement, *même dans la forme simple* et régulière du typhus amaril, que les malades se trouvent dans l'impossibilité de garder ni aliments ni médicaments. Ils sont en général aqueux ; la matière aqueuse tient en suspension des mucosités plus ou moins abondantes. La quantité d'urine excrétée reste bien au-dessous de la normale. La discordance du pouls et de la température persiste.

Les auteurs qui ont écrit sur la fièvre jaune s'accordent à placer la période de rémission du 3e au 4e jour, c'est-à-dire entre la 72e et la 96e heure. Je suis absolument de leur avis pour ce qui est du *moment* de l'abaissement thermique. Roux prétend que « l'amélioration factice de cette période n'est pas accompagnée de la disparition de la fièvre. C'est, dit-il, un point sur lequel Nœgele et Jaccoud ont insisté avec raison. Ils ont montré que dans la 4e période (rémission) comme dans la 3e (réaction) la fièvre est permanente. C'est là un fait d'une importance capitale pour le pronostic Un des médecins les plus distingués de la marine, le Docteur Riche, a toujours constaté l'exactitude de l'affirmation de Jaccoud. Si on croyait autrefois à une rémission véritable, c'est qu'on se contentait d'une observation superficielle. En effet, la peau est beaucoup plus fraîche, le pouls tombe parfois jusqu'au chiffre de 50 et de 40. Mais si on consulte la température, on voit que ce mieux n'est qu'apparent. Le thermomètre se tient toujours au-dessus de la normale ou s'il tombe au-dessous, ce qui est tout-à-fait exceptionnel, il faut l'attribuer à une particularité que l'examen approfondi du malade fera toujours découvrir. »

Cette opinion de ROUX, NŒGELE, JACCOUD et RICHE est *erronée* et *confuse*.

Erronée, parce qu'il y a bien dans certains cas une ATHERMIE COMPLÈTE, comme je vais le prouver par quelques observations et souvent une rémission très-forte.

Confuse, parce que si *après* cette rémission ou cette athermie, il y a réellement des cas où la fièvre persiste, on en trouve beaucoup, je vais le prouver également, où, après une réascension momentanée la *fièvre tombe à la normale ou au-dessous de la normale* : la persistance de la fièvre s'observe non point dans la forme régulière, mais dans le 2ᵉ grand stade de la maladie, le stade des complications.

Ainsi qu'il est fort bien dit dans la thèse de mon élève le Dᴵ SÉJOURNÉ « dans bien des cas, ce n'est pas seulement une rémission que l'on observe, *mais bien une période d'athermie complète*. Cette période peut être du reste très-courte, ce qui a pu contribuer à la faire passer inaperçue. Chez l'un des malades, elle n'a duré qu'*une heure*. Dans un autre cas, elle s'est prolongée *vingt-quatre heures*, et, chose curieuse, la durée de la période d'athermie n'a pas de signification bien grande au point de vue du pronostic. » Le malade chez lequel je n'avais observé qu'une période athermique d'une heure a guéri, tandis que celui dont l'athermie dura vingt-quatre heures, est mort.

Extrait de mes observations (thèse LÉON SÉJOURNÉ) : FIÈVRE JAUNE SIMPLE : guérison.

3ᵉ jour Vendredi 16 oct. 1897. Visite du matin T. 38°3 Pouls 72.

«   «   «   «   «   « du soir T. 38°7 «   70.

4ᵉ jour Samedi 17 oct. 1897 visite du matin (à 8 hˢ) T. 36°5 «   62.

à neuf heures la température recommence à monter.

4ᵉ jour Samedi 17 oct. 1897 visite du soir   T.38º   Pouls 66.
5ᵉ jour Dimanche 18 oct. «   visite du matin T.36º7   «   72.
    «   «   18 « « visite du soir   T.37º6   «

Dès ce moment la température est revenue à la normale.

————

Autre extrait : Observation de M. B. (BELGE)
Forme urémo-hémorrhagique : *mort*.

« Chute de la température au début du 4ᵉ jour à 37°. Pas de mieux subjectif sensible au moment même de cette chute ; s'est fait sentir plus tard... Ascension du début de la 2ᵉ période 38º 8 après une assez longue durée d'athermie, 24 hₛ, pendant laquelle le thermomètre a atteint un minimum de 36° centig.

Ainsi donc, il existe à la fin de la première période, celle que j'appelle la période de toxicité microbienne un abaissement de la température : tantôt on observe une simple *rémission*, tantôt une *athermie*, parfois même un certain degré d'*hypothermie*.

Cette période de rémission ou d'athermie est accompagnée d'une *sensation* de mieux être très notable.

Tous les symptômes que nous venons de signaler s'amendent d'une façon extraordinaire. « La rachialgie, les douleurs contusives des membres, la céphalalgie qui tourmentaient cruellement le malade disparaissent ou diminuent d'une façon si marquée que pour toutes les personnes inexpérimentées, pour le malade lui-même, la guérison est certaine. Il ne reste plus qu'un peu de douleur à la région épigastrique et une susceptibilité encore très grande de l'estomac, qui se traduit par des vomissements survenant par intervalle. » ROUX.

Il y a lieu d'analyser avec soin le *mieux être* qui se produit à la fin de la première période (période de toxicité microbienne). Il est d'une importance capitale au point de vue du pronostic. C'est lui qui nous dira si nous avons affaire à une fièvre jaune simple ou à une forme compliquée de cette affection. Dans la fièvre antiléenne simple, il y a un mieux être *objectif* et *subjectif*.

5

En même temps que le malade vous déclare qu'il va mieux, vous observez la diminution ou la disparition des nausées et des vomissements, de la douleur épigastrique, de la céphalalgie et, chose très importante, les *urines commencent à être sécrétées en plus grande abondance*. La discordance du pouls seule persiste et peut durer fort avant dans la période de convalescence.

« Cette athermie peut être définitive. La maladie est terminée et les malades reviennent à la santé presque aussi vite qu'ils étaient entrés dans la maladie; mais les auteurs s'accordent à dire (fait que j'ai aussi observé) que cette athermie ou cette rémission, même dans les cas légers (fièvre antiléenne simple) peut être suivie d'une nouvelle période ascensionnelle d'une durée de quelques heures à 24 heures. L'ascension la plus élevée notée par nous dans ce cas a été de 39° centigrade. »

Dans les formes compliquées, au contraire, le mieux être est purement *subjectif*. L'état général continue à être mauvais; le faciès est peu rassurant; les urines restent rares. Les vomissements persistent encore.

Telle est la manière d'être d'une fièvre jaune simple; tel est le tableau original de la maladie dégagée de toutes complications; telle est, on peut le dire, la caractéristique de la première période (Stade de toxicité microbienne).

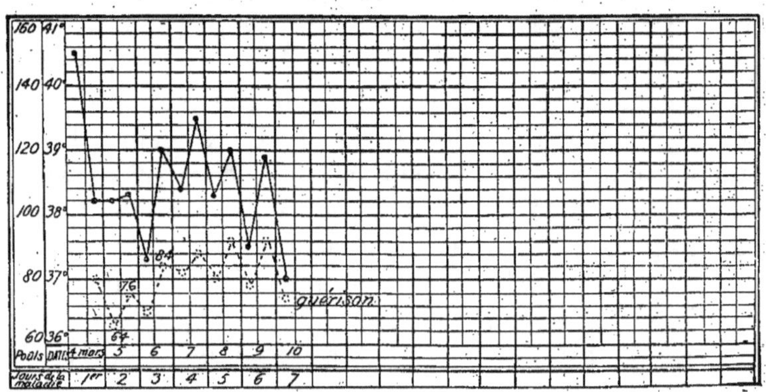

Fig. 1.

Dans cette figure la période ascensionnelle a été un peu plus longue que d'habitude.

Une remarque est importante à faire. La fièvre jaune, ainsi que le décrit le Dr Léon Séjourné, peut avoir un début insidieux : le début insidieux peut faire croire, du moins dans les premiers moments de la maladie, à un embarras gastrique fébrile ou à une grippe à manifestation gastrique. La fièvre reste dans les environs de 38e; la céphalalgie est peu marquée, le masque manque, la rachialgie n'existe pas. Les malades se plaignent de courbatures généralisées, la langue est saburrale, l'appétit fait défaut. Les malades sont en général constipés. Parfois on observe de la rougeur de la gorge, de l'enchifrènement; la voix est nasonnante; certaines manifestations bronchiques peuvent se montrer. Dans quelques cas à début insidieux, on trouve de la douleur dans la fosse iliaque droite ou le long du gros intestin. A un moment donné, un des symptômes plus ou moins caractéristiques de la maladie ou sa marche particulière viennent éclairer le médecin sur la nature réelle de l'affection. »

Je n'ai pas besoin de dire combien dans ces cas le diagnostic est entouré de difficultés. Lorsque la période originale de la maladie s'écoule d'une façon aussi anormale, comment dire, en présence des seuls symptômes de la période de complication, si on a affaire véritablement à la fièvre jaune? On voit bien qu'on est en présence d'une poussée d'hépatite parenchymateuse aiguë, mais comment établir d'une façon décisive la cause de cette hépatite? L'examen du sang peut fixer, il est vrai, sur l'existence ou non d'une malaria, mais le moyen d'éluder ou d'établir les autres causes de la dégénérescence hépatique? Tant que l'examen bactériologique ne nous fournira pas une base *solide* de diagnostic, il nous sera impossible, je crois, de résoudre scientifiquement la question. Cependant l'existence d'une épidémie franche de fièvre jaune microbienne pourra nous éclairer jusqu'à un certain point et nous pousser à admettre plutôt ce diagnostic qu'un autre, surtout s'il s'agit d'un étranger non encore acclimaté et très nouvellement arrivé dans le pays.

Dans le cours de cette forme régulière de la fièvre jaune,

on peut constater, comme le prouvent les observations publiées dans la thèse du Dr Séjourné, certaines *manifestations hémorrhagiques légères*, comparables à celles qu'on observe au début ou dans les premiers jours de toute maladie infectieuse.

Elles n'ont ni la même pathogénie, ni la même signification, ni la même gravité que les hémorrhagies de la fièvre jaune compliquée. Tout au plus peuvent-elles indiquer une certaine tendance hémophilique, qui, en cas de complication de la maladie, pourrait favoriser l'apparition de la forme hémorrhagique. C'est ainsi que chez les malades suivants (forme régulière simple) je note une tâche hémorrhagique de la conjonctive palpébrale vers la 72e heure ; chez un enfant une épistaxis au 3e jour et une légère hémorrhagie intestinale; chez la femme, trois fois, un écoulement de sang par le vagin le 3e jour et, une fois, le 4e jour. Ce symptôme peut du reste manquer et, de fait, sur 18 cas de fièvre jaune simple, nous ne l'avons guère relevé que 7 fois pendant l'épidémie de 1896-1897.

La durée de la fièvre jaune simple, d'après mes observations et celles de quelques confrères, entre autres les Drs A. Duchatellier et Jules Borno, est de 72 à 96 heures, c'est-à-dire, de 3 à 4 jours.

Toute fièvre jaune qui évolue en un temps plus court ou plus long peut être considérée comme irrégulière.

Les unes tuent en un temps extrêmement court, ce sont les formes *foudroyantes* ; les autres guérissent en moins de trois jours; ce sont les formes *abortives*. D'autres durent plus longtemps et offrent une marche clinique différente, ce sont les formes *compliquées*.

Les formes *foudroyantes* sont : « celles dans laquelle l'intoxication d'origine microbienne a été si violente que les complications se sont montrées de très-bonne heure. » Tous les symptômes *avancent* sur l'heure habituelle de leur apparition même dans les formes compliquées et les malades meurent le 2e, 3e, 4e ou 5e jour de la maladie.

Les formes *abortives* existent bien certainement. Je partage en cela d'une façon absolue l'opinion de Jaccoud pour avoir eu l'occasion de l'observer nettement. Bien que d'une façon générale la proposition suivante de ROUX : «Je dois mettre en garde le médecin contre la tendance bien naturelle qu'on éprouve, en temps d'épidémie, à considérer comme des cas de fièvre jaune des maladies qui n'en ont que l'apparence» soit absolument vraie, je la trouve surtout applicable aux cas à début insidieux dont j'ai parlé plus haut.

D'autres cas sont d'une netteté telle que même en l'absence d'épidémie le diagnostic s'imposerait. Voici la description qu'en a tracé le Dr SÉJOURNÉ, d'après les observations de DUCHATELLIER et J. BORNO.

Le début est très brusque comme dans la fièvre jaune simple ou compliquée : élévation thermique considérable de 39°5 à 40°6 avec ou sans frisson ; la céphalalgie est intense, les douleurs lombaires fortes, parfois des courbatures généralisées remplacent la rachialgie.

Le masque amaril s'observe dans ces cas dans toute sa pureté. Congestion de la face qui est vultueuse ; injection des conjonctives. Langue saburrale, sauf sur les bords et à la pointe. Les nausées et les vomissements manquent en général. Ils peuvent cependant être observés parfois ; légère douleur au creux épigastrique, sensation de grande faiblesse. Ce qui caractérise cette forme, c'est qu'après ce début à grand fracas, la température tombe dès le soir du premier jour ou au début du second jour pour ne plus s'élever de nouveau. Tandis que la température est normale, le *pouls peut tomber à 60.* Ce phénomène n'est pas absolument constant. — Dès la chute de la température, les malades entrent en convalescence. Dans aucun de ces cas, *l'albumine n'a été décelée dans les urines.*

J'ai déjà dit les causes qui me semblaient entrer en jeu pour la réalisation de ces types cliniques de la fièvre jaune (virulence plus ou moins grande de la toxine microbienne en présence d'une immunisation plus ou moins grande ou plus ou moins précoce). Inutile d'y revenir.

FORME FOUDROYANTE.

La forme foudroyante se montre le plus souvent avec un début franc, mais on peut observer cette forme avec un début insidieux. Il faut savoir d'une façon générale qu'on ne peut se baser sur le mode de début pour pronostiquer l'évolution ultérieure de la maladie. Telle fièvre jaune qui par le grand fracas de son apparition vous donnera les plus grandes craintes se comportera dans la suite comme une fièvre jaune simple; telle autre, au contraire, qui autoriserait les espérances les plus légitimes conduira le malade rapidement à la mort ou l'y acheminera sûrement par la gravité des complications qui se manifesteront ultérieurement. Ce qui caractérise la forme foudroyante, c'est la précocité de l'apparition des symptômes et leur intensité progressive.

« L'état général est mauvais, la faiblesse considérable, le moral très atteint. Les malades subissent une telle perturbation de tout leur organisme qu'ils ont pour ainsi dire conscience de la gravité de leur état Ils se sentent atteints comme ils ne l'ont jamais été. Chose remarquable, presque tous les malades observés dont le *moral* a été si gravement atteint, qui ont été pris de frayeurs dès le début, ont eu des formes graves de fièvre antiléenne et sont morts, comme ils l'avaient prédit. Nous insistons sur ce point qui, pour nous, a une réelle importance pronostique.

La forme foudroyante se rencontre principalement chez les étrangers nouvellement arrivés dans le pays où règne l'épidémie, de 3 jours à un an. Elle exerce ses ravages principalement sur les alcooliques, les surmenés du plaisir ou du travail, quel que soit du reste le sexe.

Dans la forme foudroyante, au lieu d'une simple gêne épigastrique, les malades accusent de bonne heure, *dès le second jour*, de vives douleurs épigastriques, parfois des brûlures intolérables le long de l'œsophage et de l'estomac. Nous avons relevé dans certaines observations la *sensation de faim*, sans que les malades auxquels on essaie de donner des aliments puissent arriver à manger.

L'albumine dans la forme foudroyante s'observe presque toujours : d'après certains auteurs, elle apparaîtrait *dès le premier jour*; en tout cas, elle peut être trouvée à coup sûr le second jour.

La diminution de l'urine, comme tous les autres symptômes, est précoce, et cette diminution s'accentue rapidement, si bien que l'anurie *peut être totale dès le 3e ou 4e jour*. La teneur de ces urines en urée est absolument faible. Dans une de mes observations, l'urine, dès le second jour, ne contenait que 5 grs 76 d'urée par litre et le malade n'émettait que 600 grammes par 24 heures (ce qui est déjà notable), soit environ 3 grammes par jour.

La fièvre est intense, à peine présente-t-elle une rémission matinale, et si la maladie se prolonge jusqu'au 5e jour, on n'observe pas la grande rémission ou l'athermie qui marque la fin de la période de toxicité microbienne.

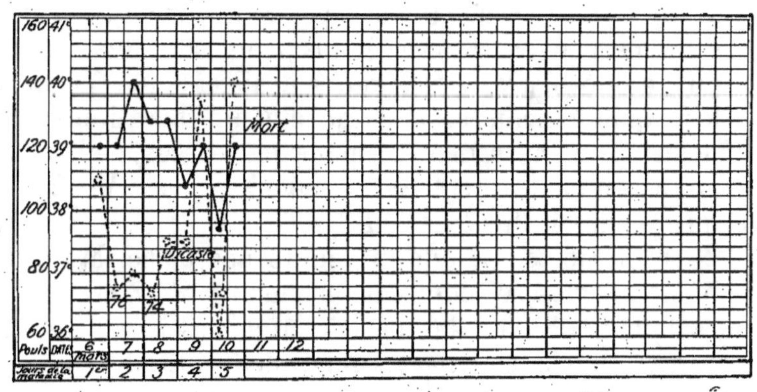

Fig. 2.

L'état général est mauvais; la langue sèche, les narines pulvérulentes. L'intelligence en général est peu frappée. J'ai vu des malades conserver même dans la forme foudroyante toute leur connaissance qu'ils ne perdent que dans les dernières heures de la maladie. Dans d'autres cas, au contraire, on peut noter le délire loquace, professionnel, joyeux, ou un abattement profond.

Parmi les autres symptômes que j'ai signalés dans la forme

foudroyante, je citerai : la tuméfaction de la langue, les douleurs de la fosse iliaque et de l'abdomen, l'agitation précoce des malades, l'insomnie, la sécheresse de la peau, les troubles précoces de la respiration, soit comme rythme soit comme fréquence.

Les symptômes qu'on observe du côté des voies digestives sont d'une précocité et d'une violence extrêmes. *Dès le 2e, 3e ou 4e jour,* les vomissements, d'alimentaires deviennent *bilieux,* puis aqueux, fréquents, pénibles. Dans le liquide rendu (parfois 2 litres en 24 h^rcs), on commence par apercevoir quelques stries noirâtres ou brunes; le mucus teinté de noir y flotte de plus en plus abondant; quelques filets de sang rouge apparaissent, *le vomissement noir* s'installe. A ce moment le caractère du liquide rendu change. « Tout en restant aqueux, coloré en noir d'une façon générale, on remarque vers la partie profonde une coloration *plus rosée.* C'est l'indice que bientôt apparaîtront les vomissements de sang vif. » Il faut cependant savoir que les vomissements peuvent conserver jusqu'au bout les caractères du vomito negro. Les auteurs avancent qu'à ce moment les vomissements se font facilement, sans douleur. Cela peut se produire dans la majorité des cas, cependant les vomissements restent parfois pénibles jusqu'à la fin, ainsi que je l'ai vu plusieurs fois.

En même temps que le vomito negro, certaines autres hémorrhagies se montrent également *précoces.* Dès le 2e ou 3e jour, on observe des épistaxis répétées, fréquentes, abondantes; des hémorrhagies gingivales continuelles ou se répétant plusieurs fois par jour. « Les lèvres et les dents sont couvertes de sang desséché ou frais. La langue, dépouillée de son enduit saburral, est sèche, sanglante. » L'hémorrhagie vaginale peut prendre les allures d'une véritable métrorrhagie. La peau se couvre de plaques ecchymotiques plus ou moins grandes, depuis un simple pointillé jusqu'à de grandes plaques noirâtres. Le sang apparaît dans les garde-robes, tantôt sous forme de véritables boudins, tantôt sous l'aspect d'une masse liquide, noirâtre, poisseuse, assez comparable à du goudron.

Le malade, perdant du sang de toutes parts, est bientôt saigné à blanc. Aussi certains signes d'anémie se montrent-ils bientôt. La respiration devient fréquente, le pouls petit, rapide, filiforme. Les extrémités se refroidissent ; les tendances syncopales se montrent, les lipothymies. Il ne tarde pas à tomber dans le collapsus et meurt soit au milieu de convulsions soit de syncope.

D'après JACCOUD, dans cette forme foudroyante, il existerait *de l'ictère* déjà au bout de 36 heures. Cet ictère est sans doute celui qu'a signalé FRANCK, KERAUDREN, ST.-VEL et BALLOT : « Il apparaît au début de la 2e période. Il se manifeste par la décoloration du visage et une teinte safranée des conjonctives et de la peau surtout sur le trajet des gros vaisseaux. *Il coïncide avec la période hémorrhagique* et semble produit par une sorte de transsudation du sérum hors des vaisseaux C'est l'ictère séreux ou hémorrhagique Il est caractérisé par l'émission d'urines rouges, donnant par l'acide azotique un précipité albumineux. »

La physiologie pathologique de la fièvre jaune ne permet guère d'admettre qu'il puisse se produire dans ces formes foudroyantes *un ictère d'origine hépatique.*

L'action des toxines, se poursuivant en toute liberté par suite du retard de l'apparition de l'immunisation, est telle que les *fonctions hépatiques sont presque d'emblée annihilées* ; et, de fait, on peut relever dans l'une de mes observations et dans l'une de celles du Dr J. BORNO (dénouement fatal le 3e et le 4e jour), « qu'aucun des symptômes de la forme compliquée n'eut réellement le temps de se produire » : épistaxis, hémorrhagie gingivale, peu de vomissements noirs et léger ictère au 3e jour, dans l'observation du Dr J. BORNO ; esquisse de vomissements noirs (stries noires) esquisse de complications hépatiques (teinte subictérique et *cireuse* de la peau le 4e, jour dans mon observation. »

Durée : La forme foudroyante dure de 2 à 5 jours. C'est l'opinion du professeur JACCOUD, c'est aussi ce qui nous a été donné d'observer dans l'épidémie de fièvre jaune, en 1896-1897, à Port-au-Prince. La mort est pour ainsi dire la terminaison habituelle de cette forme.

FORMES COMPLIQUÉES.

Par sa façon de se comporter aussi bien que par les enseignements de l'anatomie pathologique, la fièvre jaune peut être considérée comme une hépatite aiguë parenchymateuse *primitive* ayant pour cause l'action sur le tissu hépatique des toxines produites par un microbe encore indéterminé.

Au lieu de se terminer pendant le premier stade, par la mort (forme foudroyante) ou avec ce premier stade par la guérison (forme simple) la maladie peut entrer dans une deuxième phase, *la phase des complications*, qui relève directement de la lésion hépatique et secondairement d'un certain degré d'altération rénale. Elle se comporte comme l'hépatite parenchymateuse, en offrant seulement une intensité ou une rapidité plus ou moins grande d'évolution qui peut modifier plus ou moins le tableau clinique. Ce sont ces différences d'allures qui ont incité les observateurs à créer une foule de formes cliniques différentes, expression de la vérité, mais qui ont le tort de mettre un peu trop dans l'ombre *la lésion organique*, cause réelle de ces formes pathologiques. La division de Roux en forme légère et forme foudroyante n'est certes pas complète. Il faut de toute nécessité faire figurer dans la fièvre jaune, les *formes abortives*. La forme qu'il appelle légère est celle que j'ai décrite sous le nom de fièvre jaune simple ou régulière. A côté de la forme foudroyante, on est bien obligé aussi d'admettre les *formes compliquées*, car chez bien des malades la maladie, n'évolue pas avec la *gravité précoce* des formes foudroyantes; le vrai tableau des complications qui peuvent être aussi terribles du reste que dans la forme foudroyante débute ou s'affirme à l'heure où la fièvre jaune, c'est-à-dire la période microbienne semble terminée, et où, comme le dit Roux avec raison, « *le malade ne meurt pas de la fièvre jaune,* » où, en effet, cette maladie n'est plus en cause, où la mort survient *par suite de complications* ou plutôt par suite d'une affection développée sous l'influence de la fièvre jaune.

La fièvre jaune compliquée peut évoluer jusqu'à la fin de la première période, période de toxicité microbienne, comme la fièvre jaune régulière. Aussi, pour ne point m'exposer à des redites inutiles, me contenterai-je de la prendre à l'heure où se produit *la rémission* plus ou moins marquée du 4e ou 5e jour ou *l'athermie*.

J'ai dit un peu plus haut que dans les formes compliquées, le mieux être, à cette heure de la maladie, est purement *subjectif*. L'état général continue à être mauvais; le facies est peu rassurant; les urines restent rares. Les vomissements persistent.

Ces formes compliquées peuvent *dès ce moment* revêtir plusieurs aspects différents. Ces complications peuvent être plus ou moins graves. Elles peuvent entraîner la mort, mais elles sont aussi susceptibles de guérir. Tout dépend du degré d'altération du foie, de la marche progressive ou régressive des lésions de cet organe et aussi de l'intégrité du filtre rénal.

Les aspects cliniques qu'il est donné d'observer dans les formes compliquées de la fièvre jaune sont les suivants : aspect ictérique, aspect urémique, l'urémo-hémorrhagique, le typhoïde ?

Je n'ai pas eu l'occasion d'observer cette dernière variété en Haïti. D'après ce que dit Roux, elle a été excessivement fréquente au Sénégal en 1880-1881 : « La maladie avait un grand nombre de symptômes communs avec la fièvre continue (Dr Vincent) : Sécheresse de la langue, ballonnement du ventre, stupeur, rémission matinale et exacerbation vespérale, etc. C'est à l'occasion de cette forme *anormale* que Jones a fait les réflexions rapportées plus haut.

La forme compliquée *ictérique* qui a servi à dénommer la maladie est celle qui, au point de vue anatomo-pathologique, physiologique et clinique, se rapproche le plus de l'ictère grave. C'est celle dont l'étude attentive a conduit Griesinger, Monneret, Andral, etc., à l'identification de la fièvre jaune et de l'ictère grave.

Dans la compliquée ictéroïde, l'effet de la toxine n'a pas

été assez puissant pour détruire la fonction hépatique ; il semble qu'au contraire, dans la première période de la complication, l'inflammation active la sécrétion biliaire : « des selles diarrhéiques *non décolorées* se montrent; l'urine fournit avec l'acide nitrique les réactions caractéristiques des matières colorantes de la bile. » Non seulement les conjonctives se colorent en jaune, mais encore la surface cutanée tout entière.

Mais que le processus phlegmasique augmente d'intensité, que la dégénérescence stéatosique soit poussée assez loin, le tableau change, l'acholie se produit en même temps que les autres fonctions du foie se suspendent; les symptômes de l'urémie se déclarent, les hémorrhagies apparaissent: on se trouve en présence des grands symptômes de l'insuffisance hépatique.

Si la fièvre est compatible avec la 1ere période de cette variété (l'hépatite parenchymateuse aiguë) et se montre même passablement sévère, elle tombe à la normale ou même au-dessous de la normale, lorsque la maladie, perdant son cachet inflammatoire, revêt le cachet d'intoxications multiples, tel qu'on le voit dans l'insuffisance hépatique.

Que cette hépatite parenchymateuse conserve un certain temps son caractère purement inflammatoire et la maladie se prolongera plus ou moins longtemps en conservant le type fébrile de l'hépatite; qu'elle regresse, au contraire, la fièvre tendra de plus en plus à disparaître.

Voici ce qui est dit de cette forme que le Dr SÉJOURNÉ a, comme le Professeur JACCOUD, appelé *cholémique* et qui est bien conforme à mes observations. « Dans la forme cholémique ou ictéroïde, on peut observer des cas légers et des cas graves. Dans les cas légers, après les symptômes et la rémission si caractéristique de la première période, le malade est repris de fièvre; il présente une suffusion ictérique légère et la guérison peut avoir lieu dès le 6e jour. Dans d'autres cas, la terminaison favorable est différée jusqu'au 9e ou 10e jour. Ces symptômes sont alors plus accusés et surtout plus complets: au lieu que ce soit une suffusion ictérique légère, on observe un ictère assez marqué avec des urines albumineuses; une anurie momentanée peut exister et un début d'hémorrhagies peut se manifester (hémorrhagie pharyngo-buccale). Parfois même les vomissements noirs, qui, en général, sont d'un pronostic extrêmement fâcheux, se montrent, mais n'ont ni la fréquence, ni l'intensité des vomito negro des formes mortelles. Ils disparaissent du reste assez rapidement. La température peut rester fébrile sans s'élever aux chiffres excessifs de la période de toxicité microbienne ; les symptômes cérébraux, lorsqu'ils existent, ne vont pas au delà d'un délire tranquille. Après une défervescence qui n'est jamais brusque, qui a toujours lieu par lysis et qui est souvent, mais non toujours accompagnée d'une diarrhée ou d'une diaphorèse abordante, le malade arrive à la convalescence. Les nuances symptomatiques peuvent être plus ou moins accusées, mais celles que nous venons d'indiquer coustituent l'extrême degré compatible avec la guérison.

Lorsque les phénomènes sont incomplets, c'est l'anurie qui manque le plus souvent, le vomito negro vient ensuite ; l'ictère et l'albumine sont constants. La persistance de l'ictère durant plusieurs semaines après le début de la convalescence, qu'on observe chez les individus ainsi guéris ; de même la teinte plus foncée que prend l'ictère au moment de la défervescence sont attribuables, d'après Nœgele, à une obstruction catarrhale des voies biliaires. En tous cas, comme le fait remarquer Jaccoud, cette obstruction n'est jamais complète, car il n'a jamais été signalé de cas où les matières fécales aient été décolorées et aient présenté la teinte argileuse si remarquable des cas d'ictère par rétention.

Dans les cas à terminaison fatale, *le tableau est complet*. On constate les symptômes que j'ai décrits dans la forme foudroyante de l'ictère grave.

La forme compliquée de la fièvre jaune se présente parfois sous un autre aspect, *l'aspect urémique*. Dans cette forme clinique, l'ictère peut manquer ou se borner à une simple manifestation *conjonctivale*. C'est l'une des formes qu'il m'a été donné le plus souvent d'observer dans l'épidémie de 1896-97.

Cette forme se termine assez souvent par la mort, mais on peut obtenir certainement la guérison et, à mon avis, c'est celle où une thérapeutique raisonnée donne les résultats les plus frappants.

Dans cette forme si curieuse, il semble qu'il existe dans certains cas, en même temps qu'une sorte de sidération du foie par la toxine, d'où arrêt momentané de ses fonctions, un trouble assez marqué de l'excrétion urinaire. qui favorise particulièrement l'apparition des symptômes de l'urémie. Ce n'est qu'ainsi qu'on peut expliquer ces cas à terminaison favorable, où le malade, après avoir couru les dangers les plus redoutables, entre pour ainsi dire d'emblée dans la guérison. Si le foie était matériellement assez profondément atteint pour que même sa fonction biligénique fût détruite, pour que l'acholie fût aussi complète, les symptômes urémiques observés se compliqueraient bientôt d'hémorrhagies multiples et le malade serait enlevé aussi rapidement que dans les formes foudroyantes par insuffisance hépatique grave.

C'est bien ce qui se produit parfois dans la forme compliquée *dite urémo-hémorrhagique*. Donc, tandis que dans les formes compliquées urémiques pures, susceptibles de guérir, il n'y a qu'une sorte de *mort apparente*, de sidération fonctionnelle du foie, dans la forme compliquée urémo-hémorrhagique, il semble que l'altération soit matérielle et profonde, incompatible avec la restitutio ad integrum.

Cependant, il se conçoit aisément que même dans les cas de simple sidération hépatique, la mort puisse être le résultat de l'urémie. Lorsque, par exemple, le malade abandonné à lui-même ou recevant des soins inintelligents, l'excrétion urinaire trop faible ou l'anurie persiste trop longtemps, ou bien lorsque, malgré tous les efforts de la thérapeutique, les reins se refusent à fonctionner.

Voici, d'après les notes et observations que je lui ai envoyées, la description qu'a faite le Dr Séjourné de la forme compliquée urémique :

« Les amarylliens atteints de la complication urémique sont en proie à une agitation incessante. Ils se plaignent, on peut dire nuit et jour, car l'insomnie persiste ne leur permettant de goûter aucun repos.

1° les phénomènes *dyspnéiques* sont les plus fréquents. On compte par minute de 25 à 40 respirations. Les malades se plaignent d'étouffer et recherchent l'air avec avidité.

« D'après les observations du Dr Léon Audain, dit-il, les respirations ne sont pas seulement fréquentes, elles sont aussi parfois *irrégulières*. Tantôt, après une série de courtes et rapides inspirations, le malade fait une longue, interminable inspiration suivie d'une expiration fort courte, accompagnée d'une sorte de geignement ; tantôt une série de bruyantes inspirations sont suivies d'une série d'inspirations courtes et silencieuses, c'est une variété de rythme de Cheyne Stokes, sans période d'acmé ; tantôt il est donné d'observer le rythme véritable de Cheyne Stokes avec périodes d'arrêt plus ou moins fréquentes et plus ou moins longues. Il est une chose qui frappe dans mes observations, c'est l'intermittence du rythme de Cheyne Stokes.

A l'une des visites, on constate par exemple une respiration fréquente et régulière ; à la visite suivante, rythme de Cheyne Stokes. Il semble qu'il y ait une lutte constante entre l'organisme et les poisons qui tendent à s'y accumuler.

2° A l'urémie dyspnéique peut se joindre *l'urémie délirante.*

Tantôt on constate un léger délire ou subdélire, tantôt au contraire un délire très marqué comme dans l'une de mes observations : environ vingt-six heures avant la mort, la malade fut prise, en même temps que d'une agitation considérable, d'un violent délire professionnel. Elle veut se lever, soigner les enfants qu'elle gardait. Elle parle avec volubilité. L'expression du visage est joyeuse ; elle n'a plus ce masque de terreur des jours précédents. Bien qu'elle comprenne ce qu'on lui dit, la malade ne semble plus avoir conscience de la gravité de son état. Ce délire joyeux continua toute la nuit qui précéda la mort, éclats de rire, joie exubérante, immense satisfaction.

C'est encore une forme délirante que nous a tracée le Professeur JACCOUD lorsqu'il nous dit que « le malade ne montre aucune préoccupation de son état qu'il affirme être satisfaisant; plus rarement, cette erreur qui est une véritable aberration délirante se traduit en acte, et le malade au milieu des symptômes les plus graves quitte son lit, s'habille et prétend vaquer à ses affaires. »

Cet étrange contraste entre l'appréciation du patient sur lui-même et la réalité est rendu plus pénible encore par l'expression du visage qui reflète fidèlement la gravité de la maladie et porte l'empreinte du découragement le plus profond.

Pour en finir avec la complication urémique, disons que les convulsions ont été notées Tantôt partielles, elles se présentent sous forme de simples soubresauts tendineux, tantôt elles se limitent à un membre ou à une portion du corps, tantôt elles se généralisent sous forme de véritables attaques d'éclampsie.

Il est rare que l'une des formes de l'urémie se rencontre *seule* chez les malades. Le plus souvent, elles se combinent, l'une d'elles pourtant conservant sur les autres une prééminence marquée.

Parmi les autres symptômes qu'on peut rattacher à l'urémie, citons les vomissements, les grandes diarrhées profuses et le hoquet dont la persistance et la force deviennent pour le malade un véritable supplice. J'eus l'occasion d'observer un de ces terribles hoquets chez un jeune homme d'avenir, chargé de la Légation de France, auprès de qui j'avais été appelé en consultation par mon regretté confrère et ami, A. DUCHATELIER.

La forme compliquée urémique, comme je l'ai dit plus haut, peut se terminer par la guérison. Dans ce cas, l'excrétion de l'urine augmente de plus en plus, la quantité d'albumine diminue et finit par disparaître. Tous les symptômes urémiques s'amendent; les hémorrhagies, si elles avaient commencé à se dessiner, disparaissent. La convalescence est courte. La guérison arrive presque sans transition, et s'observe d'après mes observations du 9e au 14e jour.

Lorsque la mort doit arriver, on remarque qu'à l'urémie s'ajoute une certaine tendance hémorrhagique (complication urémo-hémorrhagique). Les vomissements prennent les caractères du vomito negro, le sang apparaît dans les garde-robes et l'on observe absolument le tableau clinique que j'ai fait de la forme foudroyante

Dans cette complication urémique et urémo-hémorrhagique de la fièvre jaune, la température se comporte d'une façon absolument irrégulière; parfois un certain degré fébrile persiste, mais le plus souvent la température évolue dans les environs de la normale; parfois elle est inférieure à la normale (*35°9 dans un de mes cas*).

La mort arrive du 7e au 11e jour. Le 8e et le 9e jour m'ont paru les plus redoutables.

Roux cite un cas du Dr Riche où la maladie s'est terminée le 22e jour par la mort. Le malade du Dr Riche mourut de néphrite bien caractérisée.

Dans un traité de ce genre où je m'efforce surtout de faire comprendre les maladies et d'en montrer en même temps les aspects cliniques, il est bon, pour la fièvre jaune dont la description est en général si confuse. d'offrir à mes lecteurs une observation typique de chacune des formes dont il a été parlé. Ce sera un bon moyen, je crois, de justifier la division des formes que j'ai adoptée et de bien la fixer dans l'esprit...

Io FIÈVRE JAUNE ABORTIVE.
Observation du Docteur A. Duchatelier.

H. G. Depuis 7 ans en Haïti, revient de New-York où il a séjourné six semaines. Il est de retour depuis 8 jours.

19 Novembre. Il est pris subitement de fièvre, céphalalgie intense, la face est rouge, les yeux injectés. Il ressent des douleurs dans les membres. Pas de rachialgie, pas de vomissement.

La température du matin est de 40°2, le pouls 120.

«   «   « soir « « 40°3   « 120.

20 Novembre. La nuit a été bonne. L'état général est excellent.

La température du matin est 36°4 le pouls 56

«   « soir   37°   « 56

Le 21, rien de spécial. On note les températures suivantes : le matin 37°1, soir 37°1. Le pouls bat 60 fois par minute. — *Guérison*.

II° OBSERVATION TYPIQUE DE FIÈVRE JAUNE SIMPLE
OU RÉGULIÈRE RECUEILLIE PAR LE DOCTEUR LÉON AUDAIN.

Cette observation, malgré l'absence de rachialgie et de douleurs des membres, malgré l'absence du masque vultueux de la face, peut être donnée comme une observation typique de fièvre jaune simple. Pour la compléter, le lecteur n'a qu'à ajouter mentalement les deux symptômes absents.

M' M. français, âgé de 28 ans.

Ce malade se sentait *mal à l'aise* depuis deux ou trois jours.

Le mercredi 14 octobre 1897, il a été pris d'un *grand frisson*. La température a commencé à *monter immédiatement* et a atteint en quelques heures son apogée 41°5.

Lorsque je le vis vers 5 heures du soir pour la première fois, elle était descendue à 40°.

Jeudi 15 octobre, 2e jour. Visite du matin.

Le malade a 38°. Il a transpiré. La langue est un peu moins chargée que la veille. Il a eu ce matin un vomissement bilieux Il éprouve une *lassitude considérable* et di^t qu'il se sent plus malade qu'il ne l'a jamais été. Les vaisseaux de la conjonctive *bulbaire sont congestionnés*. Il ne ressent aucune douleur nulle part. L'examen des urines ne décèle *pas trace d'albumine*

A la visite du soir 6 heures, la température est de 39°5. Le *pouls est de 78*. Le malade a eu dans l'après-midi un autre *vomissement bilieux*. Il dit ne souffrir de rien sauf de *céphalalgie*.

Vendredi 16 octobre (97) 3e jour de la maladie. Température 38o3. Langue moins saburrale, humide. Pouls 72. Foie 5 travers de doigt. Rate à peu près normale. Les urines ne renferment pas d'albumine. Vomissements bilieux.

Visite du soir. Temp. 38o7. Pouls 70. Vomissements bilieux abondants. Langue humide.

4e jour, samedi 17 octobre. Le malade *a eu 36o5 à huit heures du matin*, pouls 62.

Il y a donc eu une *athermie complète*.

Comme pour le cas déjà cité dans ce travail, l'athermie n'a duré qu'une heure. En effet, je lis dans l'observation : A 9 heures, la température *recommence à monter*. Il a dormi toute la nuit. La langue est encore saburrale, grande faiblesse, cependant *sensation de bien être*. Quelques nausées. Foie diminué depuis hier. Rate normale. Aucune douleur nulle part. Visite du soir. *Température 38o*. Pouls 66. Etat général bon.

Dimanche 18 octobre 5e jour *Température 36o7*. Pouls 72. Etat général bon.

Dimanche soir à 9 h. temp. 37o6.

Dès ce moment, la température est revenue à la normale.

Le 23 octobre, 10e jour de la maladie, le pouls était encore à 66.

IIIo. OBSERVATION TYPIQUE DE LA FORME FOUDROYANTE DE LA FIÈVRE JAUNE.

Mort en 4 jours.

Prise par le Docteur Léon Audain.

Homme H. S., âgé de 32 ans, (français) retour en Haïti depuis deux mois. Malade depuis deux jours ; s'est beaucoup surmené depuis son arrivée dans le pays. Voyages fréquents par terre (à cheval) et le long des côtes sud très marécageuses.

La maladie a débuté par un grand frisson dans la nuit du 24 au 25 octobre 1897.

Je vois ce malade pour la 1ere fois le 27 octobre dans la

matinée. Il a une température axillaire de 40⁰ 5. Il a toute sa connaissance. Il se plaint d'une violente douleur de tête localisée dans la région frontale. Aucune autre douleur depuis le début de la maladie. Pas de rachialgie, pas de douleurs articulaires ni musculaires.

La région épigastrique et le ventre ne sont pas douloureux. Aucune coloration spéciale de la peau. Pouls 82. Langue sèche, mais très peu saburrale. Il fait de temps à autre de profondes inspirations suivies de courtes expirations.

Dans le cours de ma visite, il a eu un vomissement composé d'une partie liquide dans laquelle flottent des *mucosités brunâtres* (2e jour).

3e jour visite du 27 à 9 hres matin. Température 37⁰ 8 P. 64. Vomissements, mêmes caractères. L'analyse des urines ne *décèle pas d'albumine.* La langue est un peu saburrale, plus humide. Céphalalgie a disparu.

3e jour à 5 hres du soir : Température 38⁰ 8. Pouls 66.

Mêmes caractères des vomissements. Diminution des urines : environ 250 grammes. A vomi une matière aqueuse où flottent de longs filaments muqueux de coloration noirâtre (vomito negro).

4e jour 28 octobre à 8 hres du matin. Urines rares, 200 grs environ, contiennent 0,75 centig. d'albumine. Rythme de Cheyne-Stokes. Pas d'œdème des membres inférieurs.

Saburre diminuée. Pas de vomissements depuis hier soir. Température 38e 8. Pouls 82.

Visite du soir à 5 hres. Température 39⁰. Pouls 110, même état.

29 octobre 8 hres matin Température 37⁰ 8. Pouls imperceptible à la radiale. Refroidissement des extrémités. Mouvements convulsifs. Très-léger œdème des membres inférieurs. Anurie complète depuis hier soir 5 hres. Foie 3 travers de doigt. Teinte subictérique et cireuse de la peau. Mort à 9 hres. Ictère post-mortem. Suffusions sanguines surtout marquées à la face postérieure du cadavre.

IVᵒ. OBSERVATIONS DE FORMES COMPLIQUÉES DIVERSES.

A. FORME ICTÉROÏDE.

L'observation de la *forme ictéroïde* que je rapporte ici me parait intéressante. Elle montre *un cas très-grave d'hépatite parenchymateuse sans insuffisance hépatique complète*, comme le prouvent l'examen des urines et la présence de l'ictère cutané d'origine hépatique, où, grâce au traitement intensif par les diurétiques, la guérison a pu être obtenue. Pour avoir la forme ictéroïde suivie de mort, on n'a qu'à se figurer les symptômes décrits s'exagérant en même temps que l'anurie s'établit progressivement.

OBSERVATION.

Desr. Ce jeune homme (français) habitant le pays depuis deux ans, âgé d'environ 24 ans, se trouve un peu mal à l'aise depuis 3 jours. Il a été pris *de fièvre* le 25 juin à 6 heures du matin *sans frisson*, avec d'assez violentes *douleurs lombaires* et douleurs dans les mollets. La température prise à 5 heures du soir est de 39º 8. La face est peu rouge; les *yeux (vaisseaux de la conjonctive) injectés*. Le malade se plaint d'une *céphalalige très intense* frontale et d'une gêne dans la région épigastrique, comme une sorte d'oppression. La *langue est saburrale*, sauf sur les bords et à la pointe, large. La pression de la région épigastrique est douloureuse; les *battements du tronc cœliaque sont très-tumultueux*. Le reste de l'abdomen n'est pas douloureux. *Pouls rapide*. Le scrotum est le siège d'un *érythème très-prononcé* contrastant avec la blancheur des parties environnantes.

26 juin *matin*. Volume des urines 250 grs, *traces d'albumine*. Urée 3 grs 70 par litre.

Remarquez la violence de ce début du stade de toxicité microbienne!

Température 39°. Pouls 108 Insommie complète; a eu *quelques rares vomissements*. Pas de rachialgie ni de douleurs aux membres. Disparition de l'injection des yeux et de l'érythème scrotal. Langue saburrale, étalée, rose sur les bords. — A eu quatre selles à la suite du purgatif pris hier soir.

26 *soir*. Température 40°3. Pouls 120. Pas de vomissements depuis ce matin. Soif vive. Se plaint d'une forte céphalalgie et d'une sensation de plénitude au creux épigastrique.

Urines des 24 heures : 800 grammes.

27 juin *matin*. Température 39° 4. Pouls 90. Insomnie. Céphalalgie disparue. Même sensation au creux épigastrique. Langue moins saburrale.

27 *soir*. Température 39° 9. Pouls 90. Quelques nausées Urines du 27 au 28 environ 600 grammes.

28 juin *matin* (6 h^res) Température 38° 8. Pouls 90.

Les respirations ne sont pas très-fréquentes, mais *irrégulières*. Grandes inspirations de temps à autre (sensation de manque d'air). Parfois les respirations sont précipitées, d'autres fois ralenties, en un mot, irrégulières. La face est pâle : les conjonctives ont une *teinte subictérique*. Langue saburrale. Nausées et *vomissements noirs*. Douleur à la région épigastrique à la pression. Le malade a vomi ce matin une *matière aqueuse* contenant de nombreuses mucosités dans lesquelles on voit des *stries noires*.

Au moment très-précoce où commencent les vomissements noirs, nous voyons que fort heureusement « depuis hier soir les urines sous l'influence du traitement ont commencé à devenir plus abondantes 3/4 de bouteille ».

28 *soir*. Température 39° 4. Pouls 94. R. 11. Efforts de vomissements fréquents. Les matières vomies sont brunâtres. Stries beaucoup plus abondantes; quelques-unes même sont colorées en sang assez vif.

Urines du 28 au 29 juin : quantité 800 grammes; densité 103. Mucine. Albumine : *traces*; Sucre : *néant*; Urée : 3 g^rs 70 par litre; *Bile* : quantité *notable* (*Aucune des fonctions du foie n'est entièrement abolie*).

Nuit du 28 au 29 juin : Il a vomi une fois à 11 heures du

soir : vomissement aqueux avec stries noires, à 7 heures du matin, vomissement même caractère.

29 juin à *midi* Température 37° 6. Resp. 15. Pouls 86. (Rémission le 4e jour 1/2).

Hémorrhagie gingivale : apparition à 10 heures du matin. *La peau a une teinte légèrement sub-ictérique particulièrement au niveau de l'abdomen.*

Pas de vomissement depuis ce matin. Une selle liquide coloration brune.

Six heures du soir : Température 38° 5 (réascension); Respiration 14. Pouls 92.

Sensation d'oppression. Depuis ce matin, le malade n'a pas vomi. Il n'a même pas eu de nausées. Il sommeille de temps à autre. Il a été assez gai cet après-midi.

Près d'une bouteille d'urine depuis ce matin. Coloration normale. La petite hémorrhagie gingivale n'a pas duré.

Urines du 29 au 30 juin : quantité 1750 grammes — Analyse donne :

- urée : 13,65 par litre.
- densité 103.
- mucine quantité énorme.
- albumine 1 gr par litre.
- sucre : *néant*.
- Bile : *quantité notable*.

30 juin *matin*. Température 37° 3. Resp. 17. Pouls 86.

Le malade a vomi une fois la nuit dernière ; matière aqueuse, contenant d'assez grandes quantités de mucosités colorées en noir ; les unes flottantes, les autres déposées au fond du vase : Quantité vomie environ 250 grammes.

Léger suintement gingival au niveau de la 2e incisive gauche.

Lorsque le malade tousse et surtout se râcle la gorge, il amène des *crachats sanglants*. Une selle cette nuit (MELŒNA). La langue est un peu moins saburrale.

La douleur épigastrique existe toujours, mais moins violente. *La peau a une teinte sub-ictérique évidente.* Les conjonctives sont franchement ictériques. Respiration régulière.

30 juin *soir*. Le malade n'a pas vomi depuis ce matin. *Crachats* non pas de sang pur, mais *très fortement teintés en rouge*. Hémorrhagie gingivale persiste faiblement. Une selle liquide environ 250 grammes, rouge (*hémorrhagie intesti- nale*) avec un ascari lombricoïde. *Tout le tronc et le coude sont ictériques, jaunes* : Pas de teinte ictérique de la face ni des membres, sauf les conjonctives dont la teinte est très-marquée. Pas de douleur, sauf à l'estomac. R. 21. Pouls 90. Temp. 38° 3. Depuis ce matin, les urines ont une *coloration verdâtre*. Elles sont du reste abondantes, évaluées à 1.750 grammes.

A remarquer que la fonction biligénique du foie semble accrue depuis hier :

Augmentation de l'ictère, coloration verdâtre des urines.

L'analyse de ces urines donne :

- densité 103.
- mucine *masse*.
- albumine 0,75 (en diminution).
- sucre : *néant*.
- urée 16 grammes 13.
- Bile *quantité notable*.

1er juillet 7 hres du *matin*. (début du 7e jour de la maladie).

Le malade a passé une bonne nuit. Il n'a pas eu de vomissements depuis 24 heures. *Deux selles peu abondantes.* L'hémorrhagie gingivale et pharyngée existent toujours, mais moins marquées.

Le faciès est bon. Même aspect des conjonctives et du tronc.

Temp. 37° 5. Pouls 76. Resp. 24.

A une heure de l'après-midi. Toujours pas de vomissements. Douleur épigastrique diminuée.

Suintement gingival peu abondant. Ecoulement sanguin du pharynx continue.

Une selle de 100 à 150 grs environ de liquide coloré en rouge brun par le sang.

Temp. 37e 9. Pouls 90. Resp. 16.

5 heures 1/2 du *soir*. Toujours pas de vomissements. *Une*

autre selle liquide hémorrhagique. Il semble qu'il y ait moins de sang que dans les selles antérieures.

Urines
- densité 102.
- mucine quantité énorme.
- albumine : 0,75 par litre.
- sucre : *néant.*
- acide urique : présent.
- Bile : quantité notable.
- urine : 1800 grammes.

2 juillet 8 h^res du matin. Pas de vomissement depuis 48 heures.

Le malade dit ne plus ressentir ni douleur ni gêne épigastrique.

Il a eu ce matin une selle contenant des matières fécales demi-dures ; coloration absolument noire (melœna). La selle n'a pas été très abondante. Hémorrhagie gingivale persiste. Il a dormi toute la nuit dernière. Hier soir, un peu de délire. Ce matin, tout est rentré dans l'ordre.

Temp. 37° 1. Pouls 70. R. 24 très régulières.

Le malade dit éprouver un peu de lassitude. La coloration jaune de la peau est restée limitée à la poitrine et à l'abdomen ; les membres sont d'une coulenr normale.

L'intensité de l'ictère n'a pas non plus augmenté.

Midi et demi. Les membres inférieurs offrent une teinte ictérique claire. Pas de vomissements, pas de nouvelle selle. L'hémorrhagie gingivale persiste sans être très-abondante.

Temp. 37° 2. Pouls 72. Resp. 24.

Analyse des urines :
- densité 102.
- mucine : quantité énorme.
- albumine : 0,75 centg. par litre.
- *sucre : néant.*
- urée : 19 g^res 85 (en augmentation) par litre.
- Bile : quantité notable.
- Volume : un litre.

3 juillet matin. Le malade a passé une bonne nuit, a eu une selle noirâtre moulée à 11 heures du soir. Pas de selle ce matin. Ictère conjonctival. *Teinte légèrement ictérique de tout le corps.* Gencives, langue recouvertes d'un liquide san-guinolent. Pas de nausées ni de vomissements. Etat général bon.

3 juillet *soir.* Suintement de la bouche a presque disparu. Sommeil de 2 à 3 heures. Temp. 36° 8. Pouls 66.

Analyse des urines :
- densité 102
- mucine : masse.
- albumine 0.50 par litre (en diminu-tion).
- sucre néant.
- Bile : quantité notable.
- urée : 14 grammes 89 par litre.
- Quantité 1700 grammes.

4 juillet *matin.* Nuit assez bonne. *Grande transpiration.* Ictère moins prononcé. A eu une selle à 10 heures du soir et une autre à 4 heures du matin (*selles bilieuses* chocolat avec quelques grumeaux noirâtres). Temp. 36°5. Pouls 66.

Soir. Pas de selles, plus de saignement de la bouche. Peau froide. Temp. 36°. Pouls 54.

Analyse des urines :
- mucine : quantité énorme.
- albumine : *traces.*
- sucre : néant.
- urée : 17 grammes 34 %.
- Bile : quantité notable.
- Quantité : 1700 grammes environ.

5 juillet *matin.* Hier soir, selle NON hémorrhagique. Le malade a faim. Temp. 36° 6. Pouls 50. Resp. 18.

Soir. Selle copieuse, matières colorées en jaune brun. Etat général excellent. Temp. 36° 6. Pouls 59. Resp. 16.

Urine. Légère trace d'albumine. Quantité 1800 grammes.

6 juillet *matin.* Dormi toute la nuit. Etat général bon. Teinte générale du corps, jaune citron. Température 36° 4. Pouls 70. Resp. 16.

Soir. Temp. 36° 6. Pouls 69. Resp. 16.

7 juillet Convalescence, urines 2000 grammes.

9 juillet. Pouls 55. Urines 24 h^res 1400 g^rs — Guérison.

B. FORME URÉMIQUE.

Belle forme *urémique pure* terminée par guérison observée par le Dr Léon Audain. Traitement intensif par les
diurétiques.

M^{de} J. S. âgée de 35 ans, arrivée en Haïti le 7 novembre,
tombe malade le 26 novembre, 19 jours après son arrivée.
Depuis trois jours, malaise, céphalalgie, constipation, anorexie. Le 26 novembre, à 4 heures de l'après-midi, elle a été
prise d'une courbature de la région lombaire avec irradiations
vers la partie postérieure des membres inférieurs et d'une
lassitude générale Je vis la malade à 5 h^{res}. Elle ressent de
légers frissons. La face est congestionnée, les conjonctives
injectées surtout vers la partie externe des globes oculaires.
Pupilles dilatées. Langue très peu saburrale. Pas de douleurs
épigastriques. Pas de nausées. La température axillaire
est de 37° 8. L'examen immédiat ne relève pas trace d'albumine. Je commence d'emblée le traitement anti-urémique.
A 11 h^{res} la température atteint 39° 2.

27 novembre. Visite du matin. La malade n'a pas dormi
de la nuit. Température 38° 2. Pouls 100. Elle a souffert
d'une céphalalgie très intense généralisée. Elle ne ressent
aucune douleur dans la région épigastrique. Pas de batte-
ment du tronc cœliaque ni à la main ni à la vue. Le bas-
ventre est un peu douloureux. La langue est plus saburrale
que la veille, aussi bien à la partie moyenne que sur les
bords et à la pointe.

Pas de nausées ni de vomissements. Elle a eu ce matin
une selle et a uriné abondamment cette nuit. Elle ressent
une grande faiblesse, des courbatures généralisées plus
marquées pourtant dans la région des lombes, avec irradiations dans les membres inférieurs. Congestion de la face
moindre. Conjonctives injectées. Léger enchifrènement.
Voix nasonnante. Nouvelle analyse des urines 15 h^{res} après
le début de la maladie : pas trace d'albumine.

Visite du soir. Face recongestionnée. Céphalalgie moins
intense. Température 38° 8. Pouls 92. Resp. 35. Les lombes
sont douloureuses, les membres inférieurs moins. Trans-

piration. Depuis ce matin 2 mictions peu abondantes (fin
du 1er jour). Les bronches semblent congestionnées, respiration ronflante à gauche et en avant. A la base gauche, les
phénomènes congestifs sont encore marqués : râles crépitants secs en bouffée de temps à autre. Langue plus saburr-
rale. Légère crampe d'estomac. Vomissement bilieux une
fois.

Urines examinées de nouveau à la 3e heure du 2e jour :
pas d'albumine.

28 novembre. Visite du matin. Température 38o6. Pouls 72.
Res. 28. Face moins rouge. Yeux injectés. Légère teinte ictérique des conjonctives. Saburre moins marquée. Région
épigastrique calme. Céphalalgie intense. Pas de douleur
épigastrique. Vomissements bilieux. 2 selles dont une
diarrhéique. Urines abondantes. A bien dormi cette nuit et
peu ce matin. Respiration rude et ronflante, sans râle. Corps
courbaturé.

A 2 heures de l'après-midi, la malade a été prise d'étouffements. Temp. 39o 4. Pouls 84.

Les urines émises à 4 heures de l'après-midi, c'est-à-dire
exactement 48 hres après le début de la maladie *présentent
un nuage bien net d'albumine*. Dans l'après midi, la malade a encore eu des accès d'étouffements. Je lui trouve
à 6 heures du soir 35 respirations avec rythme de Cheyne-
Stokes. Elle est abattue; congestionnée. La température est
de 39o 4. Pouls 92. Resp. 35. Elle n'a vomi qu'une fois un
peu de bile cet après-midi. Langue relativement peu saburrale. Elle a uriné cet après-midi 400 grs d'urine (mucus
flottant). La malade a été revue à 9 heures du soir par mon
regretté confrère A. Duchatellier. Il l'a trouve très-agitée.
R. 40. Elle a vomi en sa présence quelques mucosités.

29 novembre. Juste au milieu du 3e jour (60 heures soit
2 jours 2 1/2), la rémission a commencé à se faire sentir.
Ce matin à 8 hres le thermomètre donne dans l'aisselle 37o 6.
Nausées. La nuit a été calme. Sommeil.

Rien de particulier du côté de la peau. Rien à l'épigastre
sauf *légère* douleur. La teinte ictérique des conjonctives est
bien nette. Injection des yeux moindre. Courbatures et dou-

leurs moindres. La *malade se plaint surtout d'étouffer* : 30 respirations régulières par minute, sauf de temps à autre une inspiration beaucoup plus profonde suivie d'une expiration brève et bruyante. — Elle a uriné deux fois depuis ce matin, la première fois 200 g^{rs}, la deuxième fois 150. L'examen montre que les urines sont plus fortement albumineuses qu'hier (rétractile). — La congestion observée dans les fosses nasales et les bronches a disparu.

2e visite à *midi*. Temp. 38° 4. Pouls 114. Resp. 30. *Etouf-fements*. Dormi une heure. Urines 150 g^{rs}. ce qui fait depuis ce matin 500 g^{rs}.

3e visite à *4 heures*. Dormi dans l'après-midi une heure. Temp. 39. Pouls 92 Resp. 27 avec rythme de Cheyne-Stokes : dans une minute deux arrêts, l'un de 6 secondes, l'autre de 3. Elle a uriné depuis midi 150 g^{rs} : total 650 g^{rs}. Toujours étouffements.

Foie normal, rate aussi. *Légère douleur à la percussion* de la région hépatique. Nausées sans vomissements (fin du 3e jour).

4e visite à *8 heures* du soir. Temp. 37° 8. Pouls 100. R. 25. Cheyne-Stokes avec périodes d'arrêts assez prolongées. Un vomissement muqueux depuis 4 h^{res}. Pour la première fois (3e heure du 4e jour) je remarque des battements *tulmul-tueux du tronc cœliaque* visibles surtout pendant les périodes d'arrêt respiratoire. *Miction peu abondante. Etouffements*.

30 novembre, visite à *8 heures* du matin. Nuit très-agitée. Dyspnée. Rythme de Cheyne-Stokes. Temp. 37°. Pouls 100 R. 28. Face pâle. Enervement considérable. A uriné une fois ce matin.

2e visite à *midi*. Calme. Temp. 37° 2. Pouls 100. Respira-tion régulière à 27. La malade se plaint de crampes d'es-tomac. Elle a eu un vomissement depuis ce matin. Elle a uriné depuis la visite du matin 250 g^{rs} (albumine). *Appa-rition des menstrues en avance de 6 jours*.

3e visite à *4 heures*. Nouvelle émission d'urine de 150 g^{rs}, ce qui porte à 400 g^{rs} la quantité d'urines depuis ce matin. Respirations régulières 21. Pouls 100. — La malade a eu depuis midi 4 à 5 vomissements. De temps à autre, énervements. On prétend même qu'elle a eu *quelques convulsions (?)*.

4e visite à *8 heures* du soir. Temp. 38° 4. Pouls 100. Toujours très-énervée. A 7 heures du soir, miction 50 grs d'urine : total pour les 12 heures 450 grs. La malade semble avoir eu un moment *de délire* : elle a subitement quitté le lit et a parcouru l'appartement. L'hémorrhagie utérine est peu importante. Elle tâche légèrement les cuisses. Depuis 4 heures de l'après midi, pas de vomissements. Sommeil.

1er décembre. 1ere visite à 8 heures du matin. La malade a passé une très-bonne nuit. Pas de vomissements. Elle a uriné pendant la nuit 350 grs d'urines, ce qui porte à environ 800 grs les urines d'hier matin, à ce matin. La température est de 37°. P. 92. R. 26 sans rythme anormal. Dans les urines, il y a un peu de sang qui provient probablement du vagin. L'écoulement vaginal est du reste insignifiant. La malade ne ressent plus aucune céphalalgie. Il existe encore une certaine *gêne* du côté de l'estomac.

2e visite à midi.

Pas d'urine depuis 9 h. 1/2 du matin. Enervement, impatiences. Temp. 36°6. P. 100. R. 30.

3e visite *à 4 heures.* (fin du 5e jour) Enervement plus grand que le matin. Soif et sensation de faim. Plusieurs vomissements cet après-midi. Depuis ce matin,*la sécrétion urinaire semble avoir diminué.* Elle a uriné tout au plus 200 grs. Temp. 37° P. 100. R. 33 sans irrégularité.

4e visite à 8 h. La malade n'a pas eu de vomissement depuis ma dernière visite. Elle a pris un lavement de chloral et dort. Pouls 92. Resp. 30.

2 décembre. 1ere visite. Bonne nuit. Calme. Température normale. P. 84. R. 24. Quantité d'urine émise dans les 24 dernières heures : *500* grammes.

2e visite à midi. Enervement considérable, plaintes, cris, 2 vomissements.

3e visite à 4 h. Même état.

4e visite à 8 h. soir. Temp. 38. Resp. 30. P. 92. Rythme de CHEYNE STOKES. Enervement considérable.

3 décembre. 1ere visite. Temp. 36°8. P. 74. Resp. 22, ré-

gulières. *Urines augmentées*. Albumine toujours en assez forte quantité. Etat général meilleur. Pas de vomissement depuis hier soir.

2ᵉ visite. Soir. Pas de température. P. 92. Mieux continue.

4 décembre. Pas de température. Pouls 66. R. 21. Convalescence s'établit.

5 décembre. *Transpiration très abondante* la nuit dernière. A uriné *plus d'un litre* dans les dernières 24 heures. Pouls 72. R. 20.

6 décembre. La malade a uriné 1100 gʳˢ. Pouls 60 R. 19. Temp. 36. Se sent bien. Langue encore un peu saburrale. Etat gastrique persiste encore sans nausées ni vomissements.

7 décembre. Urines 1500 grammes au moins.

8 décembre. Urines 1600 grammes. Appétit. Pouls 54. R. 18. Temp. 35°9. La malade *se lève*. Ses *forces n'ont pas été abattues par cette sévère maladie*. L'amaigrissement est peu considérable. L'appétit est bien revenu.

RÉSULTAT DE L'ANALYSE DES URINES:

28 Nov. Apparition de l'albumine 48 h. après le début.
30 Nov. albumine 0,75 urée 9,75 par lit. quantit. émise 800gr.
 3 Déc. albumine 0,50 urée 9 . . . . .
 6 Déc. albumine *traces* urée 7,50 . . . . 1100gr.
 8 Déc. albumine traces urée 6,40 . . . . 1600gr.

Cette observation prise avec le plus grand soin est une de celles où le traitement intensif par les *diurétiques* a produit le résultat le plus manifeste.

FORME URÉMO-HÉMORRHAGIQUE TERMINÉE PAR
LA MORT LE 7ᵉ JOUR.

Observation du Docteur Léon Audain.

Femme 32 ans, domestique, arrivée en Haïti le 7 octobre 1897. Elle tombe malade surmenée le 18 novembre 1897, cinq semaines après son arrivée.

Indisposition, malaise le 18. La température le matin de ce jour, est de 38° et le soir 39°. Constipation. Les malaises continuent le 19 novembre, je suis appelé. Je trouve une température de 39°8. Le pouls est à 110. La malade se plaint d'une forte céphalalgie au vertex, d'une légère douleur épigastrique, face *légèrement* congestionnée, conjonctives légèrement injectées Courbatures généralisées. *Pas d'albumine* dans les urines. Légère rougeur de la gorge. Enchifrènement.

La langue est saburrale à la partie moyenne. Pas de dilatation pupillaire. Pas de rachialgie. Pas de vomissements, Cœur et poumons : néant. Battements cœliaques existent.

Le soir du second jour, la température est de 39°8.

3e jour. Temp. 38°5. Pouls 87. Resp. 21. Douleur dans la fosse iliaque droite. Langue, même état. Crampes d'estomac. Sensation de faim. Céphalalgie un peu moins intense. Insomnie. Faiblesse générale. Courbatures persistent. Grande soif. Facies pâle. Frayeurs. Peur de mourir. Urines analysées montrent *une forte quantité d'albumine*, près de 2 grammes. Quantité inconnue. Pas de vomissement dans la matinée, 2 dans l'après-midi et 3 dans la nuit.

4e jour. Visite du matin. Temp. 38°2. Teinte ictérique des conjonctives. Hémorrhagies gingivales. La malade avait eu ses règles la semaine dernière. Je constate un écoulement de sang par le vagin. Douleur épigastrique. Les matières vomies la nuit sont aqueuses, colorées en rouge sale par le sang. Les lèvres et les dents sont couvertes de sang desséché. Langue dépouillée de son enduit saburral, sèche, sanglante.

La céphalalgie a disparu. Les courbatures persistent. Quelques douleurs lombaires hier dans l'après-midi. Insomnie. Elle a uriné 3 fois cette nuit, dit-elle, en assez grande abondance (?) Sensation de faim. Soif ardente. 3 selles n'offrant rien de spécial. Douleur dans la fosse iliaque droite persiste.

Visite du soir. Temp. 39°2. Pouls 90. Resp. 25. Langue

même état. Hémorrhagie gingivale continue. Les gencives
sont du reste mal tenues, mauvais état de propreté (pyor-
rhée et carie).

Conjonctives: même état. Douleur épigastrique forte.
Trois à 4 vomissements depuis ce matin. Grande faiblesse.
Une seule miction depuis minuit, faible quantité Une *selle
bilieuse peu copieuse.*

22 novembre. 5ᵉ jour. Visite du matin. Temp. 36°5. Pouls
serré 90. Douleur épigastrique et abdominale continue.
Vomissements pénibles. *Selles bilieuses,* matières vomies la
nuit dernière environ deux litres, aqueuses, semblables à
du café noir étendu d'eau.

Dans le fond du vase, mucosités assez abondantes fortement colorées en brun-noir.

Hémorrhagie gingivale continue. Ecoulement sanguin
vaginal peu marqué.

Peau, rien de spécial. Langue un peu moins sèche. Conjonctives même état. Pupilles normales. Insomnie. *Anurie*
depuis ma visite du soir, de sorte que dans les dernières
36 heures, elle n'a guère uriné que 5 à 6 cuillérées d'urine.
Facies pâle.

Visite du soir. Temp. 37°4. Pouls 90. Resp. 27, régulières.

Disparition de l'hémorrhagie gingivale. Ecoulement vaginal insignifiant. Matières vomies depuis ce matin, aqueuses,
coloration rose. Anurie persiste.

23 Novembre. 6ᵉ jour. Visite du matin. Temp. 36°2. P. 90.
La nuit dernière a été mauvaise. Vomissements très fréquents. Sueurs froides. Tendances syncopales. Grande
agitation. Matières vomies aqueuses, coloration brun foncé,
rose au fond. Réapparition de l'hémorrhagie gingivale plus
abondante. Hémorrhagie utérine continue faiblement.
Peau coloration normale. Douleur épigastrique et abdominale persistent. Conjonctives plus ictériques. Les urines
sont revenues ce matin environ 120 grammes après 54 h.
d'anurie. Grande faiblesse.

Visite du soir. Temp. 36°9. Pouls plein 104. Violents ti-
raillements d'estomac. Abondante hémorrhagie gingivale.
Forte épistaxis. Un vomissement de ~~sang~~ *vif;* puis vomis-

sements fréquents, aqueux, coloration brou de noix tirant
sur le noir, sans dépôt.

La malade a encore eu une miction depuis ce matin.
Rien du côté de la peau. Ecoulement vaginal même état,
marque seulement les cuisses. Langue large, dépouillée,
couverte de sang.

28 novembre. 7e jour. Vomissements trés fréquents la
nuit dernière. *Couleur cassis.* Quantité un demi-grand vase
de nuit et une demi-cuvette. Depuis ce matin, vomissements de sang vif à peu près autant que cette nuit. Hémorrhagie *intestinale* abondante. Hémorrhagie *utérine* a
augmenté. Hémorrhagie gingivale abondante. Epistaxis,
idem. La malade a uriné *une fois* dans son lit.

Hémorrhagie sous-cutanée : plaques ecchymotiques noires,
larges comme une pièce de 2 francs au devant de la clavi-
cule. Nombreuses autres tâches plus petites sur la poitrine.
Pouls imperceptible. Refroidissement des extrémités. Dyspnée intense. Tendance syncopale. Pleine connaissance.

Ces hémorrhagies ont continué et la malade est morte
à 4 heures de l'après-midi.

Apparition de l'ictère post-mortem.

Remarque.

Dans ce cas très intéressant, on peut voir que le foie,
quoique sérieusement atteint, a fonctionné jusqu'au commencement du 5e jour (selles bilieuses); cependant les
lésions rénales (anurie) ont déterminé ensuite une insuffisance hépatite complète et les hémorrhagies loin de ré-
trocéder comme dans le cas précédent, ont augmenté.
Il n'y a pas eu de rétention biliaire, puisque l'ictère ne
s'est guère montré qu'aux conjonctives.

CHAPITRE VI.

L'INTESTIN ET LES POISONS.

Les poisons introduits dans la cavité intestinale, soit par la bouche, soit par la voie sanguine, déterminent des lésions variables, suivant la quantité et la toxicité de ces poisons. Les lésions communément observées sont : la congestion de l'intestin par places ; quelquefois des ecchymoses ; souvent une sorte d'éruption psorentérique due au développement des follicules clos ; parfois l'ulcération de ces follicules. Dans l'empoisonnement par le phosphore et la cantharide, on constate l'existence de plaques gangreneuses parfois très étendues.

D'autres fois, les lésions intestinales gagnent peu en profondeur, mais sont très étendues : altération et chute desquamative de la presque totalité de l'épithélium intestinal. Outre les symptômes physiques propres à ces lésions intestinales : diarrhée, expulsion de glaires et de mucosités, de stries sanguinolentes ou de sang ; outre les symptômes fonctionnels : douleurs continues ou coliques, ténesme rectal, borborygmes, il est donné d'observer des phénomènes *d'intoxication* plus ou moins intense dus à la décomposition des substances albuminoïdes contenues dans le tube digestif.

Les poisons qui prennent naissance dans ces conditions trouvent de larges voies d'absorption.

Aussi la gravité d'une entérite dépend-elle beaucoup plus, dans la majorité des cas, des phénomènes *d'intoxication secondaire* que de la lésion intestinale même, ce qui est de la plus grande importance au point de vue thérapeutique.

Les poisons fabriqués dans l'intestin sont charriés en masse vers le foie qu'ils impressionnent et qui, le plus souvent, n'en arrête qu'une portion. Ils sont entraînés par le sang jusqu'aux confins les plus reculés de l'organisme, dans l'intimité même des tissus où, dans les cas graves, ils peuvent produire une véritable perturbation de la vie cellulaire, comme on l'observe dans le choléra par exemple.

Ces poisons d'origine intestinale s'éliminent en grande partie par les reins. Aussi, dans ce cas, comme l'a bien prouvé le Professeur BOUCHARD, la toxicité urinaire augmente-t-elle dans des proportions considérables. Le passage à travers le rein d'une si grande quantité de poisons n'est pas sans danger. Cet organe peut subir des altérations épithéliales profondes (la néphrite toxique) qui en compromettent sérieusement la fonction.

Tel est le processus général de toute intoxication, qu'il s'agisse d'une intoxication mercurielle par voie sanguine ou d'une intoxication d'origine microbienne quelconque à manifestation gastro-intestinale. Donc, empoisonnement, on peut dire *généralisé d'emblée primitif* par suite de la perturbation vitale des cellules de nos tissus ; empoisonnement généralisé *secondaire* par suite de la suppression de l'élimination des poisons (néphrite toxique). Il est un organe qui, dans ces cas d'intoxication, joue un rôle considérable, c'est le foie. Quelle que soit la gravité de l'empoisonnement, si le foie résiste, l'espoir est permis ; s'il est sérieusement frappé, le dénouement fatal est à craindre : la masse toxique est en effet si grande, que le rein devient insuffisant à l'éliminer, et l'empoisonnement généralisé secondaire est inévitable.

Ces différents organes pouvant être affectés simultanément ou successivement, d'une façon légère ou sérieuse, on comprend les différences cliniques qu'il nous sera donné d'observer. Cependant le processus pathogénique reste au fond le même : il s'agit, somme toute, d'une intoxication. Bien souvent, au milieu de tous ces désordres, apparaîtront des complications d'ordre infectieux, mais ces infections secondaires ne doivent pas nous faire perdre de vue la cause initiale de ces grandes perturbations organiques.

L'infection n'a une importance vraiment capitale que lorsqu'elle est *première*, c'est-à-dire qu'elle est la cause des altérations gastro-intestinales d'où dérivera *l'intoxication secondaire* de l'organisme.

C'est en nous reposant sur ces principes que nous interpréterons quelques-unes des affections aiguës des pays chauds à manifestations gastro-intestinales.

CHAPITRE VII.

LA DYSENTERIE.

Suivant la définition généralement admise de nos jours, la dysenterie est une maladie *infectieuse*, endémo-épidémique, contagieuse, caractérisée par une inflammation ulcéreuse du gros intestin et cliniquement par des altérations particulières des selles et par des coliques intestinales.

L'étiologie de la dysenterie n'est pas encore absolument fixée. Le Dr NORMAND, 1876, lui attribue, comme cause, la présence d'une anguillule, ver de la famille des nématodes, d'une longueur d'un millimètre et d'une largeur de 30 à 40 m.

LŒSCH, en 1875, KOCH, en 1883, et KARTULIS, en 1885, rapportent l'existence de la dysenterie à la présence de l'Amœba coli, parasite d'aspect protoplasmique, mesurant de 20 à 30 m. en moyenne.

En 1888, CHANTEMESSE et WIDAL découvrent chez des dysentériques un micro-organisme, sorte de bacille de 4 à 5 m. de longueur qu'ils considèrent comme spécifique de cette maladie.

Les conditions favorables au développement et à la propagation de cette affection sont mieux connues; ce sont les mêmes que pour toutes les maladies infectieuses et contagieuses : misère, alimentation insuffisante et défectieuse, etc. On signale également l'excès de chaleur et l'encombrement.

Quelle que soit l'opinion à laquelle on se rattache au point de vue de l'*agent* de la dysenterie, quelle que soit sa localisation primitive (sang, système lymphatique ou intestin), il est un fait qui me semble indéniable, c'est que cet agent secrète un poison, dont l'effet se fait sentir plus ou moins violemment sur la muqueuse intestinale et entraîne des lésions extrêmement propices aux phénomènes d'intoxication et d'infections secondaires.

Le microbe,— si microbe il y a — agit sans doute dans ce cas comme dans d'autres affections bien plus par ses toxines que par lui-même.

On sait depuis les belles expériences de SANARELLI que dans la fièvre typhoïde expérimentale, l'injection de la typhotoxine produit des lésions de la muqueuse intestinale identiques à l'inoculation virulente.

À côté de la dysenterie admise comme personnalité morbide, la clinique montre que dans nombre de maladies où l'agent de la dysenterie ne saurait être invoqué, l'action des poisons secrétés s'exerce *anatomo-pathologiquement* et *cliniquement* sur le tube digestif d'une façon si semblable au poison de l'affection dysentérique qu'il a fallu accoler à la maladie initiale, le mot « dysentériforme. »

On peut dire, après cette constatation, que les formes cliniques observées dans les affections à manifestations gastro-intestinales dépendent avant tout de la quantité ou de la virulence du poison. Sa nature ne semble influencer que bien peu les manifestations cliniques proprement dites.

KELSCH et KIENER, dans leur description clinique si complète de la dysenterie, parlent à un moment donné, de *dysenterie proportionnée*, sorte de pénétration de la maladie.

Je suis absolument de leur avis, s'ils entendent dire qu'un dysentérique n'est pas à l'abri d'une typhoïde franche, de rhumatisme articulaire aigu.

On conçoit même facilement que la nouvelle maladie puisse avoir une marche plus sévère, un pronostic plus sombre, en raison même de l'affaiblissement général qu'a pu produire la maladie antérieurement existante. Mais dans ces questions d'ordre doctrinal, on ne peut se prononcer qu'avec une extrême réserve et l'interprétation des faits peut être parfois bien difficile.

C'est ainsi que l'interprétation faite par GIRARD LA BARCERIE (KELSCH et KIENER, page 83) de son observation, comme proportionnalité pathologique, me paraît sujette à contestation. Le fait qu'un malade atteint de dysenterie sérieuse, est atteint « d'arthropathies multiples, débutant dès le 4ᵉ jour de la maladie par des douleurs musculaires, par l'endocardite, par la fièvre, par la tendance aux peurs, par les urines uratiques », ne me prouve nullement qu'il s'agisse là d'un rhumatisme vrai, pénétrant une dysenterie. Tout ce tableau clinique peut avoir pour cause essentielle: l'intoxication et l'infection dysentérique. Les arthropathies d'origine toxique, les complications fébriles et endocarditiques des infections, sont choses parfaitement connues.

Du reste, la fréquence même des arthropathies dans la dysenterie, arthropathies dysentériques, plaide absolument en faveur de leur nature toxique. Comment, dès lors, *en l'absence de symptômes pathognomoniques du rhumatisme articulaire aigu*, pouvoir poser ce diagnostic de proportionnalités, sans risquer d'errer et de regarder comme cause indépendante et parallèle, ce qui probablement n'est pas cause?

De même, en supposant (ce qui peut être) qu'une indépendance absolue règne entre la dysenterie et la malaria, il ne serait pas impossible qu'un individu atteint de la malaria, contractât la dysenterie; mais comment affirmer, *en l'absence de symptômes pathognomoniques de la dysenterie*, l'existence d'une proportionnalité morbide? Et dans ce cas, comme pour le précédent, le problème me paraît presque insoluble, *à cause de l'existence avérée et fréquente de la dysenterie comme complication immédiate et directe de l'impaludisme*.

Les lésions du gros intestin, dans la malaria aiguë, à forme dysentérique, sont si semblables à celles de la dysenterie vraie; les tableaux cliniques des deux affections sont partant si semblables, qu'introduire avec trop d'assurance dans la pathologie médicale, en l'état actuel de la science, la question de proportionnalité de ces deux affections, c'est risquer de créer une confusion des plus regrettables.

Ainsi qu'on le verra d'après l'ensemble de mon travail, la pathologie gagne à être simplifiée. Les associations et proportionnalités morbides, les hybridités peuvent *en principe* exister, mais, loin de les affirmer, lorsqu'on n'a aucun critérium infaillible pour le faire, on doit surtout chercher s'il n'est point des relations réelles, bien qu'obscures, de cause à effet entre la manifestation ajoutée et celle qui avait ouvert la scène pathologique. Dans la nature, une chose nous frappe, c'est la multiplicité des effets relevant d'une même cause.

FORMES CLINIQUES DE LA DYSENTERIE.

Les formes cliniques de la dysenterie me paraissent être en rapport direct avec les deux facteurs suivants: 1° la toxicité du virus dysentérique quel qu'il soit; 2° l'intensité des intoxications et infections secondaires, dépendant de l'altération de la muqueuse intestinale par le virus.

FORME BÉNIGNE.

Dans cette affection le début est assez souvent brusque. La diarrhée ouvre la scène, plus ou moins abondante, accompagnée ou non de coliques, le plus souvent *bilieuse*. Du côté de l'estomac, on note la perte de l'appétit, un état saburral, des nausées et des vomissements *bilieux*. « Les phénomènes généraux, quand ils existent, se bornent à de la sensibilité au froid, des frissonnements erratiques, de l'affaiblissement musculaire, de vagues douleurs dans les membres et la région lombaire. » Dans cette première période, le virus agit sur la muqueuse intestinale, dont il détermine la simple congestion. Il est absorbé en partie et commence à agir sur le foie où il détermine une certaine irritabilité fonctionnelle. La bile fabriquée en plus grande abondance se déverse dans l'intestin et l'estomac : selles bilieuses, vomissements bilieux. D'autre part, nous assistons à une ébauche d'intoxication médullaire, *affaiblissement musculaire, douleurs vagues dans les membres inférieurs et la région lombaire.*

L'action du poison sur la muqueuse intestinale a continué. Cette muqueuse, dans la forme bénigne, s'enflamme simplement, et les réactions de l'intestin sont les mêmes qu'on observerait à égalité de lésions, quelle que fût la cause déterminante de l'inflammation.

« Au bout d'un à 3 jours, disent KELSCH et KIENER, les selles se multiplient brusquement, atteignent le chiffre de 20 à 60 dans les 24 heures et prennent l'aspect caractéristique de masses vitreuses ou opalescentes constituées par du mucus. Le mucus est diffluent ou en pelotons comme du frai de grenouilles, ou présente l'aspect de concrétions pelliculaires. Ces selles muqueuses sont ordinairement mélangées de sang en quantité variable d'un jour à l'autre et quelquefois d'une selle à l'autre. Elles renferment aussi parfois des scybales petites, dures, telles qu'en rendent les sujets constipés. Par moment, les selles changent de caractères et redeviennent séreuses ou séro-bilieuses. »

C'est à cette période qu'on observe les borborygmes, les tranchées, les coliques, la rétraction de la paroi abdominale, les douleurs à la pression, tous signes bien décrits par les auteurs. Le passage de cette sérosité éminemment irritante, ne tarde pas à produire certains désordres rectaux et anaux : le ténesme rectal se montre, la béance de l'anus, la sortie au moment des garde-robes de la muqueuse enflammée. La vessie réagit par influence de voisinage : ténesme vésical.

L'impression toxique générale est plus grande : augmentation des douleurs erratiques signalées plus haut dans les masses musculaires, névralgie des gros troncs nerveux avec ou sans gonflement surtout des grosses articulations.

Dans cette forme bénigne, où les résorptions putrides par eschares n'ont pas lieu et où il existe une simple irritation de la cellule hépatique par le virus absorbé, la fièvre ne s'allume pas. Les urines plus ou moins colorées peuvent renfermer des traces de pigments biliaires dus à une légère résorption.

Les phénomènes douloureux se manifestent par la pâleur du visage, l'excavation des orbites, la petitesse et la rapidité du pouls, un amaigrissement plus ou moins considérable.

La durée de la maladie est de 8 à 15 jours : les selles perdent leurs caractères. De séreuses ou séro-bilieuses, elles redeviennent franchement bilieuses et fécaloïdes. Les phénomènes propres à l'entérite s'amendent assez rapidement et le malade renaît à la santé.

KELSCH et KIENER disent que la sécrétion biliaire est toujours modifiée dans la dysenterie. Je partage jusqu'à un certain point leur avis, mais l'observation attentive des manifestations gastro-intestinales me permet d'avancer que dans la forme bénigne, apyrétique, il n'y a pas diminution dans la quantité de bile fabriquée. La quantité est normale, ou bien elle s'exagère, et cette exagération peut être poussée à un tel point, qu'elle imprime à la maladie un cachet spécial, auquel on a donné le nom de *forme bilieuse*.

Il est à se demander dans ce cas, si la polycholie est déterminée par l'impression pathologique de la cellule hépatique par le virus dysentérique ou bien par la coexistence d'un certain degré d'irritation congestive du petit intestin, amenant, ainsi que je le dis plus loin, de fréquentes décharges bilieuses *par une erreur physiologique du foie*.

La bile peut être fabriquée en quantité normale ou même exagérée sans pour cela paraître dans les garde-robes, c'est que, dans ces cas, elle stagne dans l'intestin grêle où elle subit une certaine résorption « ainsi qu'en témoignent la coloration subictérique des sclérotiques et la réaction de GMELIN dans l'urine. »

Comme l'ont bien observé ces auteurs (KELSCH et KIENER), elle s'écoule d'une façon intermittente au-dehors.

On note alors des « selles abondantes et fortement colorées, » qu'on peut du reste, provoquer par l'administration du calomel ou d'un purgatif quelconque. Il n'y a donc pas *acholie*, du moins dans la forme bénigne de la dysenterie. C'est ainsi qu'à mon avis, toutes les fois que la fièvre s'allume, il y a lieu de craindre une forme plus sévère. Le poison dysentérique ne semble pas en effet pyrogène. La fièvre indique plutôt la formation d'eschares, la résorption des produits putrides de l'intestin ou bien une atteinte plus ou moins grande de la cellule hépatique. On comprend que les lésions puissent être assez limitées pour que, sans avoir forcément une forme bien grave, la fièvre puisse se montrer.

FORMES CLINIQUES GRAVES.

Dans ces formes, la toxicité du virus dysentérique est considérable. L'intestin est sévèrement atteint, tantôt de larges et profonds lambeaux de la muqueuse s'éliminent, d'autres fois une gangrène plus ou moins étendue la frappe. On observe quelque chose d'analogue à ce qui se produit dans l'empoisonnement par le phosphore ou la cantharide. Les symptômes locaux signalés dans la forme bénigne s'exagèrent; mais ce qu'il y a surtout de remarquable, c'est l'importance que prennent les symptômes généraux. Il semble que dans ces cas, forme algide, forme cholérique, l'intoxication suraiguë générale domine la scène, c'est elle qui détermine les troubles profonds de calorification, de circulation qu'il est encore donné d'observer.

L'affection intestinale passe, pour ainsi dire, au second rang. Dans ces formes terribles, le poison dysentérique n'a pourtant aucune originalité. Il agit exactement comme le poison cholérique, comme le poison malarien, dans la pernicieusealgide ou dans la pernicieuse cholériforme. L'ensemble des troubles observés est identique, quelle que soit la nature du poison.

Il semble que, dans ces cas, le poison, diffusé dans l'organisme tout entier, trouble d'une façon intense la vie cellulaire elle-même, et jette une perturbation profonde dans les phénomènes vitaux du la cellule.

La perversion des fonctions cellulaires entraîne forcément une diminution des phénomènes de combustion, d'où *refrigération générale du corps*. Elle entraîne également par suite de la perturbation des phénomènes exosmotiques une accumulation de plus en plus grande, des substances toxiques de fabrication cellulaire, d'où auto-intoxication secondaire.

L'excitation des centres secrétoires de l'intestin par irritation des plexus splanchniques peut bien causer des évacuations alvines fréquentes, et par contre-coup, une concentration du sang et dessèchement des tissus par déperdition aqueuse, comme C. SCHMIDT l'a constaté par ses analyses du sang et des tissus des cholériques Mais la preuve que « cette concentration du sang, pas plus que le ralentissement de la circulation capillaire, par suite de l'augmentation du frottement, la contraction du cœur à vide, l'abaissement de la pression artérielle » ne sont la cause réelle du refroidissement dans la dysenterie grave et dans le choléra, c'est que, si dans le choléra, la déperdition aqueuse est considérable, exception faite pourtant du *choléra sec* des enfants (HUTTINEL), dans cette forme de dysenterie, les selles, pour être fréquentes, sont souvent peu abondantes. Et pourtant, dans les deux affections, les troubles de calorification et les troubles généraux sont les mêmes. Je ferai la même remarque pour ce qui concerne la malaria à forme algide pernicieuse et la pernicieuse cholériforme. Et dans ce cas, l'exemple est encore plus frappant, puisqu'il s'agit de la même maladie, et par conséquent du même poison.

Dans la forme pernicieuse cholérique, évacuations alvines très fréquentes et parfois abondantes, dans la pernicieuse algide, pas de déperdition aqueuse intestinale, et pourtant, dans l'un et l'autre cas, trouble considérable de la calorification, réfrigération totale, petitesse du pouls, etc.

Loin d'attribuer à l'épaississement du sang consécutif à une déperdition aqueuse le rôle prépondérant, je le considère comme un phénomène accessoire dans les troubles de réfrigération. La perversion de la vie cellulaire et les autres intoxications qui en résultent du fait du poison, aussi bien dans la dysenterie que dans le choléra, la malaria et même l'urémie, me paraissent la cause principale de la réfrigération et de l'hypothermie.

Que les évacuations alvines soient abondantes, les tissus par un phénomène exosmotique tout naturel céderont au sang une certaine quantité de leur eau ; que ces évacua-

tions soient au contraire peu considérables, les tissus gar-
deront leur eau, ce qui n'empêchera pas, les échanges
normaux qui se font entre les tissus et le sang étant per-
vertis, altérés ou détruits, d'observer du refroisissement,
de la cyanose, signes bien évidents de la diminution ou de
l'arrêt des phénomènes de combustion cellulaire.

Il est une proposition qu'on pourrait presque élever à la
hauteur d'une loi : les tableaux cliniques semblables sont
produits par des processus pathogéniques semblables.
L'exactitude de cette opinion paraîtra encore plus éclatante
dans la suite de cette étude.

FORME SEPTICÉMIQUE, TYPHOIDIQUE ET HÉMORRHAGIQUE.

Dans les formes de la dysenterie prennent place les
formes typhoïdiques et hémorrhagiques. Ces formes cliniques sont trop connues pour que j'insiste sur leur symptomatologie. Je me contente d'en donner un court résumé
emprunté au travail de KELSCH et KIENER. « A l'état apyrétique ou à la fièvre modérée du début, succède un mouvement fébrile plus accentué, continu ou rémittent, dont les
exacerbations sont quelquefois marquées par un frisson
ou des frissonnements répétés.

En même temps la langue se sèche, la bouche devient
fuligineuse, l'haleine fétide. Des troubles cérébraux, bornés
d'abord à de l'agitation et à des rêvasseries nocturnes dé-
génèrent bientôt en stupeur et en délire ; le délire d'abord
nocturne est ensuite continuel et alterne avec l'assoupis-
sement Au milieu de cet état typhoïde, et quelquefois avant
qu'il se soit déclaré, on voit survenir le ballonnement
douloureux du ventre et les vomissements significatifs de
la péritonite, ou bien une parotidite suppurée, des anthrax,
des abcès putrides au pourtour de l'anus, des eschares au
sacrum, aux ischions, aux fesses, un érysipèle gangreneux,
la diphtérie, etc.

La mort, qui cependant n'est pas toujours la terminaison d'un état aussi grave, survient au milieu des symptômes ataxo-adynamiques : délire loquace ou furieux, coma,

carphologie, contraction des membres, fièvre intense, asphyxie, etc., ou bien les accidents cholériformes reprennent le dessus et le malade succombe dans la refrigération, la lipothymie, les sueurs froides »

Le processus pathogénique de la forme typhoïdique de la dysenterie est des plus simples. Il est le même que celui qui favorise la résorption de produits toxiques : l'existence de plaies plus ou moins anfractueuses en présence de poisons organiques ou microbiens.

Les rares survivants de la période prélistérienne, se rappellent sans doute les complications septicémiques des plaies et abcès du tégument externe, et ces infections secondaires à distance dont fourmille la littérature médicale ancienne. De nos jours, on ne les observe guère, grâce à l'indéniable puissance de la méthode antiseptique.

Mais les plaies des muqueuses qui échappent en grande partie à l'action des antiseptiques nous reproduisent, dans nombre d'affections, ce tableau clinique effrayant. Il n'a rien de personnel à aucune maladie. Il peut se montrer dans toutes les affections à manifestations muqueuses, surtout lorsque les manifestations ont pour siège l'intestin, parce que le tube gastro-intestinal, non-seulement est éminemment propice au développement des micro-organismes de toutes sortes, mais encore parce que les phénomènes de la digestion pervertie donnent naissance à des produits toxiques nombreux, sans compter qu'ils favorisent les résorptions des poisons naturellement secrétés par l'organisme, la bile par exemple.

C'est pour cette raison que, dans toutes les maladies aiguës à manifestations gastro-intestinales ulcératives, nous serons susceptibles de les rencontrer, à des degrés plus ou moins prononcés: entérite toxique d'origine mercurielle, fièvre typhoïde, dysenterie, fièvre paludéenne, entérite grippale, etc., etc. Tableau clinique semblable, processus pathogénique identique. Que le tableau clinique soit légèrement ou notablement modifié par l'essence propre de la maladie, peu importe : le processus pathogénique qui donne lieu à la manifestation typhoïdique, reste toujours le même.

B. FORME HÉMORRHAGIQUE.

Cette forme clinique « est caractérisée par des hémorrhagies multiples et graves, ayant pour siège non-seulement l'intestin, mais d'autres muqueuses, le tissu cellulaire, la peau, etc. Ces hémorrhagies, ordinairement accompagnées de symptômes typhoïdes et des complications mentionnées dans la forme précédente, peuvent se déclarer à toutes les périodes de la maladie: tantôt dès le début; tantôt au moment où le processus local atteint son apogée; tantôt seulement dans le décours, ou à l'occasion d'une rechute. »

« L'hémorrhagie, si elle était bornée à la muqueuse intestinale, pourrait être considérée comme l'exagération du flux sanguin ordinaire, et, dans les cas graves, imputée à la rupture de quelque vaisseau dans la sous-muqueuse gangrenée. Mais il s'agit ici d'épistaxis profuses, d'ecchymoses, de taches purpuriques, indiquant une disposition générale dont on ne trouve aucun indice, pas plus dans les formes algides que dans les formes bénignes de la dysenterie. » KELSCH et KIENER.

Dans la dysenterie hémorrhagique comme dans plusieurs autres affections des pays chauds dont je parlerai davantage, on note ces tendances aux hémorrhagies. L'expérience m'a permis de constater que dans les affections aiguës des pays tropicaux à manifestations gastro-intestinales, il existe deux ordres d'hémorrhagies, dont le mécanisme, l'époque et le pronostic sont absolument différents. Les hémorrhagies précoces sont d'ordre physique. Elles sont assimilables aux hémorrhagies que nous voyons parfois dans la typhoïde franche lors de la chute des escarres. Le sang est plus ou moins rutilant; cette hémorrhagie entraîne après elle une détente momentanée des phénomènes fébriles ; elle n'a pas de signification pronostique particulière. Cette variété d'hémorrhagie « peut être imputée à la rupture de quelque vaisseau dans la sous-muqueuse gangrenée. »

Il existe d'autres hémorrhagies qui se manifestent à la

période terminale de ces maladies ou dans des cas spéciaux à une période très rapprochée du début. Ces hémorrhagies ont pour caractères de pouvoir se montrer en des points fort divers de l'organisme : hémorrhagies cutanées, auriculaires, gingivales, stomacales, intestinales, etc., etc. Dans ces cas, le sang rendu par la bouche et surtout par l'anus est noir, poisseux, semblable à du goudron délayé. Au moment où ces hémorrhagies se montrent, la *fièvre peut avoir disparu.* Lorsqu'elle existe en même temps que ces hémorrhagies, c'est qu'on est en présence d'un processus septicémique concomitant.

La pathogénie de cette variété me paraît là même dans la dysenterie que dans l'ictère grave, la fièvre jaune, la malaria aiguë à forme hépatique, dont j'ai publié un certain nombre d'observations dans un travail paru dans la LANTERNE MÉDICALE, année 1902. La cellule hépatique est profondément atteinte, soit par le virus dysentérique, soit par les poisons secrétés à l'occasion de la dysenterie et absorbés par l'intestin. Le foie devient *fonctionnellement insuffisant* : l'acholie vraie peut alors exister réellement.

L'arrêt et la transformation des poisons deviennent impossibles. L'urée diminue dans des proportions considérables. toutes provenances.
Le sang se charge de la masse des poisons organiques de

Il subit dans ces conditions des altérations profondes ; la dégénérescence stéatogène des parois capillaires se montre ; le sang s'extravase de toutes parts ; il se fait du côté de l'estomac et de l'intestin en particulier, une sorte de perspiration, véritables sueurs sanglantes de l'intestin.

On comprend que, dans ces conditions, le pronostic soit des plus sombres et qu'il faille bien rarement compter sur une terminaison heureuse.

Encore une fois, nous constatons l'exactitude de la proposition émise plus haut : les tableaux cliniques semblables ont pour cause des processus pathogéniques semblables.

MARCHE, DURÉE, COMPLICATIONS ET TERMINAISONS DE LA DYSENTERIE AIGUE.

La marche et la durée de la dysenterie aiguë sont très variables. La forme bénigne dure de 8 à 15 jours. La forme grave, foudroyante en certains cas, peut durer de 1 à 3 ou 4 jours. Cette durée n'a rien de fixe, car certaines formes, en apparence bénignes au début, peuvent se compliquer tout à coup et se dénouer plus ou moins rapidement. D'autres fois, une forme de moyenne gravité s'amendera, puis se compliquera, ce qui changera dans des limites assez grandes la durée de la maladie. Cette maladie est du reste sujette à des rechutes et à des récidives fréquentes.

Les complications de la dysenterie aiguë sont assez nombreuses. Citons parmi les plus importantes, les paralysies qui semblent de nature toxique, et les arthropathies, véritables pseudo-rhumatismes infectieux, les abcès du foie, les parotidites suppurées, les anthrax, les abcès putrides au pourtour de l'anus, etc., etc. Certaines formes graves elles-mêmes, telles que la septicémique, la typhoïdique et l'hémorrhagique peuvent être considérées comme de véritables complications.

On comprend qu'une affection pareille soit d'un pronostic toujours sévère. S'il est vrai que la forme bénigne guérisse assez rapidement, il n'en est pas moins vrai, qu'en présence d'une dysenterie débutante, le médecin est toujours perplexe et inquiet.

Le grand nombre et la gravité des complications qui peuvent survenir, malgré le traitement, justifient ses craintes. Et trop souvent, la mort est la terminaison de cette redoutable maladie.

Je ne parlerai pas ici du traitement de la dysenterie. Il trouvera sa place dans un chapitre général de la thérapeutique des maladies aiguës des pays chauds à manifestations gastro-intestinales.

ABCÈS DU FOIE ET DYSENTERIE.

Je ne parlerai pas dans mon travail des abcès du foie
d'origine dysentérique. Je n'ai point en la matière une ex·
périence suffisante. Il est bon de signaler que, depuis 12 ans
que je pratique la médecine en Haïti, je n'ai jamais observé un seul cas d'abcès du foie. La dysenterie, il est vrai,
(sauf les épidémies dont il a été parlé plus haut?), n'est pas
une maladie haïtienne, et les rares cas qu'il nous est donné
d'observer de loin en loin, ne sauraient réellement rentrer
en ligne de compte. On verra au contraire dans un chapitre
consacré à la malaria que cette affection y est fréquente, que
nous subissons de temps à autres, de véritables épidémies
de malaria aiguë. La rareté des abcès du foie dans un pays
où la dysenterie est rare et les autres causes physico-chimiques et pathologiques tout aussi puissantes qu'ailleurs,
sont une preuve de plus de l'action spéciale du virus dysentérique sur cet organe.

Ce fait, en dehors des cas de propagation inflammatoire
directe par la voie des muqueuses duodénale et biliaire,
plaide manifestement contre la théorie de l'infection hépatique par la voie portale (ulcérations intestinales), et
tendrait plutôt à faire admettre une action primitive et
pyogène du virus dysentérique sur le foie.

L'atteinte hépatique, hépatite parenchymateuse plus ou
moins grave, pouvant aller de la simple irritation jusqu'à
la mort fonctionnelle de la cellule hépatique, me semble,
au contraire, dépendre d'une intoxication intestinale complexe, ainsi que je me suis efforcé de le démontrer, car il
est donné de l'observer dans plusieurs maladies étiogi-
quement bien différentes. Ce processus relève d'un fait de
pathologie générale. Je renvoie pour l'étude de l'abcès
hépatique d'origine dysentérique à l'article à tous égards
si complet de KELSCH et KIENER.

CHAPITRE VIII.

FIÈVRE TYPHOÏDE.

La fièvre typhoïde est une des maladies sur lesquelles il a été le plus écrit; elle a donné lieu à des travaux de laboratoires considérables. Malgré tout, la question est encore ouverte.

Si vous lisez les auteurs de la période pré-éberthienne, vous trouvez écrit en 1879. « Le poison générateur de la fièvre typhoïde est inconnu, mais toutes les données étiologiques prouvent qu'il est éventuellement contenu dans les produits de la décomposition des matières animales; à ce point de vue, le typhus abdominal peut être considéré comme l'expression d'une *intoxication putride* spéciale. On lui attribue trois origines : 1° l'origine extrinsèque; 2° l'origine contagieuse ou par transmission; 3° l'origine spontanée. » L'origine spontanée doit nécessairement être admise, par exclusion, dans les cas fort nombreux où la maladie n'est imputable à aucune autre cause; le pourquoi et le comment de la génération du poison sont fort obscurs, et je tiens l'interprétation de Stich pour la plus satisfaisante. Il professe que l'organisme animal renferme toujours en lui des matériaux d'empoisonnement putride, contenus soit dans l'intestin, soit dans l'exhalation pulmonaire et qu'à l'état normal l'influence nocive de ces produits est annihilée par les fonctions mêmes des muqueuses correspondantes ou bien par l'élimination rapide ou la transformation des matières résorbées. Mais si par un dérangement quelconque, ces opérations compensatrices salutaires deviennent imparfaites, alors les matériaux putrides peuvent donner lieu au poison typhique et la maladie est ainsi engendrée de toutes pièces par l'organisme lui-même. » Jaccoud, Path. int, page 785.

En 1887, nous lisons dans les leçons de clinique et thérapeutique médicales d'ALBERT ROBIN : « L'hypothèse du microbe générateur est-elle bien la seule qu'on puisse mettre en avant? La fièvre typhoïde n'est-elle pas une maladie fabriquée de toutes pièces par le patient et la spontanéité morbide ne refleurira-t-elle pas un jour dans cette question des ptomaïnes et des leucomaïnes que M' ARMAND GAUTIER vient de traiter si brillamment? Je m'explique.

Il y a des maladies infectieuses dont l'origine microbienne est indiscutable, appelons-les *maladies pastoriennes*; dans d'autres, au contraire, le poison vient de l'individu lui-même : les réactions biochimiques de la cellule vivante sont déviées de leur norme, parceque son mode de réaction vis-à-vis des milieux intérieurs et extérieurs est modifié. Au lieu des dédoublements et des oxydations qui s'effectuent physiologiquement dans son protoplasme, elle engendre en plus grande quantité des produits jouissant de propriétés toxiques. La cellule animale et le microbe qui tous deux agissent à la manière des ferments donnent naissance normalement à des poisons. Or, les leucomaïnes que produit la cellule dans son fonctionnement régulier ne peuvent-elles être fabriquées en plus grande abondance quand ses fonctions s'exagèrent où se pervertissent? Et n'entrevoit-on pas dans cette modification de la vie cellulaire un élément pathogène qui prendra place à côté ou *au-dessus* de l'action des microbes? » ALB. ROBIN, page 25-26.

Depuis cette époque, des travaux innombrables et considérables ont paru sur la fièvre typhoïde et principalement sur la bactériologie de cette affection.

DUFLOCQ, dans ses leçons sur les Bact. Pathog. (1897) a fait du bacille d'EBERTH une étude très complète, qui résume avec clarté les recherches antérieures. L'histoire naturelle du bacille de la fièvre typhoïde y est méticuleusement décrite; sa physiologie y est exposée avec un luxe très remarquable de détails.

Le bacille typhique ne donne pas la réaction de l'indol, le coli bacille au contraire la donne, *mais* « ce qui complique la question, *c'est qu'il existe des espèces coliformes ne donnant pas l'indol.* »

Les réactions des deux microbes sont différentes vis-à-vis du même milieu : « On cultive comparativement le bacterium coli et l'EBERTH dans deux ballons contenant chacun une solution de peptone pancréatique pure additionnée de sels alcalins. Au bout de deux à trois jours d'étuve à 37°, le bouillon semé avec le coli vire au rouge par l'addition de nitrate de potasse et de quelques gouttes d'acide sulfurique, le ballon ensemencé avec le bacille typhique reste sans changement.

Le bacille d'ESCHERICH et celui d'EBERTH n'ont aucune tendance au développement simultané parallèle. Ce fait avait été signalé par GRIMBERT et CHANTEMESSE. NICOLLE confirmant leurs recherches « constate que dans tout milieu où vit le coli commune, qu'il s'agisse d'eau potable ou de selles typhiques, il est impossible d'isoler le bacille d'EBERTH et même de déceler sa présence. Sur 600 colonies tirées de 12 malades, dix fois seulement un germe est isolé qui *peut être* considéré comme l'EBERTH. Pourquoi cette rareté, nous dit DUFLOCQ? *Parce que le bacille d'Eberth disparaît en présence du germe d'Escherich.*

On sait depuis longtemps que le bacille typhique ne se développe pas sur une gélose où a poussé le bacterium coli. Il ne cultive pas non plus dans un bouillon filtré qui a été ensemencé avec le coli commune.

Bien plus : si l'on mélange les deux germes vivants en versant par exemple 4 centimètres cubes de culture de coli dans 10 centimètres cubes de culture du bacille d'EBERTH, on constate au bout de cinq jours que le bacille typhique a complètement disparu. Il ne reste plus dans le bouillon que le bacterium coli, faisant fermenter le lait et donnant la réaction de l'indol.

Cette rareté du bacille typhique dans les selles, alors que le bacterium coli pullule dans l'intestin où des lésions si manifestes existent, ne pouvait pas ne pas frapper les observateurs. Après avoir par des inoculations *virulentes* déterminé les lésions bien connues de la typhoïde expérimentale, ils firent des inoculations du bouillon filtré, débarrassé des microbes, mais tenant en dissolution les produits élaborés par eux : la typho-toxine. Ils retrouvèrent dans ce dernier cas « exactement les mêmes symptômes et les mêmes lésions que dans l'infection expérimentale. » La conclusion s'imposait : Les lésions de la muqueuse intestinale dans la fièvre typhoïde sont imputables à la toxine typhique. L'examen microscopique des lésions montre « que les lésions des plaques de PEYER sont exactement les mêmes que dans l'inoculation virulente *où d'ailleurs il n'y a pas de bacille à ce niveau.* »

En présence de ces résultats, l'hypothèse devait venir à l'esprit de bacilles *établis* en dehors de l'intestin et fabriquant une toxine dont l'action se manifestait sur la muqueuse intestinale. SANARELLI pense en effet « pouvoir affirmer que dans la fièvre typhoïde expérimentale, le bacille typhique se localise dans le système lymphatique et que les lésions anatomiques de l'intestin considérées comme caractéristiques sont dues non au bacille lui-même, *mais à sa toxine.* » D'où cette conception pathogénique de la fièvre typhoïde humaine. « Le bacille typhique, quel que soit son foyer de localisation, sécrète des toxines qui ont la propriété d'impressionner les muqueuses et surtout la muqueuse intestinale. »

Pour SANARELLI, la fièvre typhoïde humaine serait une infection du système lymphatique. Les poisons sécrétés par le germe à ce niveau sont repris par la circulation et portés par elle jusqu'aux muqueuses qui s'enflamment à leur contact. » Pour bien préciser son opinion, il ajoute que la fièvre typhoïde n'est pas plus une maladie de l'intestin que la variole n'est une maladie de la peau; d'ailleurs la diarrhée et les lésions intestinales peuvent manquer dans la fièvre typhoïde humaine.

Mais comment prouver que la fièvre typhoïde est une infection ou plutôt une *intoxication* générale? L'expérimentation montre « que si on fait prendre à un animal par la voie buccale une quantité de toxines égale à la quantité inoculée sous la peau, l'animal meurt sans offrir ni le tableau clinique, ni les lésions si caractéristiques de la fièvre typhoïde expérimentale. « On se demande tout d'abord, si par l'ingestion de toxines typhiques, on n'a pas vacciné les animaux contre le coli commune *duquel relèveraient alors les lésions intestinales.*

« Nous savons, en effet, que les toxines typhiques vaccinent contre le bacterium coli » (faits de César Demel et Orlandi constatés aussi par Sanarelli).

Des diverses recherches bactériologiques, il appert qu'il existe un microbe, le microbe d'Eberth, qui, localisé en un endroit de l'organisme, produit une toxine qui porte de préférence son action sur la muqueuse intestinale.

Mais ce microbe est-il une *personnalité* microbienne, bien distincte et bien indépendante des autres personnalités microbiennes?

Ici commencent à juste raison les divergences. Certains bactériologistes soutiennent que le bacille d'Eberth n'a rien à voir avec le bacterium coli commune et appuient leur opinion sur la morphologie du bacille et sur certaines réactions différentielles. D'autres, au contraire, penchent pour l'identité des deux bacilles. L'analyse des *eaux suspectes,* qui décèle la présence du coli commune ne *permet pas l'isolement du bacille typhique* (Nicolle). Rodet et G. Roux concluent à l'identification. Ils démontrent en effet « que le bacille typhique peut devenir pyogène, tout comme le coli commune. Ils ajoutent que dans la fièvre typhoïde, le bacille typhique *est absent de l'intestin* où le coli commune pullule. Enfin, disent-ils, dans les eaux incriminées comme agents d'épidémie, on trouve *toujours le bacterium coli commune et non le bacille d'Eberth.* « Au point de vue expérimental, ils constatent que les lésions rencontrées à l'autopsie des animaux inoculés *sont les mêmes dans les deux cas;* ce sont : l'hypertrophie de la rate, la congestion de l'intestin, la tuméfaction des plaques de Peyer, plus rarement des exsudats fibrino-purulents. Chez l'animal infecté, les variations thermiques sont également semblables dans les deux cas. » En outre, *les deux bacilles se vaccinent réciproquement,* fait extrêmement important. »

Dans les Eberthites humaines, le sérum du sang des typhiques sur la culture du bacille d'EBERTH offre une réaction assez curieuse et importante au point de vue du diagnostic : c'est *celle de l'agglutination*. « Le sérum des animaux vaccinés a la triple propriété d'immobiliser, d'agglutiner et de fragmenter les bacilles typhiques. Or, le sérum des typhiques, et *celui-là seul*, immobilise et agglutine le bacille typhique »

Cette proposition si catégorique dans sa forme a subi quelques démentis. « COURMONT vient de constater l'absence de réaction dans un cas de fièvre typhoïde grave; quelques autres faits analogues ont été rapportés par différents auteurs.

Donc, si le sérum des typhiques est *seul* capable d'immobiliser et d'agglutiner le bacille typhique, *il ne le fait pas dans tous les cas*.

En outre, s'il est le *seul* à le faire d'une façon complète et parfaite, il n'est certes pas le seul à le produire. Nous lisons dans DUFLOCQ : « Le coli commune peut *donner avec le sérum des typhiques une réaction qui rappelle celle-ci*; mais elle est moins complète ; les grumeaux sont moins accentués ; l'agitation les dissout en grande partie et les amas bacillaires examinés au microscope sont toujours petits. »

Voilà les pièces du procès.

D'éminents bactériologistes ayant trouvé maintes et maintes fois le bacille d'EBERTH dans la rate, dans le sang, plus rarement dans les fèces des typhiques, ayant pu cultiver ce bacille, produire expérimentalement tantôt par inoculation virulente, tantôt par injection des toxines du microbe une affection, dont les manifestations intestinales rappellent celles de la fièvre typhoïde, le doute n'est pas possible de l'existence du microbe typhique.

Ce bacille est-il une espèce microbienne ou une variété microbienne pouvant prendre naissance dans certaines conditions favorables?

Les faits semblent plutôt plaider en faveur de la seconde hypothèse.

L'absence du bacille typhique dans des eaux suspectes,

la présence au contraire du bacterium coli dans ces mêmes eaux, la rareté de l'EBERTH dans l'intestin et dans les fèces des typhiques, la pullulation considérable de l'ESCHERICH devaient déjà attirer l'attention.

D'autres faits encore plus importants méritent d'être considérés : l'impossibilité de cultiver l'EBERTH en présence du coli commune, l'impossibilité pour l'EBERTH de pousser dans un milieu filtré ou le coli commune s'était développé, enfin les vaccinations réciproques des deux microbes. Ces phénomènes se produiraient-ils si le bacille d'Eberth était une véritable espèce microbienne? S'ils ne prouvent pas d'une façon irréfutable l'identité des deux microbes, du moins tendent-ils à démontrer que ce ne sont point deux microbes essentiellement différents et que des liens biologiques puissants les rattachent l'un à l'autre.

Les réactions de ces deux microbes sont-elles du moins *si caractéristiquement spéciales* qu'aucun rapprochement ne puisse être fait de l'un et de l'autre?

Ce n'est pas ce qui résulte des recherches des bactériologistes.

Deux réactions différentielles importantes de l'EBERTH et de l'ESCHERICH existent.

1°) Le bacille d'ESCHERICH donne dans certaines conditions déterminées, la réaction de l'indol, tandis que le bacille typhique ne la produit pas.

2°) « Le bacterium coli fait fermenter la glucose et la *saccharose*, cette dernière fermente plus difficilement, et il se produit, si les conditions d'aération sont suffisantes, une grande quantité d'acide lactique *dextrogyre*.

« Le bacille d'EBERTH *peut* faire fermenter la glucose; par contre, il n'agit pas sur la saccharose *ou seulement dans des conditions bien rares*. Le bacille typhique produit dans le lait de l'acide lactique *lévogyre*. » DUFLOCQ.

La première de ces réactions différencierait d'une façon absolue et catégorique les deux microbes, si elle était spéciale à l'un des deux, mais comme nous le dit DUFLOCQ : « ce qui *complique* la question, c'est qu'il existe des espèces coliformes ne donnant pas la réaction de l'indol. »

Il est certain que, pour ceux qui veulent absolument voir dans le bacille typhique et dans le bacterium coli commune, deux espèces différentes, c'est bien là effectivement une « complication, » la question, au contraire, se *simplifie* si, étudiant la question sans aucun parti-pris de bactériologiste, on range pour cette raison le bacille typhique parmi « ces espèces coliformes qui ne donnent pas la réaction de l'indol. »

La seconde de ces réactions n'a pas des caractères assez tranchés pour imposer une différenciation absolue.

Le bacterium coli fait fermenter facilement la saccharose, le bacille d'EBERTH n'agit sur elle que dans *des conditions bien rares*, mais enfin elle peut agir. Le bacterium coli produit un acide lactique *dextrogyre* ; le bacille d'EBERTH donne au contraire un acide lactique *lévogyre*.

C'est là, certes, un caractère différentiel, mais est-il suffisant pour élever le bacille typhique à la hauteur *d'une espèce* ? Cette propriété de faire dévier dans un sens différent le plan du polarimètre ne peut-elle appartenir à *une variété* ?

Donc, les réactions mêmes de l'EBERTH et de l'ESCHERICH, loin d'éloigner l'un de l'autre ces deux microbes, tendent, au contraire, à les rapprocher, et à faire de l'EBERTH une variété coliforme, offrant les caractères généraux de l'espèce et quelques caractères particuliers de la variété.

Si nous envisageons maintenant la question au point de vue de la réaction des cultures de bacille typhique et du bacterium coli vis-à-vis du sérum du sang des typhiques, réaction sur laquelle on voulait se baser pour diagnostiquer à coup sûr la fièvre typhoïde, que voyons-nous ?

Ici encore de simples nuances.

Le phénomène de l'agglutination, d'immobilisation et de fragmentation des microbes, si intéressant au point de vue de l'immunité acquise existe dans les deux cas. Il est seulement *plus marqué* lorsqu'il s'agit d'une culture d'EBERTH, ainsi que je l'ai dit plus haut.

Que reste-t-il à considérer ? Les réactions pathologiques

des deux microbes. Or, l'expérimentation montre qu'elles sont identiques : hypertrophie de la rate, congestion de l'intestin, tuméfaction des plaques de PEYER, plus rarement des exsudats fibrino-purulents. La marche thermique est également la même.

Le bacille d'EBERTH et celui 'ESCHERISCH ne se distinguent donc réellement que par leur morphologie et les procédés de coloration.

Mais ce microbe d'EBERTH, variété du coli commune, selon toutes vraisemblances, est-elle une variété fixe, capable de conserver indéfiniment ses caractères particuliers ? Peut-elle, dans des conditions biologiques spéciales, provenir directement de la transformation du bacterium coli *commune* ?

La première de ces propositions a été affirmativement résolue par les bactériologistes. Le bacille typhique cultivé donne du bacille typhique et le polymorphisme constaté par les bactériologistes ne prouve pas absolument qu'on se trouve en présence d'un *phénomène de retour*, puisqu'il « suffit de faire un réensemencement sur gélatine et sur gélose pour voir le bacille reprendre ses dimensions ordinaires » (DUFLOCQ).

La seconde proposition est plus difficile à résoudre. Il ne peut évidemment s'agir ici que de *probabilités* ; on n'est jamais arrivé jusqu'à présent à réaliser *en dehors de l'organisme* les conditions requises pour cette transformation. Ce n'est certes pas une raison absolue contre la possibilité de cette transformation, car les phénomènes biologiques sont d'une telle complexité, qu'ils sont presque irréalisables d'une façon expérimentale.

La possibilité de cette transformation, c'est-à-dire de *l'autotyphisation*, a été soutenue par d'éminents esprits. JACCOUD, entre autres, admet la possibilité de l'origine spontanée de la fièvre typhoïde, tout en avouant que ce mode de typhisme doi être plus rare que les autres. PETER a soutenu que la fièvre typhoïde pouvait être fabriquée de toutes pièces par le malade.

D'autre part, ainsi que je lis dans DUFLOCQ : « REMLIN-

GER et SCHNEIDER, par l'emploi de la méthode d'ELSNER isolent le bacille d'EBERTH des matières fécales d'individus non typhiques, ce qui *est un argument en faveur de l'auto-typhisation.*

D'autre part, la clinique apporte des arguments très sérieux à cette thèse.

Dans le cours de certaines maladies à manifestations intestinales qui n'ont dans leur essence rien de commun avec la fièvre typhoïde, on voit à un certain moment se produire des phénomènes très accentués de typhisation. N'est-ce pas là une preuve de la transformabilité du coli commune en bacille d'EBERTH? Il existe bien dans ces affections d'autres conditions anatomiques et biochimiques qui, pour moi, jouent un rôle considérable dans la typhisation, comme on le verra dans la description que je ferai ultérieurement de certaines maladies, mais cette transformabilité n'est pourtant pas à dédaigner, car elle peut être la mise en mouvement, la cause occasionnelle des lésions anatomiques et des perturbations biochimiques que nous pourrons observer.

Il y aurait lieu, dans ces conditions, de distinguer la fièvre *typhoïde vraie* des typhisations secondaires, parce que, dans le premier cas, le bacille typhique déjà formé, ayant comme variété une vie propre a été introduit dans l'organisme d'une façon quelconque (eau, aliments, etc.) et parce que, dans le second cas, le bacille typhique a été créé dans l'organisme même par transformation progressive du coli commune. Cette double origine du bacille d'EBERTH rend bien compte de cette sorte de régularité de la typhoïde vraie; des tâtonnements, des irrégularités de la période initiale des typhisations secondaires.

Frappé, dans le cours d'une violente épidémie de malaria. de la fréquence des typhisations secondaires, alors qu'aucun cas de fièvre typhoïde franche ne pouvait être observé, j'ai été amené dans un travail qui parut en avril 1902, dans LA LANTERNE MÉDICALE de Port-au-Prince, à écrire ce qui suit: « Certaines maladies ne sont-elles pas propres par *leur action sur le tube digestif* à produire un état intestinal, capable de favoriser la transformation du bacterium coli en EBERTH, c'est-à-dire cliniquement l'éclosion d'une typhisation ?»

« Il reste donc à déterminer en *dehors des cas de contagion*, quelles sont les conditions qui pourraient créer cet état morbide spécial de l'intestin, propre à la transformation du coli commune en EBERTH, c'est-à-dire propre à engendrer l'auto-typhisation. Car la contagion n'est pas d'une façon rigoureuse en opposition avec la théorie de la transformabilité. Un microbe transformé peut fort bien acquérir des caractères morphologiques et physiologiques, et des propriétés qu'il n'avait pas auparavant. Dans ces conditions, toutes les fois que dans le cours d'un processus morbide, nous constaterons des symptômes, rappelant plus ou moins la fièvre typhoïde, nous serons autorisés à dire qu'il y a eu à un moment donné typhisation *et non point réellement fièvre typhoïde*. Ceci a une certaine importance au point de vue clinique, car il force à un diagnostic plus exact. La maladie, cause de la typhisation, n'est point reléguée au second plan ou ne disparaît pas aux yeux, dans l'obscurité déroutante d'une clinique incertaine.

De même si dans le cours d'une autopsie, le malade ayant présenté de son vivant *une affection à détermination intestinale*, vous trouvez une tuméfaction des plaques de PEYER et des follicules isolés, des ulcérations même de ces organes lymphoïdes, vous n'êtes pas autorisés même dans ces cas à dire—*le bacille* d'EBERTH *fut-il présent*—que vous avez affaire à une fièvre typhoïde.

Ces lésions sont des lésions banales que l'on peut rencontrer même dans l'entérite aiguë, qu'on a signalées également dans la malaria. Vous êtes en droit de dire que telle ou telle affection a créé à un moment donné de son évolution, des phénomènes de typhisation *plus ou moins marqués* et vous pourrez penser que cette affection a pu favoriser la transformation sur place du bacterium coli commune en EBERTH, puisque, somme toute, vous avez constaté sa présence dans l'organisme. »

Cette assez longue discussion a son utilité, comme on le

verra à la suite de cette étude. Je ne me serais certainement pas occupé dans un Traité des maladies des pays chauds de la fièvre typhoïde à cause de la rareté même de de cette affection en Haïti; mais on a, en général, une tendance si regrettable à diagnostiquer la fièvre typhoïde, toutes les fois qu'on se trouve en présence d'une fièvre continue à manifestations gastro-intestinales qu'il était nécessaire d'essayer de trancher cette question doctrinale. Envisagées dans le sens que j'indique. les fièvres intertropicales deviennent, comme on le verra par la suite, d'une compréhension simple et facile CORRE a dit dans son Traité des maladies des pays chauds : « La psorentérie ulcéreuse n'est le caractère exclusif d'aucune affection typhique en particulier. Si elle atteint son *plus haut degré* dans la fièvre typhoïde, elle s'observe en des maladies qui n'ont avec cette pyrexie aucun rapport immédiat; faute de vouloir le reconnaître, on continuera à décrire sous la dénomination de dothiénentérie des états qui n'appartiennent pas à la fièvre typhoïde et l'on ne sortira pas du chaos des fièvres intertropicales. »

Les considérations auxquelles je viens de me livrer me permettent d'ajouter qu'en présence même du bacille d'EBERTH et de ses réactions, la transformabilité du bacille d'ESCHERICH en EBERTH étant chose probable, on devra, lorsque la maladie initiale aura revêtu les allures d'une affection autre que la fièvre typhoïde, considérer la typhisation comme une complication secondaire. La clinique y gagnera et la thérapeutique aussi.

ANATOMIE PATHOLOGIQUE.

La typhotoxine comme un certain nombre d'autres toxines d'origine microbienne porte ses effets sur le tube digestif et en particulier sur l'intestin grêle. On peut trouver une altération des plaques de PEYER et des follicules clos depuis le duodénum jusqu'à la valvule iléo-cœcale, mais il est vrai de dire que le maximum des lésions se rencontre dans la dernière portion de l'iléum.

L'intégrité du gros intestin, bien qu'il n'en soit pas toujours ainsi, contraste en général d'une façon singulière avec celui de l'iléon avoisinant la valvule. Les altérations intestinales consistent en une hyperplasie des glandes de PEYER et des follicules isolés, plus particulièrement remarquable sur les glandes et follicules de la portion libre de la circonférence intestinale. Les glandes de PEYER (follicules agminés) offrent deux types anatomo-pathologiques: les plaques dures et les plaques molles.

Les plaques dures font au-dessus de la surface générale de l'intestin des saillies plus ou moins marquées; leur consistance est assez grande. Leur coloration plus ou moins blanchâtre ou grisâtre tranche sur la couleur rouge ou violacée de la muqueuse intestinale. Ordinairement uniforme, la surface libre des plaques peut avoir un aspect irrégulier, comme réticulé ou aréolaire (plaques gaufrées).

Les plaques molles à peine saillantes et sans consistance contrastent par leur aspect avec les plaques précédentes. Leur coloration se rapproche beaucoup de celle de l'intestin.

JACCOUD, dans son Traité de pathologie interne trace de l'ulcération, qui, le plus souvent, fait suite à l'infiltration typhique, le tableau suivant: L'ulcération typhique de l'intestin peut n'occuper que quelques points isolés de la plaque infiltrée ou bien elle en intéresse toute la surface et égale en profondeur la masse d'infiltration, pénétrant ainsi jusqu'à la couche musculeuse; dans ce cas, l'ulcère a la grandeur et la forme elliptique des plaques de PEYER ; parfois il n'existe que de petites érosions intéressant seulement la muqueuse qui recouvre la plaque. Sur les follicules isolés le processus est le même, mais les ulcérations sont petites, rondes ou cratériformes. Le grand diamètre des ulcères elliptiques correspond à l'axe longitudinal de l'intestin; le bord est feomé par une pellicule muqueuse détachée du fond de l'ulcère sur une largeur de quelques millimètres, d'une couleur rouge bleuâtre qui tourne plus tard au gris ardoisé ; le fond de la perte de substance est constitué par la musculeuse, plus souvent par une couche très mince et très délicate du tissu sous-muqueux. » Avant d'arriver à la période ulcéreuse, la plaque de PEYER ou le follicule isolé parcourt trois stades : un stade de congestion, un stade d'infiltration typhique, un stade de ramollissement et d'élimination (ROKITANSKY).

Les autres altérations intestinales consistent dans une congestion intense de la muqueuse avec desquamation épithéliale (entérite catarrhale).

Les ganglions mésentériques « injectés au début se tuméfient bientôt. Leur tissu est alors d'un rouge bleuâtre, plus tard il se décolore et devient gris, rougeâtre ou blanc en même temps qu'il prend un aspect lardacé. Le volume des ganglions augmente pendant toute la durée du processus typhique et il atteint son maximum au moment de la formation des ulcères intestinaux. La lésion des glandes est variable en étendue ; en général elle répond pour le siège et l'intensité à l'ulcération ; et dans les cas exceptionnels où le processus typhique porte sur le jéjunum ou sur les colons, ce sont les ganglions correspondants qui sont atteints. »

La *rate* augmente également de volume, parfois dans des proportions considérables (de 2 à 5 fois plus grosse). Son parenchyme est ramolli jusqu'à la diffluence, il a une couleur violette ou rouge-noire ; dans quelques cas la membrane d'enveloppe se rompt et il y a un épanchement de sang dans le péritoine, dans le foie, dans la rate et dans les reins, on trouve parfois de petits foyers de formations cellulaires et nucléaires. JACCOUD, Path. Int. »

Telles sont les lésions fondamentales.

La muqueuse des voies respiratoires est presque constamment atteinte à des degrés variables. Depuis la bronchite la plus légère jusqu'à la pneumonie ou la broncho-pneumonie la plus intense.

Altération du sang ; dans certains cas, dégénérescence granulo-graisseuse ou cireuse des muscles, parfois même myosite suppurative.

De cette descripion anatomo-pathologique abrégée de la fièvre typhoïde, il faut surtout retenir que le poison typhique, la typhotoxine, soit par son action directe soit par l'intermédiaire du coli bacille, produit une entérite desquamative et des lésions glandulaires plus ou moins étendues, plus ou moins profondes de l'intestin grêle, qui aboutissent en général à la formation de *l'ulcération intestinale*. Les lésions des ganglions mésentériques pour être *constantes* ne m'en paraissent pas moins sous la dépendance de l'inflammation et plus tard de l'ulcération des follicules isolés ou des plaques de PEYER; celles de la rate dépendent de l'infection secondaire.

Il est important de rechercher ce qui dans l'empoisonnement typhique revient en propre au poison typhique lui-même et ce qui peut ou doit être attribué aux altérations organiques produites par ce poison.

L'étude des formes cliniques de la fièvre typhoïde rapprochée des particularités qu'on observe pendant l'évolution des lésions anatomo-pathologiques de cette maladie permet de faire assez bien la part de l'un et de l'autre.

A côté de la forme habituelle de la fièvre typhoïde, qui évolue d'une façon régulière et normale, où l'on peut considérer le poison comme *moyennement* virulent, il existe des cas où la virulence est faible, d'autres, au contraire, où elle est très grande.

Dans le premier cas, l'impression toxique est insuffisamment violente pour que les altérations intestinales parcourent tous leurs stades évolutifs; on a affaire à des formes *abortives*, typhus levissimus, ambulatorius, typhoïdette… Dans le second cas, l'intensité du poison est si grande ou la sensibilité individuelle vis-à-vis du poison telle que la maladie n'a pas le temps de parcourir ses stades successifs. Le malade est frappé d'emblée avec une sévérité extrême : telles sont les formes ataxique, adynamique et ataxo-adynamique où les malades *dès le début* de l'affection offrent une température excessive et des désordres nerveux de la plus haute gravité.

Voilà, je pense, la part réelle qu'on peut faire au poison. Et, cette manière de se comporter du poison n'est pas propre à la typhotoxine; on l'observe dans nombre d'autres affections à manifestations gastro-intestinales parmi lesquelles je ne veux pour le moment citer que la dysenterie aiguë.

L'effet du poison se fait-il sentir pendant toute la durée de la maladie, c'est-à-dire, le microbe typhoïdien continue t-il d'agir pendant toute la période fébrile? La chose n'est pas probable. On sait en effet que, peu de jours après le début de la fièvre typhoïde, *l'individu est immunisé puisque le sérum de son sang a acquis des propriétés telles qu'il peut agglutiner, immobiliser, fragmenter, autrement dit, détruire le microbe d'Eberth*, ce, pendant que certains émonctoires et, en particulier le rein, éliminent le poison, pendant que le foie le transforme et l'excrète. Cette élimination n'a rien d'hypothétique. M^r le professeur BOUCHARD l'a démontrée dans les pyrexies toxiques en général, Mr ALBERT ROBIN dans la fièvre typhoïde en particulier (toxicité des urines typhiques) L'*éphémérité* de l'action du poison typhique estelle compatible avec les récidives ou les rechutes qu'on observe si fréquemment dans la dothiénentérie? Certes non. Mais d'abord, est-il certain que ces rechutes et ces récidives soient toujours attribuables à un nouvel empoisonnement typhique?

Dans certains cas, la chose est possible; par exemple, dans le cas de Thoinot où dans une typhoïdette on constate *l'absence de réaction* mais, par la suite, le malade fait une rechute plus grave et la réaction apparaît; dans celui de COURMONT qui dans un cas de fièvre typhoïde constata l'absence de la réaction d'agglutination. On conçoit que dans ces conditions, rien ne s'opposant au développement du bacille typhique, celui-ci puisse après une première poussée en déterminer une seconde et même une troisième.

Mais dans le cas où le sérum du sang est doué de pouvoir agglutinatif, où il y a, somme toute, *immunisation*, le processus pathogénique doit être différent.

Je l'explique de la façon suivante : un certain nombre de plaques moins sévèrement impressionnées que d'autres par le poison typhique persistent pendant un temps plus long sous forme de plaques simplement tuméfiées. Et à un moment donné, alors que celles qui étaient ulcérées les premières sont presque ou totalement cicatrisées, ces dernières se ramollissent et s'ulcèrent à leur tour, sous l'influence du mauvais état général et peut-être aussi de quelques conditions locales défavorables ou bien encore par la destruction de la couche protectrice à la suite d'écarts de régime ou de déplacements précoces.

Mais d'où vient, si l'effet du poison typhique est si éphémère, cette persistance remarquable, cette continuité de la fièvre?

Ici intervient un processus pathogénique nouveau, qui dépend de la *lésion anatomique* et qui permet de considérer le second stade de la fièvre typhoïde, stade éminemment pyrétique, comme une *véritable complication* de la maladie initiale. Et, ce n'est pas seulement dans la fièvre typhoïde que nous trouvons possible cette division en *stade toxique* et *stade de complication*. J'ai déjà cité la dysenterie parmi les affections à manifestations gastro-intestinales. Je puis citer encore pour montrer qu'il ne s'agit pas d'un fait particulier, la variole, par exemple, où l'énanthème occupe plus particulièrement les voies bronchiques et l'exanthème est cutané. Le premier stade ou *stade toxique* se montre avec un fracas plus ou moins grand suivant l'intensité de la virulence du poison : la mort par empoisonnement variolique peut arriver avant même l'apparition des boutons. A leur apparition, la maladie semble épuisée, finie. La fièvre tombe... Si le second stade, le stade de complication ne se montre pas, comme dans la varioloïde par exemple, le malade entre en convalescence. S'il se produit, *la fièvre se rallume* et son intensité, sa durée, sont sous la *dépendance directe* de la suppuration, c'est-à-dire *de la complication*. Je pourrais citer d'autres exemples, je les réserve pour plus tard.

Il en est pour la fièvre typhoïde comme pour la variole. Dans les cas où le poison typhique n'est pas assez violent pour produire le ramollissement et l'ulcération de l'énanthème typhoïdique, *la fièvre tombe* et le malade entre en convalescence. Lorsque la lésion anatomique existe, la fièvre persiste. Son intensité et sa durée sont aussi sous la dépendance de la lésion anatomique. Et il faut avouer que par son siège, par la physiologie spéciale de l'intestin et surtout de l'intestin grêle, par la résorption des poisons si nombreux d'origine intestinale, cette lésion est bien propre à expliquer la fièvre, la stupeur, la septicémie qu'on peut observer dans cette affection.

Mais cet état typhoïde spécial est-il propre à la fièvre typhoïde?

Vraiment non. On pourra le trouver plus ou moins marqué dans toutes les affections *aiguës* à manifestations *ulcéreuses* gastro-intestinales : dysenterie à forme typhoïde, pa lustre typhoïde, etc., etc.

Si dans ces affections, l'état de stupeur n'est peut-être pas tout-à-fait aussi marqué que dans la fièvre typhoïde, cela tient sans doute au siège et à l'étendue des lésions (gros intestin) où les phénomènes de résorption sont moins intenses, où la désinfection par les lavements antiseptiques est beaucoup plus facile.

Ce qui le prouve bien, c'est que dans la fièvre typhoïde en dehors du premier stade, *stade toxique*, la fièvre suit une marche absolument parallèle à la lésion anatomique et tend à disparaître avec les progrès de la cicatrisation ou de l'*extériorisation* de l'ulcère.

Il ne suffit pas, en effet, qu'il y ait ulcère intestinal pour que les phénomènes typhoïdiques se produisent; il faut que l'ulcération se soit formée avec une certaine rapidité, que les tissus sous-jacents à l'eschare soient à même de résorber les produits toxiques intestinaux, et ces conditions se trouvent réalisées on ne peut mieux dans la fièvre typhoide, la dysenterie aiguë, la malaria, etc.

Lorsque les ulcérations se produisent lentement, ou lorsqu'elles affectent une allure de chronicité, la couche isolante qui se forme défend l'organisme contre ce processus aigu d'empoisonnement : dysenterie chronique, ulcérations tuberculeuses de l'intestin, etc., etc.

En dehors de la complication *fièvre* que commande dans le 2e stade de la fièvre typhoïde la présence des ulcératins, on peut trouver certaines autres complications dépendant de la profondeur plus ou moins grande de l'eschare intestinale : hémorrhagies et péritonites avec ou sans perforation.

Signalons enfin les complications pulmonaires, les endocardites, les myocardites, l'inflammation des méninges, l'érysipèle de la face, les abcès, entre autres la parotidite suppurée, enfin l'hépatite parenchymateuse que révèle, dit Jaccoud, un ictère grave.

Je n'insiste pas sur ces complications d'origine infectieuse bien connues et bien décrites. Il y aurait lieu de m'appesantir sur l'hépatite parenchymateuse, mais je préfère traiter cette question à l'occasion des maladies où cette complication est plus habituelle.

ETUDE CLINIQUE DE LA FIÈVRE TYPHOÏDE.

La fièvre typhoïde est une affection facile à diagnostiquer par l'ensemble de sa symptomatologie et son allure clinique, bien qu'elle ne possède aucun signe qui lui soit propre.

Dans le premier stade de la dothiénentérie, stade de toxicité, on retrouve des symptômes communs à toutes les maladies virulentes. « Une céphalalgie violente, principalement frontale, des tintements et des bourdonnements d'oreilles, parfois de la photophobie, souvent des épistaxis de nombre et d'abondance variables Il se peut, dit M. Jaccoud auquel j'emprunte ce tableau, que dans les deux ou trois premiers jours, le malade ait encore assez de force pour se tenir debout ou au moins pour s'asseoir dans son lit, mais même alors le caractère adynamique de la maladie apparaît nettement. Le patient est aussitôt pris de vertiges, il trébuche sur ses jambes, il pâlit. Dans tous les cas, il y a une sensation pénible de brisement et d'impuissance dans les membres ; mais certains individus accusent de véritables douleurs dans les membres inférieurs, dans les lombes et parfois on voit succéder à ces symptômes une paraplégie temporaire ou persistante. »

La typhotoxine étant un poison éminemment pyrétogène, la *fièvre* apparaît dès le début de l'affection. Elle se comporte de façon différente suivant la quantité ou la virulence du poison et suivant aussi le degré de résistance que peut offrir l'organisme. Dans la plupart des cas, elle s'élève progressivement chaque soir, offrant le matin une certaine rémission jusqu'au 7e ou 8e jour, où elle atteint la *période dite de plateau.*

Dans d'autres cas, la fièvre peut, précédée d'un frisson plus ou moins violent, atteindre dès le début de la maladie à une hauteur considérable, excessive.

Cette marche insolite de la température prouve une toxicité très grande ou une production considérable de typhotoxine et, de fait, elle indique presque toujours une forme grave d'emblée, ataxique, adynamique, ataxo-adynamique. L'individu, dans ce cas, peut mourir dans le premier septénaire. Lorsqu'il résiste, il n'est pas rare d'observer le fait suivant: la fièvre, comme on peut le voir dans la belle courbe, fig. 73 de JACCOUD, diminue d'intensité. *Il semble que l'individu par une immunisation progressive, commence à combattre avantageusement la typhotoxine.* Ce phénomène n'avait pas échappé à WUNDERLICH qui signale le matin du 7e jour une *rémission subite et temporaire* d'un à 2 degrés 1/2.

Mais la période des ulcérations arrive. De nouvelles causes pyrétogènes se montrent. Aussi, la fièvre, qu'elle ait eu une ascension progressive ou qu'après avoir été très élevée, elle ait commencé à baisser, s'établit-elle intense, presque sans rémission matinale, offrant à l'observateur le plateau typhique dans toute sa beauté.

La période de plateau dure en général une huitaine de jours, parce que dans cette période les ulcérations typhiques pompent sans défense aucune des poisons d'origine intestinale, dont l'action pyrétogène peut être considérable, des microbes même qui, transportés au loin, peuvent donner naissance par une infection sérieuse aux diverses complications que j'ai signalées plus haut. Le malade, pendant la période des ulcérations *vives*, est en proie à deux ennemis redoutables : l'intoxication et l'infection.

Cependant la fin du 2e septénaire arrive, et avec elle commence la cicatrisation ; les matières toxiques sont résorbées en moindre quantité ; la fièvre s'élève encore le soir, mais de moins en moins, tombe chaque matin plus bas, jusqu'à atteindre la normale: *c'est la descente en lysis*. Il y aurait erreur de croire qu'à la fin du 3e septénaire, la cicatrisation soit absolument complète ; mais l'ulcère est en général, dès ce moment, isolé du reste de l'organisme par la formation d'une couche de défense ; il est, comme je l'ai dit plus haut, *extériorisé*.

On comprend aisément que nombre de conditions peuvent influer sur la durée de la période de plateau, d'une part, et sur le mode de descente de la fièvre, d'autre part. Que l'extériorisation des ulcérations tarde pour une raison ou pour une autre, et le plateau typhique se prolongera 10, 12, 15 jours et même plus. Qu'au contraire, les ulcérations soient assez peu nombreuses, que la couche de défense des ulcérations s'établisse rapidement, la source des poisons étant tarie, la fièvre allumée une dernière fois tombera brusquement du 13e au 18e jour : *c'est la défervescence brusque*.

Mais comme je l'ai dit plus haut, cette couche de protection des ulcères contre l'absorption des poisons intestinaux peut être détruite par un écart de régime, par un déplacement trop précoce, ou bien de nouvelles et tardives ulcérations peuvent se former. Vous êtes alors en présence d'une rechute.

Celle-ci pourra être de courte durée, si l'effraction de l'ulcération est peu importante et vite réparée. La rechute pourra se montrer aussi sévère au point de vue de la fièvre que le second septénaire, si elle est due à l'ulcération tardive de nouvelles plaques de PEYER. Cette conception permet de s'expliquer aisément toutes les irrégularités de la période terminale de la dothiénentérie (stade amphibole de WUNDERLICH) et ces retards parfois désespérants apportés à la guérison.

Tout ce que je viens de dire suppose, bien entendu, l'intégrité absolue ou suffisante des émonctoires et en parti-

culier des reins. Si leur fonctionnement régulier est entravé
par une maladie antérieure ou s'il se déclare du fait de la
dothiénentérie une néphrite infectieuse, l'élimination des
poisons cesse; ils s'accumulent rapidement dans l'organisme : *oportet ut œger moriatur !*

La fièvre, du moins *dans la période des ulcérations* et dans
la période de la réparation—cette distinction est capitale—
n'a rien de propre à la fièvre typhoïde. Elle pourra se
comporter exactement de la même manière dans toutes
les affections aiguës à manifestations gastro-intestinales.

Pas plus que la fièvre, les troubles observés du côté de
l'appareil digestif n'appartiennent en propre à la dothiénentérie. Ces signes peuvent se rencontrer dans toute affection aiguë à manifestation gastro-intestinale, et en particulier dans la malaria aiguë, comme on le verra plus loin.
Les voici, ainsi que les décrit M. le Professeur JACCOUD :
« L'appétit est totalement perdu, la soif est vive, le goût
est mauvais, fade ou amer ; la langue est chargée d'un enduit blanchâtre ; elle peut être dans les tout premiers jours
large, étalée et humide et montrer même sur les bords
latéraux les empreintes des dents ; mais cet état qui manque souvent n'est que momentané et bientôt dès le 4e ou
le 5e jour la langue présente des particularités caractéristiques (?) qui vont s'accentuant toujours plus. Elle se sèche
plus rapidement que dans les autres maladies aiguës, elle
devient étroite, effilée, en même temps que l'enduit épithélial qui la recouvre se détache de la pointe et des bords,
de sorte que la partie centrale restée blanche ou blanc-
jaunâtre est entourée d'une zone rouge-vif disposée comme
un triangle isocèle à base postérieure ; dans d'autres cas,
c'est au contraire sur le centre de l'organe que l'enduit
disparaît et cette région moyenne tranche comme un V au
milieu de la couche blanche.

« Il peut arriver que la diarrhée existe dès le début, mais
ce n'est vraiment pas la règle, à moins que le malade n'ait
pris quelque purgatif. Les deux ou trois premiers jours,
la constipation est ordinaire ; puis les matières deviennent
semi-molles et elles ne sont plus moulées ; enfin ap-

paraissent les selles liquides, dont la fréquence, variable chez les divers malades, va croissant jusque vers le milieu ou la fin de la seconde semaine. Les matières sont abondantes, fluides, d'une couleur jaune-ocre *presque* caractéristique (?); elles ont une odeur très forte, une réaction alcaline et forment par le repos deux couches distinctes : la supérieure, liquide, renferme beaucoup de sels, des matières extractives provenant de la bile. de l'épithélium, des noyaux libres, des cristaux de phosphate ammoniaco-magnésien et de la graisse sous l'aspect d'une masse finement ponctuée. La couche inférieure plus consistante contient avec des éléments analognes une quantité de concrétions molles, jaunâtres, constituées par un mélange de graisse, d'albumine, de pigments et de sels calcaires (SIMON, ZIMMERMANN).

...... « Le plus ordinairement le nombre des selles, même dans le moment où elles sont le plus fréquentes, ne dépasse guère six à dix par jour. Elles ont lieu sans efforts, ne provoquent aucune douleur ; mais, dès que la diarrhée existe, on peut percevoir par la palpation de la région iléo-cœcale un *gargouillement* plus ou moins prononcé. Ce bruit qui est produit par le conflit des matières avec les gaz intestinaux n'a *point la valeur diagnostique qui lui avait été longtemps assignée.* »

J'en dirai autant de la douleur qu'on peut éveiller par la pression de la fosse iliaque droite. Elle indique simplement la prédilection des ulcérations typhiques pour la dernière portion de l'intestin grêle et surtout la possibilité, grâce à l'existence d'un plan de résistance, de comprimer cette portion. Mais la douleur de la fosse iliaque droite existe aussi bien lorsqu'il y a des ulcérations du cœcum dépendant d'une affection autre que la dothiénentérie. Le *météorisme* existe d'une façon pour ainsi dire constante dans la fièvre typhoïde, mais on le trouve dans bien d'autres maladies à manifestation intestinale.

Ajoutez à ces signes le gonflement de la rate, perceptible vers le 5e ou 6e jour, l'existence assez fréquente d'une angine catarrhale, les manifestations bronchitiques, bronchopulmonaires ou pulmonaires parfois si intenses, et vous aurez les symptômes qu'on rencontre généralement dans la fièvre typhoïde, mais dont aucun n'est véritablement pathognomonique.

Les phénomènes cérébraux des formes moyennes, « cauchemars, indifférence pour les personnes et les choses, l'apathie intellectuelle, la lenteur des réponses, le délire doux, tranquille, monotone, nocturne, apparaissant vers le dixième jour, me paraissent avoir plus d'importance diagnostique. Pendant le jour, le malade est dans la somnolence ; il sort de cet état, s'il est interpellé, et fait le plus souvent des réponses raisonnables ; mais vers le soir, il commence à marmotter des paroles incohérentes, il s'agite, et ce subdelirium persiste jusqu'au matin ; à ce moment, un sommeil de courte durée met souvent fin au trouble de l'idéation, et, une fois réveillé, le patient retombe pour la journée dans la somnolence tranquille de la veille ou tout au moins dans un état de stupeur (*tuphos*) qui a valu son nom à la maladie. »

Il est certain qu'à égalité d'intensité, aucune maladie à manifestation intestinale ne produit une stupeur analogue à celle que nous observons dans la fièvre typhoïde.

Dans la malaria aiguë, forme entéritique entre autres, où les lésions intestinales sont si marquées, il ne m'a été qu'exceptionnellement donné d'observer de la stupeur.

Dans les cas plus graves, les phénomènes cérébro-spinaux s'accentuent : délire vif et précoce qui nous achemine insensiblement à la forme ataxique.

Les urines subissent pendant le cours de la fièvre typhoïde certaines modifications. On les trouve diminuées pendant la période d'état de la maladie ; elles augmentent jusqu'à la polyurie dans la période terminale. D'après A. ROBIN, pendant qu'existe la fièvre, les urines sont acides ; lorsqu'elle tombe, elles deviennent alcalines. Elles renferment généralement un peu d'albumine. Celle-ci n'est en grande quantité que lorsqu'il existe une néphrite infectieuse. L'excrétion de l'urée, d'après A. ROBIN, est inférieure à la normale pendant la durée de la fièvre. Elle devient très-abondante au moment de la défervescence La nutrition est fortement impressionnée : le typhique, ne mangeant pas, se nourrit aux dépens de son organisme, d'où un amaigrissement parfois considérable.

L'exanthème ou roséole typhoïde (tâches rosées lenticulaires), s'observe fréquemment dans la fièvre typhoïde. Elle est caractérisée par l'apparition sur le corps, principalement sur le tronc de petites « tâches de la grandeur d'une lentille, sans saillie notable, qui s'effacent complètement par la pression pour reparaître immédiatement après. » JACCOUD. Ces tâches peuvent être plus ou moins nombreuses, parfois elles offrent une confluence remarquable.

Certains auteurs attachent une importance considérable à l'existence des tâches rosées lenticulaires. Certes, on ne peut leur nier une certaine importance diagnostique, lorsqu'elles se montrent comme *complément symptomatologique* de la fièvre typhoïde, mais, ainsi que le Professeur JACCOUD lui-même le reconnaît, *elles ne sauraient avoir une valeur pathognomonique.*

Ce diagnostic même de la tâche rosée lenticulaire offre certaines difficultés dans les pays à moustiques. Ainsi que je l'ai écrit autrefois, dans la LANTERNE MÉDICALE, rien ne ressemble plus à une tâche rosée lenticulaire qu'une *piqûre de moustique.* Il faut y regarder de très-près pour les différencier, et encore n'arrive-t-on pas toujours à le faire. J'ai eu bien souvent l'occasion d'expérimenter ce fait sur des individus absolument indemnes de toute maladie. Les traces de la piqûre disparaissent ; une tâche persiste qui, comme dimension, forme, coloration et autres caractères, rappelle absolument celles qu'on constate chez les dothiénentériques.

CHAPITRE IX.

FIÈVRE PALUDÉENNE.

ETIOLOGIE ET PATHOGÉNIE.

L'influence des marécages sur la production des fièvres paludéennes est connue depuis l'antiquité la plus reculée. Cette condition, présence de marais, d'étangs, de flaques d'eau croupissante- est beaucoup plus importante que la question de latitude ; car la zone d'action de l'impaludisme est immense. Je n'ai pas à faire une étude spéciale pour Haïti, les conditions étiologiques et pathogéniques générales y étant les mêmes que partout ailleurs. C'est le long de nos côtes, dans nos plaines marécageuses que la maladie existe avec le plus d'intensité ; mais contrairement à ce qui se montre partout où l'hygiène publique est en honneur, les grandes villes d'Haïti ne sont point un refuge contre l'impaludisme, et Port-au-Prince, la capitale, ville de près de 80.000 âmes, voit se produire de temps à autre des épidémies vraiment meurtrières. Cela tient à l'imperfection du système de canaux destinés à l'écoulement des eaux et au voisinage dangereux de marais dans certains quartiers bas de la ville.

L'influence des pluies prolongées et des travaux de terrassement dans des régions humides n'avait point échappé aux observateurs. Qu'est-ce que l'impaludisme et comment se contracte cette maladie ?

Cette question extrêmement intéressante a donné lieu à d'innombrables travaux. C'est au siècle qui vient de finir qu'appartiennent les découvertes étiologiques et pathogéniques les plus importantes de la malaria. On sait depuis les remarquables travaux de LAVERAN (1879 à 1891) que le paludisme a pour cause la présence dans le sang de parasites spécifiques, les hématozoaires de LAVERAN. Ces hématozoaires se présentent sous quatre formes : 1º les corps sphériques, 2º les flagella, 3º les corps en croissant, 4º les corps segmentés ou en rosaces.

L'influence des marécages et des terres détrempées étant indéniable comme *cause première* de l'impaludisme, on a cherché à isoler dans l'eau des marais et dans le sol les germes de cette affection ; mais les recherches les plus minutieuses sont restées sans résultat. L'habitat extérieur des parasites de LAVERAN reste donc inconnu. Ceci tient peut-être à ce qu'en dehors de l'organisme leur forme est différente de celle qu'ils ont dans le sang, comme le pense F. WIDAL (Tr. de Méd. de CHARCOT et BOUCHARD).

Comment le parasite pénètre-t-il dans le sang ? Cette question, indépendante de celle de la *contagiosité* qui semble aujourd'hui résolue, reste encore debout. On ignore, malgré les nombreuses expériences entreprises, si l'eau et l'air ne sont pas *causes premières* de l'impression pathogène de l'organisme. Cette question est moins spéculative qu'elle ne paraît au premier abord, car dans les localités dites salubres, celles où ni l'eau ni la terre ne produisent les parasites du paludisme, les anophèles vivent côte à côte avec l'homme sans le moindre inconvénient pour ce dernier.

Quoiqu'il en soit, il semble aujourd'hui bien prouvé, que les moustiques et en particulier les anophèles jouent un rôle considérable comme cause de *propagation* du paludisme.

Le remarquable rapport de Mr le Professeur R. BLANCHARD à l'Académie de Médecine de Paris a bien résumé et mis au point cette importante question. On sait que le parasite puisé chez l'homme atteint d'impaludisme acquiert chez le moustique un regain de vitalité, forme sur la paroi externe de l'estomac de cet insecte de petites poches kystiques remplies de spirozoïtes ; que ces spirozoïtes gagnent la trompe du moustique et s'introduisent dans le sang de l'individu sain au moment où celui-ci est piqué, y pullulent et subissent certaines transformations (mérozoïtes) qui les conduisent aux formes si bien décrites par LAVERAN.

Cette notion pathogénique nouvelle explique bien des faits restés jusqu'alors assez obscurs : l'apparition d'épidémies plus ou moins violentes de malaria, la propagation à distance des fièvres palustres, les éclosions d'épidémies de malaria à bord de navires, l'influence du desséchement des marais sur l'extinction du paludisme. Elle ouvre à l'hygiène publique une voie qui sera certainement très-féconde en résultats. L'extermination des moustiques est à l'ordre du jour : nul doute qu'en y arrivant, on ne réduise dans des proportions considérables les ravages du paludisme.

La période d'incubation de l'impaludisme, c'est-à-dire l'intervalle qui s'écoule entre l'introduction des germes pathogènes et l'éclosion des premières manifestations morbides est fort variable. Elle est en général de quelques heures à douze jours ; mais il semble, de l'avis de médecins très-compétents en la matière, que le parasite peut séjourner plusieurs mois dans l'organisme avant d'y déceler sa présence par ses réactions morbides habituelles.

ANATOMIE PATHOLOGIQUE.

L'anatomie pathologique de la malaria comprend l'étude de deux ordres de lésions : les unes *incontestées*, les autres détournées de leur signification réelle par une sorte de suggestion doctrinale.

Parmi les premières, il faut ranger les *altérations du sang* que Kelsch et Kiener ont décrites d'une façon si remarquable dans leur traité des maladies des pays chauds et certaines *altérations organiques* relevant les unes de la mélanémie directement, les autres d'intoxications certaines, bien que mal définies, dépendant de lésions du tube gastro-intestinal.

Nous ne saurions ici que les résumer, renvoyant les lecteurs désireux d'informations plus amples au travail original de Kelsch et Kiener.

« Le poison palustre, disent-ils, est un poison essentiellement destructeur des globules sanguins. » Il met en liberté l'hémoglobine du sang, qui prise par le foie, est éliminée sous forme de pigments biliaires. A un degré plus avancé de destruction globulaire, l'hémoglobine dissoute dans le plasma est en trop grande quantité pour que le foie la transforme entièrement. Un autre organe dépuratoire, le rein, entre en fonction et alors apparaît l'*hémoglobinurie*. C'est toujours une fâcheuse complication, parceque le passage de cette substance anormale irrite la glande et produit l'inflammation « Dans les cas graves enfin, l'oblitération est si étendue que l'anurie survient bientôt et la mort est le résultat de la rétention de l'hémoglobine et de ses dérivés, jointe à celle des produits de l'excrétion urinaire. » Un des phénomènes fréquemment observés dans ces cas, l'ictère, est diversement interprété. Pour PONFICK, l'ictère n'apparaîtrait que dans les formes très-graves et serait essentiellement *hématogène*; pour KELSCH et KIENER, qui s'appuient sur les expériences de STADELMANN en 1881 (action de la toluylendiamine à faible dose sur le foie) l'ictère ne caractérise pas d'une façon absolue les formes graves. Il peut apparaître dans les formes même légères et provient dans ces cas « d'une résorption biliaire, dépendant de l'épaississement de la bile et de son difficile écoulement dans ses conduits. »

Les déchets globulaires sont pris par le foie, la rate, les reins et la moelle des os.

Le sang subit, du fait de cette destruction globulaire, certaines modifications importantes. De l'avis de KELSCH et KIENER, la masse du sang en général paraît diminuer « on n'observe pas dans la malaria au même degré que dans d'autres maladies aigues, comme la fièvre typhoïde, une hypérémie généralisée à tous les organes. »

La coloration du sang dans les cas aigus est brune; elle devient par la suite de plus en plus pâle. Le sang est en général fluide et lent à se coaguler.

Dans la malaria, la décroissance du nombre des globules est extrêmement rapide : « elle est, toutes choses égales, en rapport avec la durée de l'accès et la gravité des symptômes, mais elle dépend aussi de la période de l'intoxication. Dans une fièvre de première invasion, chez un sujet dont le sang présente encore sa richesse normale, les 'pertes globulaires sont en général très-prononcées, mais elles sont suivies d'une tendance franche à la réparation après la cessation de la fièvre. Au contraire, dans les fièvres récidivées, les déficits produits par chaque accès, sont moins accusés, mais il y a peu ou point de tendance à la rénovation des globules. »

Certaines altérations morphologiques des globules sont à noter.

Les hématies dans une série de mensurations faites par le professeur KELSCH avaient un diamètre supérieur à la normale 8 à 9 *m*, 4. A côté de ces hématies, on rencontre de véritables formes géantes 12 *m*. Dans d'autres cas, on observe la prédominance de globules nains mesurant de 3 à 6 *m*. Ces altérations peuvent du reste se rencontrer dans les anémies de causes les plus diverses.

Le nombre des leucocytes dans les fièvres bénignes reste à peu près le même; « dans les accès pernicieux au contraire ces éléments peuvent dépasser de beaucoup le chiffre normal qui est de 8000 par millimètre cube et s'élever de 10 à 35.000. Cette leucocytose qui n'est pas constante même dans les fièvres graves, est toujours de courte durée et se dissipe dans les jours qui suivent l'accès. »

La coloration noire qui se développe dans le cours de la malaria dans certains viscères (foie, rate, circonvolutions cérébrales) est connue depuis longtemps. Le pigment mélanémique qui la produit a été découvert en 1847 par MECKEL.

On pensa tout d'abord que ce pigment se formait dans la rate (VIRCHOW).

Plus tard, certains médecins, entre autres ARNSTEIN (1874), admettent que le « pigment mélanémique se forme dans le sang en circulation aux dépens de l'hémoglobine dissoute et se dépose ultérieurement dans les organes.

Dans une troisième période, on admet bien que les granules pigmentaires se forment dans le sang, mais ils sont considérés comme des parasites ou comme des produits élaborés dans le corps d'un parasite : corpuscules de LAVE-

RAN, corps sphériques, corps en croissant, cellules mélanifères.

Enfin, dans une quatrième période, « la formation du pigment est rattachée à l'évolution d'un parasite vivant dans l'intérieur du globule rouge. »

On verra au chapitre : Etiologie la solution dernière de cette intéressante question.

Le pigment mélanémique joue un rôle important dans le diagnostic des intoxications paludéennes, car en dehors de la malaria, on ne connaît aucune maladie, aucune intoxication produisant la mélanémie. Malheureusement dans bien des cas où cette mélanémie fut constatée à l'autopsie dans le système porte, la recherche du pigment mélanique fut infructueuse pendant la vie. KELSCH et KIENER disent que « naturellement, le contrôle anatomique peut être rarement donné en ce qui concerne les fièvres bénignes ; nous avons recueilli, disent-ils, quelques faits, d'où l'on peut conclure que la mélanémie, bien que discrète, n'est pas absente dans les faibles degrés de l'intoxication. Ce pigment se forme seulement en trop petite quantité pour être facilement retrouvé dans une goutte de sang périphérique. »

« Le pigment malarien se présente sous forme de petits grains arrondis ou un peu irréguliers avec des contours mousses, mesurant au plus 1 m de diamètre. Ces granules ont une couleur variant du brun ou du sépia au noir foncé. En faisant varier la distance focale, on aperçoit à un certain moment le centre plus clair que la périphérie. Quand les granules mélaniques sont agglomérés en certain nombre, ils forment des masses plus ou moins noires, volumineuses, à contours irréguliers, mamelonnés, quelquefois anguleux, dont la partie centrale est complètement noire et opaque en raison de son épaisseur, tandis que les bords peuvent être brunâtres ou translucides. Les acides forts (chlorhydrique, sulfurique,) même concentrés et bouillants restent sans action sur le pigment. Au contraire, les alcalis, notamment la potasse et l'ammoniaque, l'attaquent assez facilement et font pâlir la nuance jusqu'au brun clair ou au jaune-chamois. KIENER a trouvé dans le sulfure ammonique un dissolvant énergique de cette substance.....

On ne sait rien de la composition chimique élémentaire de la substance mélanique. Si elle renferme du fer, du moins le métal n'est-il pas décelable par ses réactifs ordinaires. » (KELSCH et KIENER). Ce pigment ne saurait être confondu ni avec le pigment noir des foyers hémorrhagiques, ni avec les dérivés non ferrugineux de l'hémoglobine (pigment biliaire et cristaux) ni avec le pigment ocre, ni avec le pigment noir des poumons hypérémiés. Ces deux variétés sont réfractaires à la potasse et au sulfure ammonique.

La seule substance, nous disent KELSCH et KIENER, avec laquelle le pigment mélanémique présente d'étroites analogiques physico-chimiques, est le pigment des tumeurs mélaniques.

Le pigment mélanémique se rencontre principalement dans les globules sanguins de la rate. « Les grandes cellules mélanifères sont réparties uniformément dans les travées pulpaires et dans les sinus veineux qui en sont encombrés » Parfois on voit « de pareils amas dans l'intérieur des follicules de Malpighi et dans les gaînes fibreuses et réticulées des artères dont les sections sont entourées comme d'un manchon. — Le pigment, dans ce cas, semble s'être éloigné du système veineux pour se rapprocher des voies lymphatiques (KELSCH et KIENER).

Dans le foie, les cellules mélanifères occupent le réseau capillaire des lobules (système porte).

Les cellules hépatiques n'en renferment aucune trace et le tissu cellulaire des carrefours est également indemne dans les cas aigus. On ne retrouve plus ces cellules dans le sang de la veine sus-hépatique. Il n'est pas rare de rencontrer des traînées pigmentaires dans les gaînes de GLISSON où elles occupent vraisemblablement les lacunes lymphatiques. Ce fait explique la mélanose des ganglions sous-hépatiques.

La moelle osseuse des os spongieux est aussi richement pourvue de globules mélanifères que le foie et la rate.

Ce pigment, rare dans les artères et les veines de la grande circulation, s'accumule parfois dans certains réseaux capillaires qu'il traverse difficilement, « tels sont les réseaux des alvéoles pulmonaires, ceux des villosités intestinales, les pelotons adipeux de l'épiploon, des glomérules du rein, de la pie-mère et des circonvolutions cérébrales. » (KELSCH et KIENER).

Ceci nous explique l'extrême fréquence de la mélanose des circonvolutions cérébrales.

Les ganglions ne présentent, sauf ceux de la face inférieure du foie, de globules mélanifères que dans les vaisseaux sanguins.

A côté du pigment mélanémique, on trouve chez les paludéens un pigment distinct du précédent et connu sous le nom de *pigment ocre*, nom qui lui vient de sa couleur habituelle. Ce pigment ne se trouve pas dans le sang comme le pigment mélanique. « On le rencontre infiltré dans les éléments propres des tissus, et particulièrement dans les éléments glandulaires où il subit une série de transformations qui font incessamment varier ses caractères physico-chimiques, et où sa présence détermine des *troubles trophiques, variables suivant sa quantité et suivant les propriétés des éléments anatomiques.* »

De l'avis de KELSCH et KIENER : « Ce pigment ne semble pas préformé dans le sang. » Il se formerait sur place dans les différents tissus dont les « cellules seraient primitivement imprégnées d'une substance colorante diffuse (hémoglobine ou méthémoglobine.) La précipitation du pigment est le résultat d'une élaboration accomplie dans le protoplasma.

Le mode d'élimination du pigment ocre est décrit d'une façon si précise par KELSCH et KIENER que je ne puis résister à la tentation de reproduire le passage tout entier.

Il a du reste une importance très grande pour ce qu'on lira dans la suite de ce travail : « Les résidus de l'hémoglobine étant déposés, comme nous l'avons vu, dans toutes les parties du corps, *il n'est aucun organe, aucun tissu qui*

n'ait son rôle marqué dans la tâche de débarrasser l'orga-
nisme de ces corps étrangers. Il s'agit, il est vrai, pour la
plupart des éléments anatomiques d'une fonction physiologique, puisque les globules se détruisent et se renou-
vellent incessamment pendant la vie, mais le matériel à
former et à éliminer est si considérable que la tâche devient lourde et difficile. Suivant le rôle qui leur incombe
dans cette fonction, les organes peuvent être divisés en
deux classes, d'une part les organes hématopoiétiques et
le tissu conjonctif; d'autre part, les glandes.

Les organes de la première classe, rate, moelle des os,
tissu conjonctif, sont situés en deça des voies circulatoires
et sont comme des magasins retirés où les déchets globulaires peuvent s'accumuler en quantité considérable et
longtemps séjourner. La tolérance du tissu conjonctif pour
les vastes extravasats sanguins, la faculté presque illimitée
que possède la rate de se laisser distendre par les déchets
globulaires sont bien connues; et l'on sait aussi quel long
temps ces tuméfactions mettent à se résoudre. Il en résulte
que les détritus globulaires, emmagasinés dans la rate et le
tissu conjonctif, ne constituent pas une incommodité immédiate pour l'organisme; la convalescence pourra être
employée à leur lente élimination. Mais comme ces organes ne communiquent pas avec l'extérieur, les produits
de leur élaboration sont destinés à rentrer dans la circulation, et devront finalement se présenter aux émonctoires
glandulaires...

Au contraire, tout ce qui arrive directement aux glandes
dans le cours de la maladie aiguë doit être consommé *ou
éliminé très rapidement.* Parmi ces glandes, le foie et les
reins, en raison de leur importance physiologique et du
rôle très actif qui leur est dévolu dans le processus, méritent surtout l'attention.

Le foie qui, à l'état normal, transforme l'hémoglobine
en pigment biliaire, peut, lorsque le matériel à élaborer
augmente, s'accommoder momentanément au surcroît de
fonction qui lui est imposé, pourvu que les voies biliaires
restent libres et entraînent au dehors l'exubérante quan-

tité de bile produite. Cette condition est ordinairement réalisée dans la malaria où la stase biliaire et la résorption ne se produisent qu'exceptionnellement. S'il y a, du reste, un excédent de matériel non transformé, il reste en réserve dans les cellules hépatiques, sous forme de granulations pigmentaires, pour être consommé ultérieurement.

Dans, le rein qui n'est pas destiné à donner passage à l'hémoglobine dans les conditions physiologiques, l'élimination se fait avec plus de difficulté ; le passage de l'hémoglobine et de ses dérivés pigmentaires occasionne dans cette glande des *troubles trophiques et des troubles inflammatoires* dont l'importance clinique peut être très grande.

LA RATE.

Les modifications, du moins macroscopiques de la rate, peuvent varier. Certains auteurs, tels que Kelsch et Kiener, admettent que cet organe est constamment altéré *dans les fièvres pernicieuses* ; « son intégrité, dans une autopsie, est un motif suffisant pour infirmer le diagnostic de malaria. » Elle est constamment augmentée de volume et de poids et en général à un haut degré (de 300 à 950 grammes.) D'autres auteurs sont beaucoup moins catégoriques; et, s'ils admettent cette hypertrophie dans l'impaludisme chronique, ils pensent que dans les cas aigus ou dans les fièvres intermittentes récentes, *son volume n'est pas toujours augmenté.* Sur 22 malades morts de la fièvre pernicieuse à Madagascar, Rochard, cité par Roux, a vu la rate tantôt normale, *tantôt même diminuée* de volume. Haspel et Wilson ont également noté que dans la fièvre paludéenne, le gonflement de la rate fait également défaut. « Quand il existe dans les cas récents, il est dû à la réplétion des vaisseaux sanguins. On comprend très bien alors, pourquoi cette lésion peut n'être que passagère. Quand, au contraire, la maladie a amené plusieurs accès, l'hypertrophie de la rate persiste, parce qu'à la réplétion des vaisseaux, viennent se joindre d'autres altérations. J'ai eu moi-même l'occasion d'examiner ce fait, dont l'explication n'est du reste pas difficile, comme on le verra plus loin.

La consistance de la glande varie ; tantôt elle est ferme, tantôt friable ; tantôt réduite à une sorte de boue splénique.

La coloration varie du brun sombre au noir de jais.

Ce que j'ai dit, en résumant les travaux de KELSCH et KIENER sur le pigment mélanémique et le pigment ocre, me dispense de parler de l'examen histologique de cet organe.

FOIE.

Les altérations du tissu hépatique sont d'ordres différents : les unes, telles que les pigmentations diverses, tiennent à l'essence même de la malaria. J'en ai déjà parlé. Les autres sont dues à une hypérémie de *fonction défensive*, élaboration d'une quantité plus grande d'hémoglobine qu'à l'état normal. Cette suractivité fonctionnelle pathologique donne lieu à deux symptômes qu'on trouve très fréquemment dans la malaria, et dont le dernier peut manquer, lorsque les conditions favorables à sa production (stase et résorption) ne sont pas réalisées : la polycholie et l'ictère.

La stéatose hépatique paraît assez rare dans les pays européens et même en Algérie, où KELSCH et KIENER ont si bien étudié la malaria. Voici ce qu'ils disent : « L'infiltration graisseuse des cellules, discrète et disséminée, est notée dans plusieurs de nos observations ; mais les stéatoses générales et profondes doivent toujours faire naître le soupçon de l'alcoolisme ou de quelque complication septicémique...Le tissu glandulaire du foie ne réagit par des troubles inflammatoires, et nutritifs que dans *les cas particulièrement graves et prolongés.* »

Ce n'est pas ce qui se passe dans le pays où j'exerce depuis douze ans. Il est donné assez souvent d'observer des inflammations hépatiques dans le cours de la malaria se terminant par les symptômes d'une insuffisance hépatique totale. Le fait a été surtout mis en lumière dans une sévère épidémie de malaria, dont nous eûmes à souffrir vers la fin de 1901 et au commencement de 1902. Les autopsies n'ont pas été très nombreuses, il est vrai ; *mais le tableau clinique observé dans beaucoup d'autres cas, ayant été le même, il y a tout lieu de croire à des altérations anatomiques identiques.*

Ces altérations, hyperpigmentation, augmentation de volume, foyers hémorrhagiques et stéatose même macroscopique sont des preuves évidentes d'une grave atteinte de l'organe. Cette particularité mérite qu'on s'y arrête. Cette terminaison de la malaria par insuffisance hépatique donne à la maladie un cachet spécial que je crois avoir bien caractérisé par la dénomination de *forme amarylienne de la malaria.*

En 1893, moins de deux ans après mon arrivée à Port-au-Prince, un épisode pathologique m'avait fortement frappé. Une équipe d'ouvriers, dont trois espagnols, travaillait à la pose d'une ligne télégraphique le long du rivage de la mer entre Port-au-Prince et Léogâne, partie *extrêmement marécageuse de la côte,* foyer de paludisme. Le Directeur des travaux, M^r le baron de C., allait de temps à autre visiter les travaux. Il ne tarda pas à contracter la fièvre paludéenne. Il me fit mander, le vendredi 14 juillet 1893, et me pria d'aller voir trois espagnols de son équipe si gravement malades qu'on avait dû les ramener en canot à Port-au-Prince. L'un des trois mourut pendant le voyage ; j'examinai les deux autres. L'un d'eux était sans connaissance et plongé dans une *sorte de coma.* N'ayant aucun renseignement assez précis sur la marche de la maladie, je fis pour celui-là le diagnostic de *pernicieuse comateuse,* pour le second, *pernicieuse délirante.* Le comateux, quelques minutes après, mourait sous mes yeux. Avant la mort, des taches jaunes apparurent sur les bras ; des contractions musculaires toniques des membres se montrèrent. Peu après la mort, écoulement par la bouche et l'anus d'un flot de sang noir ; le corps prit rapidement une teinte ictérique généralisée ; de larges taches ecchymotiques parurent à la région dorsale. Rigidité cadavérique précoce. M'étais-je trompé de diagnostic ? Etais-je en présence d'un cas de fièvre jaune que j'aurais méconnu? Pourtant la marche de la maladie chez l'autre espagnol, le seul survivant, qui s'était trouvé *dans des conditions de vie identiques* et qui avait contracté la maladie au même *endroit et dans le même moment* était bien celle de la malaria, comme on va le voir par l'observation suivante.

Le malade fut pris de fièvre le vendredi 14 (accès délirant); le samedi, *la fièvre était tombée après administration de trois grammes de quinine.* Dimanche, la fièvre revint peu élevée, sans délire (38°). Lundi matin, la température remonta à 39°; le soir (38°5). Mardi matin 38°3. Langue sèche. Respiration 36. Pouls 92. Légère teinte ictérique des conjonctives. Douleur de *la région hépato-épigastrique.* Battements du cœur *sourds.* Rien aux poumons. Pas de vomissements ni diarrhée. Pas de constipation. Urine bien. Pas de congestion de la face ni du tronc. Pas de larmoiement.

19. *Hypertrophie splénique bien nette.* Rate s'étend du 7ᵉ espace au rebord des fausses côtes verticalement et mesure 10 centimètres dans le sens transversal. *Vomissements bilieux* Urines rouges, non rares. *Quelques râles aux bases des poumons.* Langue sèche. Pas de battements à l'épigastre. 20 juillet. Temp. 36°6, urines abondantes, rouges. Légère transpiration. Pouls 72. R. 24. Mieux être général.

21 juillet, 37°4. P. 80. R. 22. Traitement intensif par la quinine. Le jour même de la guérison, un autre malade, français, m'appelait à le soigner. Il travaillait à la ligne télégraphique comme le précédent : *fièvre paludéenne.*

J'appris de lui qu'un assez grand nombre d'autres ouvriers, naturels du pays, avaient été obligés d'interrompre le travail pour *fièvre.* Il y a donc tout lieu de supposer, que l'espagnol qui mourut avec les symptômes que j'ai signalés, a succombé aux atteintes de la malaria hépatique, forme amarylienne. On ne conçoit pas aisément pourquoi *seul* il aurait eu la fièvre jaune, tandis que tous ceux qui l'entouraient, qui vivaient de la même vie, avaient été manifestement atteints de fièvre paludéenne.

Depuis cette époque, j'eus occasion de voir plusieurs cas de ce genre, malheureusement chez des étrangers.

Aussi, n'osais-je me prononcer, l'examen hématologique étant difficile à obtenir dans ce pays.

La dernière épidémie de malaria vint absolument asseoir ma conviction : j'observai cette forme bien nettement et assez souvent *chez les naturels du pays*, concurremment avec d'autres manifestations des plus caractérisées de l'impaludisme.

REINS.

Les reins sont atteints d'une façon constante dans les fièvres pernicieuses, mais à un degré variable suivant la gravité de l'intoxication palustre. Je ne ferai que résumer l'anatomie pathologique des troubles rénaux, si bien exposée par KELSCH et KIENER, n'ayant rien à dire de bien spécial à ce sujet. « On les observe dans les cas mêmes où il n'y a pas eu d'hémoglobinurie pendant la vie ; mais ils sont plus étendus, plus graves dans les cas où l'hémoglobinurie a eu lieu. Ils comprennent, outre la surcharge pigmentaire, *des troubles circulatoires, des troubles de nutrition des cellules et des inflammations.*

Altérations macroscopiques. Dans les cas très aigus, les reins sont médiocrement augmentés de volume, mais presque toujours plus pesants qu'à l'état normal. La coloration varie du rouge brun sombre à la nuance café au lait. La surface corticale est parsemée de *mouchetures brunes* ou de taches de plusieurs millimètres carrés de couleur marron (dépôts pigmentaires). Les pyramides ont une coloration rouge sombre due à des hémorrhagies intratubulaires. Capsule lisse, facile à détacher. Consistance normale.

- Altérations histologiques. On constate *une opacité très grande des tubes sécréteurs* (tubes contournés et branches larges de l'anse de Henle) due à l'infiltration du protoplasma par une *substance colorante diffuse* et par de fines *granulations pigmentaires* que la potasse rend plus évidentes. Une sécrétion hyaline abondante accompagne cette infiltration pigmentaire et modifie la forme des cellules. Aussi, la lumière des tubes est-elle encombrée par les produits de cette sécrétion sous forme de boules de matière amorphe ou de cylindres mélangés avec les granules pigmentaires dans des proportions variables. Les mouchetures et les taches de la surface corticale « sont constituées par des groupes de tubuli dont l'épithélium et la lumière sont obstrués par de pareils amas pigmentaires très denses. Les granulations pigmentaires sont en général fines dans les pernicieuses, plus grosses dans les rémittentes, de durée plus longue.

Le glomérules contiennent des cellules mélanifères en *nombre* variable. Le pigment ocre s'y trouve toujours abondamment, mais seulement à l'état de *fines granulations*. (KELSCH et KIENER.)

Les pyramides. « Les tubes collecteurs ne paraissent jouer qu'un rôle de conduite pour les produits qui prennent naissance dans la portion sécrétoire de la glande. On y rencontre les moules des différentes variétés signalées plus haut, généralement mieux formés, plus denses que dans le labyrinthe. » L'épithélium de ces tubes est en général intact. KELSCH et KIENER, contrairement à l'opinion de CORNIL et BRAULT, pensent qu'il participe à la formation de la substance hyaline des cylindres.

Troubles circulatoires. — Ces troubles consistent en une *hypérémie* plus ou moins grande portant sur les glomérules et sur les capillaires intertubulaires. Dans les reins pâles, elle fait défaut. L'hypérémie s'accompagne assez souvent d'*hémorrhagies*; les unes interstitielles siégeraient, d'après KELSCH et KIENER, dans les glomérules; les autres sous forme d'infarctus globulaires occupent les tubes collecteurs: « des groupes de ces tubes sont souvent remplis de sang dans toute leur longueur. » Elles auraient pour cause « *l'augmentation de pression dans les glomérules et leurs vaisseaux afférents par suite de l'encombrement des réseaux capillaires des glomérules par les produits pigmentés, jaunes ou noirs* ».

Complications inflammatoires. — « La néphrite s'observe dans plus de la moitié des cas. Elle se développe dans les cas où la maladie a eu une durée relativement longue et a été marquée par les symptômes de la dissolution globulaire, notamment par l'hémoglobinurie. D'où l'on peut conclure qu'elle dépend moins de l'action directe du poison palustre sur le rein que de l'irritation produite dans la glande par le passage de l'hémoglobine et de ses dérivés (KELSCH et KIENER). Les deux formes que revêt cette néphrite sont : 1° la forme interstitielle ou scléreuse ; 2° la forme parenchymateuse. Inutile d'insister.

PIE-MÈRE ET CERVEAU.

On trouve dans cette membrane et dans cet organe du pigment ocre en quantité plus ou moins grande. *Sa présence donne lieu à des altérations inflammatoires plus ou moins prononcées.* A noter également, dans les vaisseaux de la pie-mère, une certaine hypertrophie des cellules de la paroi du vaisseau et la formation en ces points de thrombus blancs, constitués de leucocytes mélanifères.

LE TUBE DIGESTIF.

Voici les lésions que notent MM. KELSCH et KIENER dans les formes qu'ils ont observées en Algérie. Je transcris sans rien changer à leur description : « La muqueuse du tube digestif est le plus souvent normale, au moins *à l'œil nu.* Mais dans les pernicieuses algides, caractérisées, comme nous le verrons, par une détermination sécrétoire sur l'estomac ou l'intestin, il est rare que l'on ne trouve pas quelques vestiges de *phlegmasie dans l'estomac ou dans l'iléon.* La muqueuse est hypérémiée et les *follicules clos* de l'intestin sont *un peu saillants* ; çà et là, on observe, plus particulièrement dans l'estomac et dans le duodénum, des bourrelets rosés ou brunâtres occupant le bord libre d'un ou plusieurs replis valvulaires. Des coupes faites après durcissement au niveau de ces replis nous ont montré l'infiltration de la muqueuse par des leucocytes et par des granulations pigmentaires brunâtres, libres ou incluses dans les leucocytes. L'infiltration était surtout abondante vers la surface libre de la muqueuse. Les glandes de LIEBERKUHN, comprimées et plus espacées qu'à l'état normal, étaient sur quelques points elles-mêmes remplies de leucocytes, et leur épithélium resté en place avait une coloration brunâtre due à de fins granules pigmentaires. Le tissu sous-muqueux était un peu œdémateux, parsemé de leu-cocytes et ses cellules fixes tuméfiées paraissaient en voie de division. »

Corre qui a observé la malaria au Mexique et dans les Antilles dit : « On constate parfois des lésions *psorentériques* et *ulcératives*, les unes dues à des états morbides associés (fièvre typhoïde, choléra, dysenterie), les autres relevant *de l'infection malarienne elle-même* : ulcérations *folliculaires* dans les fièvres pseudo-continues qui ont revêtu les carac-tères du typhisme, soit qu'elles aient été engendrées par un composé typho-malarien, soit qu'elles aient été modifiées par une imprégnation septique autochtone. Il nous a semblé que dans les pays chauds malariens, *la pigmentation des cicatrices dysentériques était plus habituellement et mieux marquée que dans les régions exemptes de paludisme.* Et il ajoute : « La psorentérie ulcéreuse n'est le caractère exclusif d'aucune affection typhique en particulier ; *si elle atteint son plus haut degré dans la fièvre typhoïde, elle s'ob-serve en des maladies qui n'ont avec cette pyrexie aucun rapport immédiat :* faute de le vouloir reconnaître, on con-tinuera à décrire sous la dénomination de dothiénentérie des états qui n'appartiennent pas à la fièvre typhoïde et l'on ne sortira pas du chaos des fièvres intertropicales. »

Dans le *Traité des maladies des pays chauds* de Roux, l'anatomie pathologique du tube digestif est décrit en quatre lignes : « Comme il y a *quelquefois* de la diarrhée dans la fièvre intermittente, on peut trouver des traces d'entérite. Jaccoud dit que la dégénérescence amyloïde de l'intestin est possible. On trouve souvent du pigment dans les glandes duodénales. »

Avant de dire ce que j'ai vu et de compléter les lésions ana-tomo-pathologiques de l'intestin dans la malaria, je suis obligé à certaines considérations générales, car une ques-tion doctrinale se dresse devant moi.

DISCUSSION DOCTRINALE.

Si vous ouvrez actuellement un traité quelconque de pathologie interne, vous lirez au chapitre consacré à la malaria de longs développements sur les *associations possibles* de cette affection et sur la *proportionnalité* de ces associations. Je crois, malgré l'autorité incontestable de ceux — et combien nombreux sont-ils ! — qui défendent cette opinion, qu'elle est inexacte et contraire à la réalité scientifique des faits ; je crois que la vérité ne se fera réellement jour que lorsqu'on voudra reconnaître pour tous les organes un fait dont l'évidence est patente pour la plupart des autres, que des causes multiples et différentes dans leur essence produisent dans les tissus et organes des altérations qui peuvent être identiques, qu'en un mot, aucune *altération anatomique ne peut être en général considérée comme pathognomonique d'une affection.*

Toute cause, agissant sur les cordons postérieurs de la moelle et déterminant par exemple une *sclérose* de ces cordons, produira le même tableau symptomatique, sans qu'on puisse dire que la sclérose de ces cordons soit le fait exclusif de telle ou telle maladie Toute cause, agissant sur le tissu conjonctif interstitiel du rein et du foie et entraînant une sclérose de ce tissu, déterminera la néphrite interstitielle ou la cirrhose du foie, sans qu'il soit permis de dire que cette sclérose organique *soit le fait, la caractéristique d'une affection spéciale.* L'étude plus approfondie de l'étiologie a du reste démontré que cette sclérose pouvait être le résultat de causes pathogènes variées. On reconnaît l'exactitude de cette notion non-seulement pour les processus sclérosiques à évolution lente, mais aussi pour les processus aigus. Lisez les néphrites aiguës et vous constaterez qu'elles peuvent être produites par des causes absolument diverses, aboutissant au même résultat : la lésion parenchymateuse du rein. Je pourrais multiplier ces exemples.

Lorsqu'il s'agit de l'intestin, on semble absolument perdre de vue cette notion si simple et si vraie. Telle lésion devient pathognomonique du choléra, telle autre de la dysenterie, telle autre de la fièvre typhoïde. En émettant pareille affirmation, on oublie que, si réellement dans ces affections il existe des lésions assez spéciales et assez caractérisées, cette spécialisation et cette uniformité de caractères dépendent non-seulement d'une action élective de la cause agissante, mais aussi de son intensité et n'excluent nullement en tout cas l'*électivité* et l'*intensité* d'autres causes possibles. Et si cette électivité et cette intensité sont égales dans deux ou plusieurs affections différentes, la lésion anatomo-pathologique ne saurait être qu'identique dans ces cas

La fièvre typhoïde, le fait est incontestable, offre, il faut l'avouer, une *grande affinité* pour les plaques de PEYER. Pour quelle raison ? Sans aucun doute, parce que l'intensité de la manifestation intestinale est assez grande dans la dothiénentérie pour atteindre l'intestin dans toutes ses parties. Je n'en veux pour preuve que ces cas de typhoïde légère où ces plaques, loin d'être ulcérées, sont à peine tuméfiées. Si la malaria s'attaque à l'intestin, il faut bien s'attendre à la voir produire des lésions variables suivant l'intensité de l'atteinte intestinale. Personne ne conteste que la malaria d'une certaine intensité produit certaines lésions intestinales ; la *congestion* est admise ; la *phlegmasie* de l'estomac et de l'iléon est reconnue ; les *lésions folliculaires* sont classiques. CORRE signale même les *lésions ulcératives* dans les fièvres paludéennes *pseudo-continues* ne sachant du reste s'il doit les attribuer « à un composé typho-malarien ou *à une modification par imprégnation septique autochtone.* » Mais si, par hasard, les *plaques de* PEYER dans le cours d'une malaria grave se trouvent tuméfiées, ulcérées, immédiatement la fièvre typhoide se dresse, *elle seule peut s'attaquer aux plaques de* PEYER Cependant, il est impossible de supprimer d'un trait de pensée la malaria trop manifeste ; une ressource suprême se présente : on crée pour sortir d'embarras une hybridité ; on dit qu'il y a *typho-malaria.* Je m'élève énergiquement contre cette manière de voir.

La fièvre typhoïde est une maladie infectieuse qui par l'effet de sa toxine, la typho-toxine, détermine une congestion de la muqueuse intestinale, une tuméfaction plus ou moins grande des follicules *isolés* et des follicules *agminés* qui constituent les plaques de PEYER. Celles-ci, soit par suite de l'inflammation et des troubles circulatoires qui en résultent, soit par suite de troubles trophiques, peuvent s'ulcérer plus ou moins profondément. Ces complications organiques — après la période de toxicité — donnent lieu à un ensemble de symptômes qui constituent *le tableau clinique* de la fièvre typhoïde. Voilà, sans entrer de nouveau dans les discussions que j'ai exposées au chapitre dothiénentérie, la maladie réduite pour ainsi dire à sa plus simple expression.

La malaria, qui, de l'avis de tous, produit la congestion parfois intense et la phlegmasie de la muqueuse intestinale, peut-elle produire la tuméfaction et l'ulcération des plaques de PEYER? A priori, je ne vois pas pourquoi elle ne le ferait pas, mais l'étude du *génie* de cette affection va nous prouver qu'elle le fait et doit le faire.

Le poison palustre, nous l'avons vu, agit sur les globules sanguins qu'il détruit. L'hémoglobine, comme l'ont si bien montré KELSCH et KIENER, éliminée en général par le foie sous forme de pigments biliaires, parfois par les reins (urines hémoglobinuriques) impressionne *tous les tissus et organes* de l'économie qui la transforment en un pigment ocre. L'estomac et les intestins, pas plus que les autres organes, n'échappent à cette infiltration, et les manifestations gastro-intestinales de la malaria, *même dans les formes les plus légères*, prouvent bien que le tube digestif, dont les glandes sont si nombreuses, plus nombreuses que partout ailleurs, n'est pas le dernier à ressentir l'impression du pigment.

Comment agit ce pigment dans les différents organes? Le remarquable travail de KELSCH et KIENER nous l'apprend. Qu'il s'agisse du foie ou qu'il s'agisse des reins, le pigment ocre lorsqu'il est abondant, détermine, par l'irritation que produit sa présence, des phénomènes de *congestion*, des phénomènes *de phlegmasie, « des troubles trophiques, variables suivant sa quantité et suivant la propriété des éléments anatomiques. »*

L'intestin, seul de tous les organes, ferait-il exception à cette règle ?

Evidemment non, comme le prouve la fréquence clinique des manifestations gastro-intestinales de la malaria, comme le prouvent aussi les autopsies de KELSCH et KIENER où des phénomènes de congestion et de phlegmasie bien caractérisés ont été signalés : « la muqueuse *est hypérémiée et les follicules clos de l'intestin sont un peu saillants.* »

Il n'est pas douteux que, dans la malaria, le pigment ocre impressionne les follicules *isolés* de l'intestin. Or, que sont les plaques de PEYER sinon un *agglomérat* de follicules isolés ? Pourquoi, dès lors, lorsque dans le cours de la malaria, on trouve ces plaques hypertrophiées, ulcérées, refuser à la malaria le bénéfice de ces lésions anatomo-pathologiques et les rapporter uniquement à la fièvre typhoïde ? Pourquoi ne pas se dire qu'il ne s'agit là, après tout, que d'une *différence dans l'intensité des altérations ?* Pourquoi faire intervenir dans ces cas *comme instinctivement* un élément étiologique nouveau, alors que vous admettez la réalité de ja tuméfaction et de l'ulcération des follicules isolés ? Il n'est certes aucune raison bien sérieuse pour cela : c'est affaire d'habitude Pour tant de médecins, et non des moins illustres, tuméfaction et ulcération des plaques de PEYER ne sont-elles pas, pour ainsi dire, synonymes de fièvre typhoïde ?

Y a-t-il quelque condition d'ordre anatomique, capable de s'opposer à la tuméfaction et à l'ulcération par la malaria des plaques de PEYER ? Je n'en vois pas. Les follicules agglomérés comme les follicules isolés sont des organes lymphoïdes.

Les *cellules mélanifères* occupent, il est vrai, plus particulièrement les gaînes vasculaires, mais nous savons qu'elles se rapprochent parfois des voies lymphatiques (KELSCH et KIENER), nous savons, d'autre part, que le *pigment ocre s'infiltre partout.* Ces agglomérats de follicules clos, dont la richesse vasculaire est si grande, tout en immobilisant les cellules mélanifères, en s'infiltrant d'autre part de pigment ocre, en subissant les troubles divers que produisent partout ailleurs la mélanémie et le pigment ocre : congestion, inflammation, troubles trophiques, devront-ils néanmoins échapper *quand même* à la tuméfaction, à l'ulcération et aux troubles trophiques, uniquement parce que la fièvre typhoïde agit aussi sur eux en les tuméfiant, en les ulcérant et en produisant des eschares ?

Pareille affirmation blesserait, je crois, la saine logique.

Les lésions sont des plus marquées dans le gros intestin et dans la dernière partie de l'intestin grêle. C'est près de la valvule iléo-cœcale que les plaques de PEYER sont le plus sérieusement altérées, comme du reste dans la fièvre typhoïde. Pourquoi cette impression pathologique plus grande de la dernière portion de l'intestin grêle dans la malaria comme dans la fièvre typhoïde, pourquoi la prédominance des lésions du gros intestin dans les cas de malaria ?

Y a-t-il là quelque condition physique, physico-chimique ou anatomique spéciale qui la commande ? Nous ne le savons pas.

C'est en tout cas *un fait* : tous ceux qui ont observé dans les pays chauds à malaria ont dû le noter. Pourquoi ne l'ont-ils pas décrit ? Pourquoi ce mutisme de leur part à l'égard des lésions anatomo-pathologiques du gros intestin ?

Toujours pour la même raison. Toutes les fois qu'on constate dans le cours de la malaria un tableau clinique *local* rappelant la dysenterie, ou un tableau d'ensemble simulant le choléra, qu'à l'ouverture du cadavre on trouve des inflammations et des ulcérations plus ou moins vastes de la muqueuse du gros intestin, on *associe* le choléra ou la dysenterie à la véritable cause de ces lésions. On affirme, sans preuve le plus souvent, que le choléra et la dysenterie se sont ajoutés à la malaria, évoluant côte à côte avec elle, la modifiant en *proportions* variables, et on attribue à la dysenterie ou au choléra les lésions produites dans le gros intestin par la malaria.

Les mêmes raisonnements, forts probants à mon avis, que je viens de donner pour légitimer les tuméfactions et ulcérations des plaques de PEYER dans la malaria, pourraient être répétés ici. Le pigment ocre et la mélanémie déterminant des congestions et des phlegmasies, des troubles trophiques dans les organes où ils sont déposés ne peuvent pas ne pas produire les mêmes désordres du côté de la muqueuse du gros intestin. Cette muqueuse ne peut réagir que de trois façons : 1º en se congestionnant ; 2º en s'enflammant ; 3º en s'ulcérant. Suivant l'intensité du processus irritatif et suivant l'intensité des troubles trophiques produits par la présence du pigment ocre, nous devons constater, soit une une simple congestion, soit une véritable entérite ou colite, soit enfin des ulcérations plus ou moins considérables de la muqueuse. Il ne peut en être autrement : chaque organe réagit d'après sa constitution anatomique propre et de la même façon. Il n'y a que des différences de degrés. Et, vérité qu'il faut également admettre, *les altérations anatomo-pathologiques créent des tableaux cliniques qui diffèrent suivant l'intensité de la lésion pathologique et non suivant les causes qui les ont produites.*

C'est pour cette raison que, dans les cas de malaria grave produisant des ulcérations du gros intestin *aussi étendues* que dans certaines dysenteries, vous verrez se manifester un tableau clinique identique à celui de la dysenterie. Point n'est donc besoin *d'associer* aussi souvent qu'on le fait la dysenterie à la malaria.

Il y a donc lieu de décrire comme lésions anatomo-pathologiques *propres à la malaria*, non-seulement les lésions congestives et phlegmasiques admises et décrites par KELSCH et KIENER, CORRE, etc., *mais encore les tuméfactions et ulcérations des plaques de* PEYER, *les ulcérations des follicules clos du gros intestin et ces ulcérations étendues de la muqueuse colique si semblables aux lésions de la dysenterie aiguë.*

La logique s'accorde sur ce point avec la physiologie pathologique de la malaria. L'une et l'autre trouvent un puissant appui dans la clinique.

Les lésions intestinales trouvent une explication suffisante dans la présence des pigments noir et ocre et de l'irritation qu'ils produisent. Il est, je crois, inutile d'invoquer l'action du *poison palustre (!)*.

Aussi, sera-t-il donné d'observer, ainsi que je le démon-

trerai dans la description symptomatique de cette affection, des états cliniques rappelant, suivant l'intensité ou
la localisation des lésions anatomiques, la simple congestion de la muqueuse intestinale, l'entérite simple ou folliculaire, la fièvre typhoïde, la dysenterie, le choléra.

Si telles sont les choses, comment reconnaître les manifestations gastro-intestinales de la malaria des manifestations gastro-intestinales relevant d'autres causes, de la typhoïde entre autres?

L'examen attentif des malades permettra d'établir ce
diagnostic.

Les maladies, ainsi que je l'ai dit plus haut, doivent être
surtout dépistées dans leur *période originale*; c'est dans cette
période qu'il vous sera donné de saisir le *génie* de la maladie,
lorsqu'il s'agit surtout d'affections pyrétiques. N'attendez pas
la période des complications organiques, car les organes
lésés réagissent presque toujours de la même façon, quelle
que soit la cause qui a pu engendrer la complication et il
vous sera difficile, en présence de symptômes communs à
tant de maladies, de reconnaître celle qui les a engendrés.

Pour la malaria fort heureusement, l'hématologie dans
cette période même de complications pourra rendre d'utiles
services, mais ainsi que KELSCH et KIENER le disent fort
bien, il ne faut pas s'attendre *dans les formes légères* à trouver toujours le pigment mélanémique, non point qu'il ne
se produise pas, mais parce qu'il se produit en trop faible
quantité pour pouvoir toujours être décelé.

Dans la seconde période (complication viscérale), *en l'absence de la mélanémie*, la manifestation gastro-intestinale,
correspondant à la simple congestion ou à l'entérite simple
et folliculaire, ne sera pas d'un diagnostic des plus aisés à
cause de la marche clinique identique des entérites folliculaires de causes diverses. Aussi faut-il s'attacher avec soin
à l'étude de la fièvre dans la première période. Si vous en
déterminez bien les caractères, vous pourrez souvent vous
passer même de l'examen du sang.

Cette remarque est encore plus vraie lorsqu'il s'agit de
la dysenterie et du choléra, dont le poison n'est pas pyréto-

gène et dont l'aspect initial est partant bien différent des accès fébriles de la malaria.

Pour ce qui est de la fièvre typhoïde, le problème est un peu plus délicat, parce qu'on se heurte encore ici à des *opinions doctrinales*.

L'étude que j'ai faite à dessein dans ce livre de la fièvre typhoïde en me basant sur les opinions d'hommes illustres et sur les expériences et recherches bactériologiques des maîtres les plus réputés démontre clairement qu'on trouve chez les dothiénentériques un bacille, le bacille d'Eberth, dont l'injection virulente aussi bien que les cultures filtrées déterminent des lésions expérimentales se rapprochant de celles qu'on remontre dans la typhoïde humaine. C'est tout ce qu'on sait d'une façon bien positive sur le bacille d'Eberth. Est-il introduit dans l'organisme par l'eau que nous buvons ou bien se développe-t-il spontanément dans l'intestin? Est-il un personnage microbien distinct ou bien une variété de coli-bacille? Est-il identique au bacille d'Escherich ou bien une transformation de celui-ci? Est-il la cause des lésions intestinales? Celles-ci ne sont-elles pas produites par le bacterium coli commune sous l'influence de la typho-toxine? L'Eberth a-t-il *seul* le pouvoir d'agglutination ou bien partage-t-il cette propriété avec certaines variétés de coli-bacille? Toutes questions qui se dressent jusqu'à présent *irrésolues* et partagent le monde des bactériologistes en deux camps opposés, où les convictions sont d'une égale profondeur.

Pour les partisans de *la spécificité du bacille d*'Eberth, toute affection où l'on trouve ce bacille, est une fièvre typhoïde, quels que soient son aspect clinique, sa marche, son évolution.

Pour eux, l'exagération est encore plus grande, plus despotique que pour les anatomo-pathologistes. Tandis que ceux-ci affirment la nature dothiénentérique d'une affection par le siège des lésions, ceux-là, quelles que soient les lésions observées, concluent à la dothiénentérie, s'ils peuvent découvrir le bacille d'Eberth.

Aussi, voit-on naître chaque jour, les formes dothiénentériques les plus bizarres : on tend à considérer l'embarras gastrique fébrile comme une affection typhoïdique; on va même jusqu'à décrire une fièvre typhoïde apyrétique !

Où mène-t-on la clinique, gloire incontestée de la médecine française ?

Cette subordination de la clinique à la bactériologie pour ce qui regarde la dothiénentérie serait compréhensible, si du moins la spécificité du bacille d'Eberth était établie d'une irréfutable manière. Or, tel n'est pas le cas, comme on peut le voir dans mon étude de la fièvre typhoïde.

On comprend tout l'intérêt qu'offre dans la question que je traite la théorie de la transformabilité du coli commune en Eberth et la possibilité de l'auto-typhisation.

Si elle vient à être scientifiquement prouvée, si les conditions favorables à cette transformation arrivent à être connues, la clinique s'éclaire d'un jour nouveau.

La découverte de l'Eberth ne voudra pas toujours dire *fièvre typhoïde*, mais souvent *typhisation secondaire*. Il ne suffira pas de découvrir dans le cours de la malaria quelques bacilles d'aspect typhique pour dire « typho-malaria »; on dira qu'il s'est produit dans le cours de la malaria des conditions favorables à la transformation de l'Escherich en Eberth, c'est-à-dire une typhisation secondaire. On n'aura plus le droit de dire, dans tous les cas, typho-malaria, car cette dénomination signifie association de la *typhoïde primitive* à la malaria et évolution *conjointe et parallèle* des deux affections. Ceci, comme je l'ai écrit dans un article paru l'an dernier dans la Lanterne Médicale de Port-au-Prince, a une certaine importance au point de vue clinique, car il force à un diagnostic plus exact. La maladie, cause de la typhisation, n'est point reléguée au second plan ou ne disparaît pas aux yeux dans l'obscurité déroutante d'une clinique incertaine.

Comme ces conditions favorables à la transformation du bacterium coli commune n'ont pas encore été fixées (pas plus du reste que l'indépendance microbienne du bacille d'Eberth), les Eberthistes continueront, j'en suis bien certain, à voir la fièvre typhoïde partout où ils découvriront le bacille d'Eberth.

N'étant pas bactériologiste et n'ayant aucun intérêt personnel dans la question, je l'ai étudiée sans le moindre parti-pris, sans aucun esprit d'aveuglante suggestion. D'après mes observations personnelles, il me semble bien que les phénomènes de typhisme qu'on observe dans le cours de la malaria ne sont point, toute considération bactériologique mise de côté, le fait de la *typhoïde vraie*, mais seulement des phénomènes de *typhisation secondaire facilement expliquée par les lésions anatomo-pathologiques de l'intestin qu'on peut trouver et qu'on trouve dans la malaria* et qui peuvent être identiques à celles de la typhoïde vraie, comme je crois l'avoir suffisamment démontré.

Ces lésions sont-elles susceptibles de créer « les conditions favorables à la transformation du coli commune en EBERTH? Je n'en sais rien.

Les bacilles d'EBERTH de l'auto-typhisme ont-ils tous les caractères du bacille d'EBERTH de la typhoïde vraie? Sont-ils susceptibles par injection virulente de donner naissance à la typhoïde expérimentale des animaux? Je n'en sais rien; mais l'hypothèse n'a rien d'illogique. « Un microbe peut fort bien, *transformé*, acquérir des caractéres morphologiques et physiologiques et des propriétés qu'il n'avait pas auparavant », ainsi que je l'ai dit dans un autre travail.

Ce microbe, introduit dans un organisme nouveau, pourrait-il se comporter à la façon de l'EBERTH? Autrement dit, la fièvre typhoïde *vraie* pourrait-elle être fabriquée par d'autres affections n'ayant rien de commun avec elle? Peut-être. Mais nous touchons ici à des questions de haute philosophie médicale : *la genèse des maladies nouvelles*, notée soigneusement dans la littérature médicale, mais bien difficile à trancher. Quoi qu'il en soit, disons, avant de clore cette partie de la discussion, que la théorie de la transformabilité de l'ESCHERICH en EBERTH explique beaucoup mieux les phénomènes cliniques qu'il m'a été donné d'observer que la spécificité absolue du bacille d'EBERTH et l'association bâtarde typho-malarienne...Je trouve dans l'article « Fièvre typhoïde » du Professeur A. CHANTEMESSE, une définition qui concorde fort bien avec ce que je viens de dire : « *La lésion intestinale n'est pas la caractéristique de la maladie; une altération locale, serait-elle sous la dépendance du bacille typhique, ne suffit pas à constituer la fièvre typhoïde.* »

DES ASSOCIATIONS PATHOLOGIQUES ET DES PROPORTIONNALITÉS MORBIDES.

Les associations pathologiques existent-elles ? Présentent-elles des combinaisons proportionnées ? Je me garderais de le contester et surtout de le nier, car des démentis nombreux m'assailliraient sans tarder; cependant, je dois l'avouer, je ne comprends pas les fièvres proportionnées ainsi qu'elles sont décrites.

Je conçois sans difficulté une affection aiguë venant se greffer sur une maladie chronique existant depuis un temps plus ou moins long : la typhoïde vraie, par exemple, se déclarant chez un individu atteint d'impaludisme chronique, et affectant, par suite de la maladie antérieure, de l'affaiblissement organique générale, des altérations déjà existantes, une marche extrêmement sévère et une allure clinique un peu anormale.

Je conçois la malaria aiguë se montrant chez un dysentérique chronique et aggravant par des manifestations intestinales nouvelles l'état général déjà si précaire du malade, aussi facilement que je m'explique les fièvres éruptives et infectieuses chez les syphilitiques, les diabétiques, etc.

Mais l'association de deux pyrexies évoluant parallèlement dans le même temps chez le même individu, se combinant en des proportions variées, la chose est moins simple. Est-elle impossible ? Evidemment non. Des faits d'associations accidentelles de deux maladies aiguës ont été publiés. Rien ne s'oppose d'une façon absolue à ce qu'un individu contracte en même temps le germe de deux maladies aiguës.

Mais si nous observons ce qui se passe *en général*, nous sommes bien obligés de convenir que les associations et les

proportionnalités pathologiques aiguës sont de véritables accidents. La scarlatine, la variole, la rougeole n'ont pas *l'habitude* d'envahir en même temps le même individu; les cas
de Gaspard Roux, de Guersant et Blache, de Rilliet et
Barthez peuvent être considérés comme *accidentels*. Elles
ne se déclarent pas non plus *communément* chez le typhique. La diphtérie évolue *d'habitude* solitairement, comme
du reste presque toutes les pyrexies. Pourquoi donc cette
association et ces proportionnalités *si fréquentes* de la malaria avec la dothiénentérie et la dysenterie? Cette exception à une règle de pathologie générale n'est-elle pas
faite pour étonner?

Elle étonne en effet et je crois avoir suffisamment démontré que les cas décrits comme typho-malaria, dysen-
téro-malaria sont le plus souvent des *types morbides factices*,
résultat d'intempéries doctrinales, qui ont profondément
troublé dans sa simplicité naturelle la pathologie des pays
à malaria.

La notion de la combinaison de la malaria avec un *agent
pyrétogène autre* remonte à R. Morton et Torti (milieu du
dix-septième siècle). C'est l'usage du quinquina qui permit
à ces médecins de reconnaître que les fièvres dites essen-
tielles n'avaient pas toutes la même nature, puisque les
unes guérissaient par l'emploi du quinquina, tandis que
les autres n'étaient en aucune façon influencées par ce
médicament.

Torti (je donne la parole à MM. Kelsch et Kiener)
« appelle proportionnées des fièvres hybrides composées
d'une fièvre périodique subintrante et d'une continue rémittente.

Torti n'imagine pas que cette *fièvre continue, surajoutée
à la fièvre périodique puisse être produite par quelque poison
venu du dehors et joignant ses effets à ceux du poison paludéen*. Une pareille notion est étrangère à la pathologie hu-
morale. La cause matérielle de la fièvre continue *est sup-
posée se développer dans l'économie elle-même*. »

« Ayant remarqué que ces pyrexies très communes à
Modène, étaient les unes curables par l'écorce du Pérou

et les autres non, Torti jugea que les deux éléments morbides devaient être associés, suivant les cas, en *proportion* variable. Lorsque la *périodicité* est le caractère prédominant et essentiel, le quinquina réussit bien ; lorsque au contraire l'élément continu prédomine, le quinquina est sans effet. »

Torti n'*a donc pas créé l'association de pyrexies différentes.* Il a exprimé un fait clinique d'*une incontestable justesse* qui prouve sa grande puissance d'observation, si on considère surtout l'époque où il vécut. L'explication qu'il donne de la continue ajoutée à la périodique a besoin d'être rajeunie ; mais dans l'ensemble, elle est exacte.

Sans doute, nous ne dirons plus aujourd'hui que « lorsque dans une fièvre intermittente, les accès deviennent subintrants, le sang se charge, à chaque nouvel accès, d'une certaine quantité de *ferment fébrile qui n'a pas subi la coction* et n'a pu être éliminée par les crises ; qu'alors, par suite de l'altération du sang, se développe une fièvre secondaire, continue, qui se surajoute à la fièvre intermittente et en obscurcit plus ou moins les rémissions. »

L'anatomie pathologique de l'intestin, telle que je l'ai décrite, *complète*; la connaissance de la physiologie pathologique des entérites aiguës et de la fièvre typhoïde, nous permettent de comprendre sans difficulté la continuité de la fièvre malarienne : intoxication et septicémie intestinales, telles sont dans la malaria à *forme entérique*, aussi bien que dans la dothiénentérie, la cause de la continuité de la pyrexie.

Il faut arriver jusqu'à Cullen (1785) pour trouver la notion étiologique de pyrexies de cause extérieure : les fièvres sont occasionnées par deux espèces de vapeurs : 1º celles des marais ; 2º celles qui s'élèvent du corps humain.

Baumes, en 1821 (traité des fièvres rémittentes) arrive à la même conclusion. Il y a pour lui deux sortes de miasmes : « les uns éminemment contagieux provenant de la cohabitation des hommes et de la malpropreté donnent lieu à des fièvres putrides, malignes et nerveuses (typhoïdes et ataxiques) d'*un caractère essentiellement continu*; les autres émanant des lieux marécageux, donnent naissance à *des fièvres intermittentes et rémittentes*, curables par le quinquina et laissent souvent à leur suite une cachexie spéciale.

Pendant que les recherches entreprises au point de vue étiologique faisaient avancer la pathologie fébrile, l'école anatomo-pathologique faisait de son côté des progrès notables.

Spigel, en Italie, au commencement du dix-septième siècle, « indiquait nettement la lésion intestinale et énumérait les principaux symptômes de la maladie. Son observation fut si parfaite qu'il n'attribua pas la fièvre directement à la lésion intestinale, *mais à l'introduction dans les veines d'une substance putride.* En 1659, Willis fit la même remarque et compara la lésion de l'intestin à celle que la variole fait naître sur la peau.

Les constatations anatomo-pathologiques de Morgagni, de Tissot (1759), de Rœderer et Wogler (1760), de Prost (1804), de Petit et Serres (1813), de Louis surtout, en 1829, de Chomel, en 1834, eurent pour résultat de donner aux lésions intestinales une spécificité qui permit sans doute de distinguer de la typhoïde certaines formes de la malaria, (travaux de Lombard de Genève, en 1836; de Maillot, (1836); de Gerhard de Philadelphie (1837); d'Al. Stewart (1840); mais l'importance exagérée donnée à la lésion anatomo-pathologique intestinale devait faire méconnaître la nature réellement malarienne de certaines fièvres à lésions intestinales prononcées. Fort heureusement les travaux de L. Colin, de Laveran surtout qui signalait et décrivait les modifications apportées dans le sang par l'hématozoaire qui porte son nom, puis les remarquables travaux de Kelsch et Kiener, fournirent pour le diagnostic de la malaria des éléments de première importance, qui empêchèrent une confusion totale et un englobement par trop gigantesque de la malaria par la fièvre typhoïde.

Mais ces auteurs eux-mêmes, assujettis à la doctrine de la spécificité des lésions anatomo-pathologiques, loin d'attribuer à la malaria des lésions qui lui appartiennent, les ont rapportées à la fièvre typhoïde, et ont ainsi créé un type spécial la *typho-malaria*, capable de satisfaire à leurs idées doctrinales en même temps qu'aux précieuses découvertes qu'ils avaient faites. Voilà toute l'histoire des associations et des proportionnalités pathologiques qu'on a voulu étayer de preuves solides (voir le chapitre consacré par KELSCH et KIENER à ce sujel), mais qui au fond résultent d'une manifeste erreur doctrinale.

QUINQUINA ET SELS DE QUININE DANS LA MALARIA.

Quelle est, dans le diagnostic de la malaria, l'hématologie mise de côté, l'importance du quinquina et des sels de quinine?

TORTI, ainsi que je l'ai dit, avait noté l'influence du quinquina sur certaines fièvres périodiques. Il avait vu également que ce médicament n'agissait pas sur certaines fièvres continues, d'où sa division élémentaire des fièvres en deux grands groupes distincts.

Cette constatation était du plus haut intérêt; mais peut-on par l'efficacité ou l'inefficacité du quinquina ou des sels de quinine admettre ou éliminer la malaria?

L'action de la quinine sur la malaria est incontestable: *c'est un fait universellement reconnu* Il faut cependant dire que d'une façon générale, on a réclamé de la quinine *plus qu'elle ne peut donner* et que dans d'autres cas, on lui a donné plus *qu'elle ne saurait demander.*

C'est pour avoir réclamé de la quinine plus qu'elle ne peut donner que nombre de médecins ont signalé l'inefficacité de ce médicament dans certains cas de malaria; c'est pour lui avoir donné plus qu'elle ne saurait réclamer, qu'on a pris souvent pour fièvres paludéennes, des fièvres éphémères de causes variées, où la quinine *semblait* avoir produit la chute thermique.

Le fait que la quinine agit sur l'hématozoaire de la malaria qu'elle arrive à détruire à la longue *n'implique nullement l'obligation pour elle d'arrêter dans leur évolution* LES LÉSIONS MATÉRIELLES que cet hématozoaire a pu produire par la désorganisation globulaire (formation des pigments mélanémique et ocre).

L'altération matérielle produite (congestion, inflammation, troubles trophiques) doit évoluer *malgré la quinine, et quelle que soit la quantité de quinine que vous administrerez*. La quinine n'agit plus, dès lors, que comme antithermique général. Elle n'a plus, la période originale de la la maladie passée, aucune action spéciale ou spécifique, car les réactions cliniques, auxquelles donnent lieu dans la seconde période de la malaria (période des complications organiques) les lésions matérielles, *dépendent absolument des organes lésés*. Elles n'ont plus rien de commun avec la malaria proprement dite, surtout *si on a eu soin, pour détruire le génie de la maladie, d'administrer dès le début la quinine à dose suffisante*; si on a eu souci, d'autre part, *de continuer pendant un temps suffisamment long l'administration de ce précieux médicament*. Dans le cas contraire, en même temps que se déroulera devant vous le tableau clinique de la complication organique produite par les premières atteintes du mal, vous verrez se produire *des retours offensifs* de la malaria, qui modifieront *par la périodicité des accès*, l'allure clinique générale de la complication, et qui pourront, d'autre part, aggraver la complication existante ou en créer de nouvelles.

La courbe thermique dans la malaria (2e stade bien entendu) rappelle avec une netteté remarquable la courbe observée dans d'autres affections qui n'ont rien de commun avec la malaria, *si l'action de l'hématozoaire a été annihilée par la quinine*. Elle se traduit alors, *suivant les organes lésés*, par les courbes de l'angiocholite, de l'hépatite légère, moyenne ou grave, de l'embarras gastrite fébrile. de l'entérite, de l'entéro-colite, de la fièvre typhoïde, etc. Mais si *l'action pyrétogène de la malaria n'a pas été détruite par la quinine*, vous observerez des courbes thermiques absolument irrégulières, déroutantes, ne rappelant aucune des courbes thermiques connues, grâce, ainsi que je viens de le dire, au retour d'accès périodiques, à l'aggravation des complications existantes et enfin à la création par les nouveaux accès de complications nouvelles.

Il ne faut donc pas dire, dans les cas où la fièvre persiste

malgré l'administration de la quinine, *que le médicament
a été inefficace*. Il a donné le résultat qu'il devait donner,
*il a mis le poison malarien dans l'impossibilité de continuer son
œuvre de destruction globulaire*. Ne vous dépêchez surtout pas
de le supprimer comme étant inutile, car en empêchant
pendant un temps plus ou moins long l'action destructive
de l'hématozoaire, en en causant la mort *au bout d'un certain
temps*, il régularise, simplifie l'évolution des complications,
prévient leurs aggravations, s'oppose à l'apparition de
complications nouvelles et permet de conduire les malades
à la convalescence, lorsque l'intensité de la désorganisation
globulaire de la première heure et les altérations organiques
qui en ont été le résultat n'ont pas été trop violentes pour
que la guérison soit impossible. Dans ces cas, on peut dire
que les malades meurent non point de la malaria, mais des
complications créées par la malaria (hépatite, néphrite,
entérites ulcéreuses, etc., etc.)

J'ai assez longuement insisté sur ces particularités dans
un travail publié dans la LANTERNE MÉDICALE (mars et
avril 1902) sur « l'Étude de quelques formes de la malaria
aiguë ». J'aurai occasion de le rappeler souvent lorsque
j'exposerai les formes cliniques de la malaria.

Il est une notion capitale, non-seulement dans la malaria,
mais dans presque toutes les maladies infectieuses, c'est celle
de l'existence d'un premier stade, *ce stade original où l'agent
pathogène agit en personne sur l'organisme*, où l'observation
attentive et la connaissance de ses allures permettent de le
déceler, de le reconnaître, de le distinguer des autres ; et
un second stade, *le stade des complications organiques* où la
personnalité de l'agent pathogène n'est plus en jeu ; où la
lésion anatomo-pathologique domine absolument la scène, im-
primant à la maladie une évolution et une marche spéciales
suivant l'organe lésé et aussi suivant l'intensité des altérations organiques ; stade où les tableaux cliniques sont parfois
si semblables, si rapprochés, qu'il est souvent difficile,
impossible, d'en dégager l'étiologie. Ainsi que je l'ai dit dans le
travail déjà cité : « Il faut bien se rappeler ceci, c'est qu'un
organe quelconque réagit toujours physiologiquement de la

même manière sous l'influence de tous les excitants, quelle que soit leur nature ; et que *pathologiquement*, il ne saurait, à part l'intensité qui peut être plus ou moins grande, manifester d'une façon très-différente le trouble apporté par l'agent pathogène, *quel qu'il soit*, à son fonctionnement normal ».

Au premier stade d'une affection malarienne, la quinine, dans la grande majorité des cas, par l'athermie complète ou par la rémission plus ou moins grande qu'elle détermine, permet de soupçonner la nature paludéenne de la maladie. Il est pourtant des cas où cette athermie ne se produit pas, où la rémission même est insignifiante. De tels cas ont été observés par plusieurs de mes confrères de Port-au-Prince et par moi-même dans le cours de l'épidémie de fièvre paludéenne de 1902. Cela devait-il infirmer le diagnostic ou démontrer l'inefficacité de la quinine ? Telle n'est pas mon opinion. Il n'est pas illogique d'admettre que, dans certains cas, l'altération organique, la lésion *matérielle* soit assez précoce, particulièrement dans les formes entériliques et même hépatiques, comme on le verra plus loin, pour que la réaction fébrile à laquelle elle donne lieu, *et qui ne peut être influencée par la quinine*, se montre avant la disparition de l'accès malarien qui l'a produite et masque, par conséquent, par la continuité de la fièvre, l'action réelle de la quinine. J'ai caractérisé ce phénomène dans mon travail par les mots de « complications subintrantes » qui rendent assez bien ma pensée.

A côté de cette hypothèse se place un fait d'observation qui explique bien l'élévation thermique *d'emblée* de certaines palustres et la continuité de la fièvre malgré l'administration de la quinine : la complication ne se montre pas immédiatement après l'accès paludéen ; les deux périodes, la période originale et la période de complications, sont séparées par une période apyrétique plus ou moins longue. La seconde dans ces conditions, à moins qu'on n'y prête grande attention, *semble indépendante de la première.* Cet intervalle plus ou moins long qui sépare deux périodes d'une même maladie est pour moi une des principales causes de la confusion qu'on a toujours signalée dans l'étude des maladies des pays chauds.

Et ce fait est à noter non-seulement pour les complications fébriles, mais encore pour les complications subaiguës et même chroniques de l'impaludisme; pour les plus légères comme pour les plus graves.

Tous ceux qui ont observé en pays chauds ont constaté l'apparition de la dysenterie chez des malades ayant présenté quelque temps auparavant des accès de fièvre paludéenne. Je cite un peu plus loin dans le court chapitre « Hypérémies phlegmasiques » un cas où une entérite légère, mais bien caractérisée, complication d un accès de paludisme, s'est montrée exactement *dix jours* après l'accès. Quelques-unes des observations que je publie dans les formes cliniques de la malaria confirment péremptoirement le fait que j'avance. Dans l'observation R. A. une *période de quinze jours sépare la période originale de la période de complication entéritique grave* qui a existé (fig. 7).

Il est certain que pour tout médecin qui ignore la possibilité de ce fait, le diagnostic est malaisé : température élevée d'emblée et continue, inefficacité du sulfate de quinine, troubles gastro-intestinaux, parfois typhisation. Que diagnostiquer en l'occurrence ? La question est au contraire des plus simples, si on a su découvrir le *génie éloigné* de la maladie et si on se rappelle ce que j'ai dit de l'inefficacité du sulfate de quinine sur *les complications* de la malaria. Dans l'observation (homme A. C.) du Dr V. BOYER, une complication colitique ulcéreuse grave et hépatique s'observe *vingt et un jours* après la période originale de la malaria. Enfin dans une autre observation où la durée de l'intervalle de la complication et de la période originale n'a pas été notée d'une façon assez précise (Enfant M. L. du Dr DOMOND) on voit une rémittente hépatogénétique se montrer avec ses caractères propres quelque temps après la période des accès intermittents, puis tout semble rentrer dans l'ordre. Dès le 18e jour, la température tombe, l'enfant reprend sa vie habituelle pour offrir le 41e jour, c'est-à-dire *23 jours* après la poussée hépatogénétique, les symptômes d'une *insuffisance hépatique* à laquelle il succombe en deux jours et demi !

Lorsqu'on exerce en pays à malaria, il faut toujours fouiller avec soin le passé pathologique des malades. C'est le meilleur moyen de rapporter à leur cause réelle des effets qui, de prime abord, paraissent réellement troublants.

FORMES CLINIQUES DE LA MALARIA AIGUE.

Ordre de description.

Iº Fièvre paludéenne aiguë : forme bénigne.
{ Intermittente aiguë franche.

IIº Fièvre paludéenne aiguë : forme grave.
{ 1º Rémittente hématogénétique légère.
2º Rémittente hématogénétique grave (Hémoglobinurique).

IIIº Complications imprécises de la malaria aiguë : fièvres solitaires graves.
{ Rémittente typhoïde, rémittente adynamique.

IVº Complications précises ou nettement localisées de la malaria aiguë.
{ 1º Gastriques.
2º Entéritiques.
3º Colitiques.
4º Hépatiques.
5º Rénales.
6º Cérébrales (les comitées cérébrales).

Vº Complications éloignées ou tardives : hypérémies phlegmasiques.
{ 1º Gastriques.
2º Entéritiques.
3º Colitiques.
4º Hépatiques.
5º Rénales, etc.

Je passe sous silence les complications pulmonaires si variées que nous voyons parfois et les complications cardiaques qui sortent du cadre que je me suis tracé.

En 1898, nous eûmes à Port-au-Prince une épidémie assez meurtrière de grippe et *d'une fièvre continue.* Je fis faire par un de mes assistants, Mr V. PIERRE-NOEL, une statistique des cas observés par quelques médecins de la ville, statistique qui parut dans le numéro du mois de mai de la LANTERNE MÉDICALE. Les résultats furent des plus variés. Cependant certains enseignements peuvent être tirés de ces statistiques. L'une d'elles, comportant 28 cas, ne comprend que des *fièvres typhoïdes* : 10 à forme grave, d'une durée de 25 à 30 jours ; les autres à forme légère, d'une durée de *7 à 15 jours* ; tous du reste terminés par la guérison.

Une seconde, 27 cas, donne :

> fièvre typhoïde. . . . . 11 cas.
> grippe. . . . . 7 «
> fièvre intermittente. . . . 3 «
> Rémittente bilieuse. . . . 6 «

Une troisième, 27 cas :

> fièvre typhoïde 3 cas, dont 1 décès
> grippe . . . . 12 cas.
> fièvre paludéenne. . . . . 8 «
> typho-palustre. . . . . . . 4 «

Une quatrième présente le relevé suivant :

> fièvre éphémère. . . . . 2 «
> fièvre continue de 18 à 25 j^rs 4 «

fièvre paludéenne
> forme intermittente. . . 3 «
> rémittente simple. . . . 4 «
> continue grave. . . . . . 2 «
> palustre typhoïde. . . . 3 «
> comateuse (mort). . . . 1 «
> rémittente bilieuse. . . 16 «
> fièvre déterminée par
> vers intestinaux. . . . . 1 «

Dans une statistique personnelle, à la même époque, je note : 7 cas de grippe apyrétique, 19 cas de grippe avec fièvre.

5 cas de *fièvre* avec manifestations *gastriques*;

4 cas de *fièvre* avec manifestations gastro-intestinales;

3 cas de fièvre paludéenne (1 mort par accès pernicieux).

Le total des cas observés pour ces 5 statistiques particulières est de 156.

Sur ces 156 cas, nous trouvons :

53 franchement étiquetés *fièvre paludéenne*.

44   «   «   grippe.

43   «   «   fièvre typhoïde (dont 28 du même médecin.)

16 sans étiquette nette : manifestations gastriques et gastro-intestinales.

Il existait à cette époque, d'une façon bien certaine, une épidémie de *fièvre paludéenne* et une épidémie de *grippe*. Ces deux affections, sauf lorsqu'il s'agit de manifestations *spécialisées* gastro-intestinales, sont d'un diagnostic facile.

Les 28 cas d'un des médecins qui chargent si fortement le *casier* de la fièvre typhoïde se décomposent en 10 cas à forme grave, d'une durée de 25 à 30 jours; et *de 18 cas légers, de 7 à 15 jours.*

Est-il possible d'affirmer que ces 18 cas à évolution si anormale appartiennent bien à la typhoïde, quand on est en présence d'une double épidémie de fièvre paludéenne et de grippe ?

Les 16 cas indéterminés peuvent être rattachés indifféremment à la malaria ou à la grippe, puisque ces deux affections sont susceptibles de produire les manifestations gastriques et gastro-intestinales qu'ils ont présentées.

Il reste donc, somme toute, 25 cas, qui ont paru être la dothiénentérie; j'ai dit *paru*, car bien qu'il ne faille attribuer à la lésion des plaques de PEYER aucune valeur pathognomonique, aucune autopsie, que je sache, n'est même venu asseoir le diagnostic de fièvre typhoïde.

J'eusse été heureux de connaître *la marche clinique précise* des 25 cas étiquetés fièvre typhoïde. Ce n'est qu'en la considérant d'extrêmement près, en ne négligeant aucun des symptômes même les plus futiles en apparence, que j'eusse pu croire réellement à la «fièvre typhoïde vraie.» Le diagnostic clinique n'est certes pas impossible, comme je le ferai voir plus tard, mais que d'attention n'exige-t-il pas! Pour ce qui m'est personnel, je dois déclarer que la courbe thermique du seul cas (sur 38 malades) que je regardai comme fièvre typhoïde, n'ayant pas été prise avec une rigueur suffisante, je me trouve dans l'impossibilité de dire si c'était de la dothiénentérie ou de la palustre typhoïde.

Vers la fin de la même année (1898), un cas d'un extrême intérêt s'offrit à mon observation. Malheureusement la courbe thermique à laquelle j'attache aujourd'hui une très grande importance pour le diagnostic différentiel des pyrexies des pays chauds n'avait pas été prise aussi rigoureusement que je l'ai fait pour l'épidémie de 1902. Cependant la *marche clinique* de la maladie m'avait déterminé à faire le diagnostic de *grippe infectieuse à forme gastro-intestinale*.

La malade mourut le 11e jour de sa maladie. Voici les lésions que je trouvai à l'autopsie, lésions qui alors étaient pour moi tellement pathognomoniques de la fièvre typhoïde que je négligeai de pousser vers d'autres organes des investigations qui eussent pu être très intéressantes :

« L'intestin est sain dans toute sa partie supérieure. Les lésions ne commencent guère dans l'intestin grêle qu'à un mètre environ de la valvule iléo-cœcale. D'abord légères, consistant en simple épaississement des plaques de PEYER, elles augmentent très visiblement d'intensité dans les 50 centimètres qui précèdent cette valvule et s'épanouissent dans toute leur violence dans les 20 derniers centimètres de l'intestin grêle.

En ce point, les plaques de PEYER offrent un épaississement considérable; leurs bords sont saillants de plusieurs millimètres au-dessus de la surface intestinale. Leur surface est occupée par une matière *putrilagineuse* jaunâtre, molle, se laissant facilement enlever par le grattage. La surface des plaques est très inégale par suite de l'élimination plus ou moins avancée de cette matière. En certains points, *l'élimination est complète* et l'ulcération est constituée. Dans le cas actuel, elle ne dépasse pas la couche musculeuse. Les deux plaques les plus grandes et les plus malades sont situées l'une, tout près de la valvule iléo-cœcale, l'autre sur la face même de cette valvule qui regarde le petit intestin.

Outre les plaques de PEYER malades, on constate une foule de saillies *boutonneuses* de la grosseur d'un grain de mil à une grosse lentille, constituées par des follicules clos. Ces boutons sont surtout nombreux dans les 50 centimètres d'intestin grêle précédant la valvule iléo-cœcale, mais on les trouve en nombre considérable dans les 20 derniers centimètres. Par leur présence, ils donnent à la surface de l'intestin un aspect absolument inégal. Ces follicules sont durs dans les parties malades un peu éloignées de la valvule, mais assez mous dans la partie inférieure du petit intestin. Quelques-uns présentent une petite ulcération à leur sommet de la grosseur d'une tête d'épingle. Du côté de la séreuse, rien de notable, sauf une légère coloration rosée vue par transparence et correspondant aux lésions intestinales sus-décrites.

Le gros intestin est *dans son ensemble plus congestionné* que le petit. Il offre dans le voisinage de la valvule plusieurs ulcérations de forme ovalaire ou légèrement arrondie. Les bords sont taillés comme à l'emporte-pièce et occupent toute l'épaisseur de la muqueuse. Leur fond est ou débarrassé de toute substance mortifiée ou occupé par l'eschare encore incomplètement éliminée. Nous avons bien vu, au niveau de l'une de ces ulcérations, les deux bouts d'une artère sectionnée par le processus éliminatoire. D'autres ulcérations siègent à plus de 10 centimètres audessous de la valvule iléo-cœcale et offrent les mêmes caractères.

A l'ouverture de l'intestin, nous avons trouvé une assez grande quantité de sang, provenant *uniquement du gros intestin* et en grande partie accumulé dans le cœcum.

Les ganglions mésentériques sont très volumineux Nous en avons trouvé qui avaient le volume d'une noisette, d'autres étaient aussi gros qu'un œuf de pigeon au niveau de la valvule iléo-cœcale.

La rate est grosse, *mollé*, très congestionnée. A son extrémité supérieure nous avons constaté *une hémorrhagie sous-capulaire*.

Le foie est plus gros que normalement : il offre surtout *les lésions de la dégénérescence graisseuse*.

Voilà les lésions trouvées. Voici les symptômes observés qui ne pouvaient guère faire supposer l'existence de pareilles lésions :

Melle C., âgée de 14 ans, tombe malade le 22 octobre dans l'après-midi. Elle est prise *brusquement* de violentes *douleurs dans la région lombaire*, céphalalgie, nausées et fièvre. Appelé à lui donner des soins le 23 octobre dans l'après-midi, c'est-à-dire 24 heures après le début, je trouve une température axillaire de 39°7. La langue est *très saburrale*, aplatie, rouge sur les bords et à la pointe. La malade se plaint de *courbatures, nausées*, céphalalgie et de *très violentes douleurs dans la région épigastrique*. Elle a eu quelques *selles diarrhéiques*.

L'examen de la poitrine est absolument négatif. Pas le moindre râle. Le foie et la rate ont leur volume normal ; le ventre est souple, *indolore* partout, *sauf au niveau de l'appendice xyphoïde* où la pression éveille une assez vive douleur. Pas de gargouillement dans la fosse iliaque droite

De ce jour, 22 octobre au 2 novembre, la température, sauf *des abaissements passagers* dus à l'action thérapeutique, oscilla entre 39°2 et 40°8. L'hyperthermie fut le symptôme dominant de l'affection, et la *balnéothérapie* froide fut instituée pour la combattre méthodiquement. Jusqu'au 31 octobre, *aucun phénomène pulmonaire*. A cette date, la malade est prise de *dyspnée*. L'auscultation révèle un gros foyer de congestion vers la partie moyenne du poumon droit et quelques râles sibilants à gauche. *Le ventre reste toujours souple, indolore*, sauf dans la région ÉPIGASTRIQUE, *non météorisé*. A la percussion, la rate ne paraît pas volumineuse. *L'intelligence jusque-là* ASSEZ VIVE devient *un peu* obtuse. Légère surdité (quinine?) *Pas de diarrhée.*

Le 1er novembre, la malade est plus abattue, un lavement lui fait rendre de grandes quantités de matières fécales. Le ventre se météorise *légèrement*, mais reste indolore. Le pouls qui, jusque-là, avait battu 104 à 118, s'élève à 140. Les phénomènes congestifs pulmonaires diminuent d'intensité.

Le 2 novembre, à minuit, la malade rend quelques caillots sanguins. *Plusieurs selles de sang noir* liquide suivent, puis le sang sort rouge, et la malade meurt en hyperthermie à 5 h. du matin, le 11e jour de sa maladie. »

Si ce tableau clinique cadre peu avec la fièvre typhoïde, par contre *il cadre parfaitement avec les tableaux cliniques que j'ai eu l'occasion de voir dans la dernière* ÉPIDÉMIE DE MALARIA (1902).

La brusquerie du début avec fièvre intense, douleur lombaire, état gastrique marqué, courbatures, violentes douleurs dans la région épigastrique, diarrhée; les abaissements thermiques passagers (que j'avais cru devoir attribuer à l'action thérapeutique seule); l'hyperthermie continue, l'absence de phénomènes pulmonaires, puis la poussée de congestion active du poumon accompagnée de dyspnée; *la conservation de l'intelligence* presque jusqu'à la fin de la maladie *malgré sa gravité*; ce léger météorisme final, cette hémorrhagie de sang noir d'abord, puis rouge, que de fois ne va-t-on pas les retrouver dans les observations prises par moi dans le cours de l'épidémie de 1902 qui était (*aucun doute n'est possible sur sa nature*) une épidémie de *fièvre paludéenne* !

J'ai publié dans le N° de février 1902 de la LANTERNE MÉDICALE un article intitulé « l'Epidémie actuelle, essai de diagnostic » dans lequel j'ai démontré par des observations nombreuses la nature malarienne de l'affection : « Il appert de ce que je viens de dire que la ville est manifestement sous l'influence malarienne. On constate chaque jour des cas de fièvre intermittente palustre simple; on voit également à chaque moment des cas pernicieux. Personne ne pense à accuser *devant ces évidences* ni la fièvre typhoïde ni la grippe, *qui ne tuent pas si vite.* Pourquoi donc, lorsque la fièvre affecte la forme continue, déclarer que c'est la typhoïde et la grippe, comme si *la palustre elle aussi ne pouvait se présenter sous forme continue!* » J'ajouterai surtout lorsque le tableau clinique n'est pas du tout celui que nous connaissons de la typhoïde vraie !

Or, il se trouve que *dans ces continues palustres à forme intestinale* observées pendant l'épidémie de 1902, *j'ai trouvé des lésions intestinales identiques (sauf peut-être comme intensité) à celles que je viens de relater, à celles que certains auteurs, que moi-même pendant fort longtemps, avons cru pathognomoniques de la fièvre typhoïde.*

Etait-il possible, à moins *d'un aveuglement doctrinal outré,* de passer l'éponge sur toutes les données de la clinique, sur la nature incontestablement paludéenne de cette épidémie, et de déclarer sur la simple trouvaille de lésions qu'on observe *aussi* dans la fièvre typhoïde, que c'était de la typhoïde quand même?

Evidemment non. *Ces lésions devaient être rattachées à la paludéenne..* Je l'ai fait et j'ai longuement discuté mon opinion dans le chapitre anatomo-pathologique.

Aussi ai-je été fort heureux, en lisant l'article fièvre typhoïde du Traité de médecine de CHARCOT et BOUCHARD, de trouver ces lignes que j'ai citées plus haut et de m'appuyer sur l'autorité incontestable de M. le Professeur CHANTEMESSE : « *La lésion intestinale n'est pas la caractéristique de la maladie;* une altération locale, serait-elle sous la dépendance du bacille typhique, ne suffit pas à constituer la fièvre typhoïde. »

Comme je l'ai dit plus haut, ce sont ces erreurs doctrinales qui ont comme à plaisir embrouillé l'étude des pyrexies intertropicales. On verra par la suite, lorsque je ferai le diagnostic de la typhoïde vraie et de la paludéenne forme entéritique grave, que cette étude est, somme toute, d'une grande simplicité.

Une autre croyance erronée consiste à penser que les maladies sont modifiées *du tout au tout* par le climat. Je ne

nie pas qu'il puisse y avoir quelques modifications de détails, j'affirme, en tout cas, qu'elles sont impuissantes à
changer l'aspect clinique général de la maladie. En dehors des pyrexies propres aux pays chauds, il m'a été
donné d'observer nombre d'affections qu'on voit communément en France. Je les ai facilement reconnues. Elles
ont le même début, la même marche, la même évolution
que dans ce pays. J'ai vu la rougeole, la varicelle, la scarlatine même, la diphtérie, la grippe, le charbon, la tuberculose, le rhumatisme, la coqueluche, la rage, le tétanos, etc.,
etc., pour ne parler que des affections probablement microbiennes : *elles se comportent absolument comme en Europe.* La variole, que je n'ai pas encore vue dans le pays,
est la même variole qu'on connaît si bien dans les pays
où elle est endémique. Pourquoi la fièvre typhoïde *seule*
ferait-elle exception ? Pourquoi *seule* se couvrirait-elle, sous
l'influence du climat, d'un masque qui la rendrait méconn-
naissable ? Il faut dire les choses telles qu'elles sont :
on ne retrouve pas dans nos pays la marche clinique de
la typhoïde vraie, parce que les cas que nous observons
ne sont pas de la typhoïde et que jusqu'à présent, *par la
croyance à la pathognomonicité des lésions intestinales,* nous
avons voulu *quand même* les faire passer pour fièvre typhoïde.

FIÈVRE PALUDÉENNE AIGUE.

I° FORME BÉNIGNE. — INTERMITTENTE AIGUE NORMALE.

J'éviterai dans cette description l'intervention par trop
fréquente de théories plus ou moins discutées, n'ayant en
vue que la clinique des fièvres intertropicales.

Je ne les rapporterai que lorsque, de leur exposition, une
clarté plus grande pourra être acquise pour la symptomatologie de ces pyrexies.

La durée d'incubation de la fièvre paludéenne, intermittente aiguë normale, que j'appelle la forme bénigne par
opposition avec la *forme grave* (rémittente bilieuse hémoglobinurique) n'a pu être fixée d'une façon précise. Cer-

tains médecins disent avoir vu l'accès se montrer quelques heures après que les malades eussent subi l'*influence ma-remmatique*; d'autres l'ont constaté, paraît-il, plusieurs années après qu'ils eussent été soustraits à cette influence morbigène. Il est difficile de prendre pour base des approximations aussi vagues. Aujourd'hui que le parasite de la fièvre paludéenne est bien connu et bien décrit depuis le très-remarquable rapport de Mʳ le professeur R. BLANCHARD à l'Académie de médecine de Paris, on ne tardera certes pas à avoir par l'expérimentation des données exactes sur le temps minimum et maximum de cette incubation.

L'invasion peut-être brusque, surprendre le malade en pleine santé : le fait a été trop souvent signalé pour être contestable; mais, en général, il existe une période prodromique, qui coïncide probablement avec la période de développement du parasite de la fièvre paludéenne : embarras gastrique, inappétence, saburre, nausées, goût amer dans la bouche, céphalalgie. ROUX dit avoir noté « au Bengale, chez certains malades, le coup de barre tout-à-fait analogue à celui qu'on observe dans la fièvre jaune, sans que pour cela, la maladie ait eu une ressemblance même éloignée avec cette terrible affection. »

Dans la fièvre intermittente aiguë normale, forme bénigne, on observe trois stades classiques : le stade de froid ou de frisson, le stade de chaleur et le stade de sueurs.

Le premier stade est précédé d'une sensation de malaise de durée variable, horripilation de froid, puis les frissons éclatent : « En général, dit ROUX, dont la description est très-exacte, ils sont d'abord très légers, mais ils augmentent d'intensité. Au début, ils occupent d'abord le tronc et surtout le dos, mais bientôt le malade a un tremblement dans tout le corps, qui est parfois secoué tout entier. Il peut être si violent que les dents claquent avec force et que le lit lui-même sur lequel est couché le malade remue. »

La sensation subjective de froid est tellement intense que les malades, malgré la chaleur ambiante, demandent à être couverts de grosses couvertures de laine. « Le pouls est petit, très-fréquent, la respiration courte et haletante.

Il y a souvent des vomissements d'abord alimentaires, si on observe le malade peu de temps après le repas, puis bilieux. La durée de cette période varie depuis un quart d'heure jusqu'à 6 heures. D'après IMPEY, elle est en moyenne d'une heure vingt-cinq minutes. »

2e stade : « La chaleur arrive ensuite, dans quelques cas rares, d'une façon subite : dans la grande majorité des cas, elle survient graduellement. Le malade ressent des bouffées de chaleur qui lui montent au visage. La peau est sèche, rouge et chaude. Il y a de l'agitation, parfois même une grande surexcitation. Dans les cas où la fièvre est très-forte, on peut observer du subdélirium et même un délire véritable. La respiration est large et accélérée, le pouls plein et fréquent. Les pupilles sont dilatées, les yeux brillants ; le visage est souvent très congestionné. Les urines, qui sont rares, offrent le type des urines fébriles.

La durée du stade de chaleur qui peut varier de 1 à 12 heures, est en général, de 4 à 6 heures. IMPEY donne comme durée moyenne, deux heures. » Cette moyenne me paraît un peu faible. Pendant cette période, la soif est ardente.

La fièvre débute dans le stade de frisson même, « d'après RINGER 45 à 90 minutes avant l'apparition des symptômes subjectifs qui annoncent au malade le début de l'accès.

Cette augmentation continue pendant le stade de froid et une partie du stade de chaleur et pendant le stade de sueurs. D'après HIRTZ, le maximum de la température fébrile s'observerait à la fin du frisson et se maintiendrait d'une à trois heures. »

L'élévation thermique est en général grande. Le thermomètre monte très-souvent à 40 et 41 degrés avec une très-grande brusquerie. Le chiffre maximum observé a été de 42° 6 et même de 43° (ZIMMERMANN cité par GRIESINGER).

3e stade. Peu à peu, la peau devient plus humide, le visage est moins turgescent et l'agitation moins violente. Le malade ressent une légère moiteur, plus prononcée au front et sur le tronc. Puis, plus ou moins rapidement, la sueur apparaît. Le pouls, qui est large et souple, tend à diminuer de fréquence, la bouche est plus humide.

Dans un délai assez court, la transpiration devient très-abondante. La sécrétion urinaire est augmentée; les urines sont moins chargées. Le calme se rétablit tout à fait; souvent le malade, brisé de fatigue par les deux premières périodes de l'accès, s'endort d'un sommeil calme et réparateur. Le stade de sueur est ordinairement le plus long. D'une durée moyenne de 4 heures, il peut, dans certains cas, se prolonger pendant 12 heures.

Le sulfate de quinine, pris à la fin de l'accès, a sur l'accès suivant une action indéniable dans la forme paludéenne franche, c'est-à-dire celle où nous ne notons pas de complications viscérales. Il diminue l'élévation de la température, abrège la durée du stade de frisson et du stade de chaleur, en un mot, agit puissamment sur la longueur de l'accès en général. Parfois, malgré l'administration de ce précieux médicament, j'ai vu un 3e accès franc se produire, mais si faiblement qu'on peut le considérer comme un véritable avortement.

Malgré l'opinion de BURDEL (de VIERZON), le diabète éphémère de l'accès franc n'est pas admis. Il en est de même pour l'albuminurie.

On a noté assez souvent de l'herpès, de l'urticaire et une éruption furonculeuse.

Il peut se produire, avant et pendant l'accès d'intermittente franche, des courbatures et de la céphalalgie; on peut observer des épistaxis. Certains auteurs ont vu de l'ictère et des hémorrhagies intestinales, mais il faut se garder de donner à ces symptômes une valeur qu'ils n'ont pas.

La physiologie pathologique de l'accès paludéen les explique fort bien. Ce sont des *incidents et non des complications*. Ils sont du reste assez rares pour qu'on n'ait pas à en tenir un compte exagéré. Il suffit de signaler la possibilité de leur existence.

Ils n'ont du reste rien de *spécifique*. J'ai vu se produire chez un de mes opérés (hydrocèle et résection de varices lymphatiques) le lendemain de l'opération, pour ainsi dire sans élévation thermique (38° pendant quelques heures) un *ictère conjonctival* assez marqué et de l'ictère léger de la peau, accompagné de *selles hémorrhagiques* pendant près de 24 heures, puis tout rentra dans l'ordre. L'opéré était atteint d'un certain degré d'obésité. Ces symptômes me paraissent sous la dépendance d'une congestion hépatique et entérique *passagère*. La complication ne commence réellement que lorsqu'une inflammation plus ou moins notable fait suite à cette congestion banale.

TYPES.

La caractéristique de la fièvre paludéenne franche est l'*intermittence*.

La fièvre s'élève à un degré parfois très élevé, reste au culmen un temps plus ou moins long, puis commence la descente *progressive* jusqu'à la température normale.

Si le malade n'a pas pris de la quinine, de pareils accès peuvent se montrer chaque jour, en général précédés de frisson comme le premier accès : c'est *le type intermittent quotidien*.

Dans d'autres cas, l'athermie se prolonge; la fièvre ne reparaît que dans le cours du 3e ou du 4e jour : c'est le type tierce ou le type quarte, l'un des plus tenaces, si l'on en juge par le « quaterna te teneat! » des Romains.

La conception des accès subintrants ne me paraît que propre à jeter de la confusion dans l'étude de la fièvre paludéenne. Ces accès qui commencent avant que les précédents soient finis me semblent sujets à contestation.

Toutes les fois que la fièvre ne tombe pas à la normale, comme cela se voit si fréquemment après les accès d'intermittentes franches, il faut penser plutôt qu'à une subintrance fébrile, à *une complication organique* plus ou moins précoce, plus ou moins légère.

On verra par mes observations que les types gastriques, parfois entéritiques légers et à fortiori l'entéritique grave affectent une forme *de fièvre continue sur laquelle la quinine n'a guère d'action*. Il est inutile, sans risquer d'embrouiller la situation, d'imaginer que la fièvre, qui allait tomber, est remontée. Elle n'est pas tombée uniquement parce qu'il y a *une complication inflammatoire qui l'entretient*.

Lorsque la fièvre se présente avec des rémissions plus ou moins marquées, *ce n'est pas encore de la subintrance quotidienne*; l'ascension thermique est due à une *complication hépatique* (fièvre rémittente hépatogénétique). C'est du reste un fait d'observation générale qui n'appartient pas en propre à la fièvre paludéenne.

Voyez les courbes de la bilio-septique de CHARCOT, voyez celles des réactions hépatiques dans certaines formes de coliques hépatiques frustes, etc. : elles présentent des rémissions plus ou moins marquées, alternant avec des ascensions thermiques plus ou moins considérables. *C'est la caractéristique des atteintes hépatiques plus ou moins légères.*

D'après moi, la figure 20 du Traité de KELSCH et KIENER ne représente pas une fièvre quotidienne subintrante, mais tout simplement *une complication gastrique ou entéritique légère précoce* (fièvre continue).

La figure 21 est une *rémittente précoce* succédant à un long accès initial (Grandes oscillations avec rémissions).

La figure 24, une rémittente tardive légère ne se montrant qu'après plusieurs accès d'intermittente aiguë franche.

Cette manière de voir n'a pas seulement une certaine importance théorique. Elle a surtout *une valeur pratique*, car elle permet de reconnaître presque immédiatement la complication qu'a déterminée l'accès de malaria aiguë, lorsqu'il en détermine.

II° FORME GRAVE — RÉMITTENTE HÉMATOGÉNÉTIQUE.

(Bilieuse hémoglobinurique des auteurs).

La description clinique de la rémittente hématogénétique doit, pour les raisons que j'ai données, venir immédiatement après celle de l'intermittente franche aiguë. Elle n'est pas en effet une complication de la malaria, mais une manifestation clinique sévère de cette affection. L'intensité de la destruction globulaire commande pour ainsi dire toute sa symptomatologie.

La rémittente hématogénétique est, relativement aux

autres formes de la malaria, assez rare à Port-au-Prince. Il m'a été donné d'en observer deux cas typiques rapidement terminés par la mort. D'après une communication orale de mon confrère et ami Dᵣ J. CASTERA, cette forme grave se rencontrerait par contre assez souvent à Jacmel, ville du littoral sud d'Haïti.

Pour grave que soit cette forme de l'impaludisme, elle n'en présente pas moins des degrés dans sa gravité. Aussi a-t-elle été divisée à juste titre par les auteurs en forme légère et forme grave Dans ces deux formes existent les mêmes symptômes; leur intensité seule est inégale.

KELSCH et KIENER dans leur Traité des maladies des pays chauds ont fait de « la bilieuse hémoglobinurique » une étude des plus remarquables. Je la résume ici en leur faisant de fréquents emprunts.

L'historique de la forme grave de l'impaludisme est toute récente. De 1850 à 1853, LEBEAU, DAULLÉ, LEROY de MÉRICOURT, médecins de la marine francaise, signalent à Madagascar une fièvre paludéenne, caractérisée par l'ictère, les vomissements bilieux et une *urine de couleur brune ou noire*. DUTROCLAU la signale, en 1861, au Sénégal, à Cayenne, aux Antilles. BARTHÉLEMY BENOIT (1865) BÉRENGER FÉRAUD (1874) et PELLARIN écrivent sur cette affection d'intéressants mémoires.

Dans une seconde période, on s'attache à déterminer d'une façon précise la pathogénie des urines noires. Cette coloration était-elle due, ainsi que le disaient DAULLÉ et BÉRENGER FÉRAUD *aux pigments bilaires*; serait-elle produite, suivant l'opinion de PELLARIN, *par les complications rénales* de l'impaludisme chronique dont le principal symptôme serait l'hématurie? Releverait-elle, comme le veut B. BENOIT, « *d'une altération du sang*, en même temps que des efforts énergiques des viscères pour débarrasser l'économie du principe infectieux? »

A cette période d'hypothèses improuvées fait suite une période de fructueuses découvertes. HOPPE SEYLER, (1870), « fait connaître les *deux raies* qui caractérisent le spectre d'absorption de l'O. hémoglobine (entre D et E) et donne ainsi le moyen de reconnaître sûrement cette substance, même en faible dilution, dans les liquides organiques. On ne tarda pas à savoir que dans de nombreuses conditions pathologiques, l'urine renferme *la matière colorante du sang sans globules* et que cette hémoglobinurie est *l'indice de la dissolution des globules dans le sang.* »

CORRE émet alors une théorie qui considère la fièvre hémoglobinurique comme une maladie *proportionnée*, produite par le poison palustre et l'impression du froid.

Les recherches ultérieures ont montré qu'il n'y avait là aucune proportionnalité et que l'impaludisme *à lui seul* pouvait déterminer cette manifestation clinique. Je crois qu'avec les progrès de la science, le même sort est réservé aux autres proportionnalités dont il a été parlé plus haut. Pour CORRE « la dissolution d'un grand nombre d'hématies dans le plasma sanguin et l'hémoglobinurie qui en résulte aussitôt sont le premier acte du drame pathologique. Consécutivement au passage de l'hémoglobine, le parenchyme rénal peut subir des altérations qui se traduisent par l'albuminurie et parfois l'urémie. Si l'émonctoire rénal est insuffisant à éliminer l'hémoglobine dissoute dans le sang, le foie entre à son tour en jeu et fabrique activement de la bile ; si la bile est tellement abondante que les canaux excréteurs soient insuffisants à lui donner issue, il peut s'ensuivre un ictère par résorption des principes colorants de la bile. Mais il n'y a point de liaison nécessaire entre la fièvre hémoglobinurique et la fièvre bilieuse ; l'état bilieux peut faire défaut ; et dans bien des cas, il se produit seulement à la fin de l'accès une teinte subictérique due à la diffusion dans les tissus d'un dérivé de l'hémoglobine, l'hémaphéine. » KELSCH et KIENER.

Cette théorie fort juste en ce qui concerne l'étiologie et la pathogénie des urines noires, pèche par la méconnaissance du rôle important du foie dans la production de l'un des symptômes *les plus constants* de la fièvre hémoglobinurique, je veux dire l'ictère.

On peut dire d'une façon générale que, dans toute fièvre paludéenne aiguë, le foie intervient. Dans l'intermittente aiguë franche, cet organe suffit à l'élaboration de l'hémoglobine dissoute dans le plasma sanguin et à son élimination, sans que ce surcroît de travail entraîne de son côté de réaction inflammatoire ; l'hémoglobine ne passe pas dans les urines. Dans la rémittente bilieuse simple des auteurs (rémittente hépatogénétique), le foie arrive à éliminer l'hémoglobine, mais *il réagit inflammatoirement* : l'hémoglobine ne passe encore pas dans les urines ; dans la rémittente bilieuse grave des auteurs (rémittente *hématogénétique*), le foie est insuffisant à l'élaboration et à l'élimination d'une si grande quantité d'hémoglobine : l'hémoglobine éliminée par les reins se trouve dans les urines.

L'ictère par polycholie semblerait donc devoir se produire dans tous les cas : *il peut en effet se montrer aussi bien dans l'intermittente franche aiguë, que dans les rémittentes hépatogénétique et hématogénétique.* Les deux conditions de sa production existant toujours dans les formes aiguës de l'impaludisme (théorie hémo-hépatogénétique de l'ictère), s'il ne se montre pas toujours, c'est que sa manifestation dépend de certaines qualités physiques de la bile : consistance et viscosité plus grandes, d'où difficulté de son écoulement dans le tube intestinal et facilité plus grande de sa résorption au niveau des lobules hépatiques, dans les canalicules de Mac Gillavry, ainsi que l'ont prouvé les expériences d'Engel, de Kelsch et Kiener.

Il est encore à se demander, la théorie de la résorption biliaire par compression des canalicules biliaires *interlobulaires* ou par formation de bouchons muqueux intra-canaliculaires n'ayant pas prévalu, si la stase biliaire ne serait pas susceptible de se produire par *la tuméfaction de la muqueuse duodénale au niveau de l'ampoule de* Vater. Les complications gastro-intestinales de la malaria aiguë sont si fréquentes que cette hypothèse n'a rien d'invraisemblable.

RÉMITTENTE HÉMATOGÉNÉTIQUE — FORME LÉGÈRE.

Cette forme légère ne l'est que comparativement à la forme grave : une fièvre hémoglobinurique est toujours la preuve d'une atteinte grave de l'impaludisme.

La description de la rémittente hématogénétique a été traitée par KELSCH et KIENER avec une si rigoureuse exactitude que je me fais un devoir de la reproduire ici sans la moindre modification, rendant ainsi à leurs auteurs un juste hommage de mon admiration :

« L'accès hémoglobinurique est rarement isolé ; dans la majorité des cas, il est précédé de quelques accès simples ou bilieux, du type quotidien ou tierce. Sa durée comprise entre douze et trente-six heures est celle d'un accès ordinaire. Il présente les trois stades de frisson, de chaleur et de sueurs bien dessinés.

Le frisson est accompagné de vomissements bilieux, d'hémoglobinurie et souvent de forte rachialgie lombaire. Dans le stade de chaleur, ces symptômes augmentent d'intensité et quelquefois on voit déjà apparaître l'ictère ; la chaleur atteint ordinairement un haut degré ; la face est rouge, le pouls fréquent et développé ; le malade éprouve de la céphalalgie, de l'anxiété, une douleur souvent cruelle à l'épigastre, de la gêne respiratoire. Tous ces phénomènes s'amendent et cessent graduellement pendant la défervescence, sauf l'ictère, qui devient plus apparent et peut persister plusieurs jours.

Nous allons examiner avec plus de détails les principaux symptômes.

L'hémoglobinurie se déclare ordinairement en même temps que la fièvre, mais peut anticiper ou retarder sur le début du frisson. Elle atteint son maximum d'intensité pendant le stade de chaleur, et décroît ou cesse brusquement pendant la défervescence. Quelquefois l'urine renferme encore quelques traces d'hémoglobine le lendemain de l'accès.

Si l'on a soin de recueillir séparément les urines émises

à différents moments pendant l'accès, on peut quelquefois, presque toujours d'après Mⁿ CORRE, constater que
la première urine est simplement rosée ou rutilante, c'est-
à-dire d'une couleur franchement hématique. La deuxième
portion a une couleur brune plus ou moins sombre, comparable à celle du vin de Porto ou d'une infusion forte de
café torréfié. La troisième portion, émise dans le décours
de l'accès, est encore brune, mais d'une nuance plus claire.
Les jours qui suivent l'accès, l'urine reprend graduellement sa coloration normale, à moins qu'il ne survienne un
nouvel accès hémoglobinurique.

L'urine émise est quelquefois abondante, et le besoin
d'uriner se produit plusieurs fois pendant la durée de l'accès, la quantité peut s'élever à 1500 ou 1800 centimètres
cubes. Chez d'autres malades, l'urine est parcimonieuse
pendant l'accès, et la polyurie n'a lieu que le lendemain,
ou même ne se manifeste pas. La densité est en rapport
inverse avec la quantité; en général, elle tend à diminuer, lorsque l'accès se dissipe et que l'urine s'éclaircit.
La réaction au papier de tournesol est le plus souvent
acide, quelquefois neutre, quelquefois alcaline.

Indépendamment de l'hémoglobine, dont la présence
est sûrement et rapidement reconnue par l'examen spec-
troscopique, l'urine renferme encore d'autres matières
colorantes, notamment le pigment biliaire. Nous ne saurions dire à quel moment de l'accès apparaît ce pigment.
Il est possible que l'urine rosée du début n'en renferme
pas. Dans l'urine devenue brune, la réaction de GMELIN
est ordinairement masquée par une intense coloration brune
qui se produit au contact de l'acide nitrique (réaction
hémaphéique). Le jeu de couleurs biliaires est plus aisément reconnu dans le décours ou le lendemain de l'accès,
lorsque l'urine commence à s'éclaircir. Les urines brunes
renferment encore, probablement d'une manière constante,
de l'urobiline.

L'action de la chaleur produit un coagulum rougeâtre
tant que l'urine renferme de l'hémoglobine. Lorsque l'hémoglobinurie a cessé, on n'observe pas ordinairement

d'albuminurie dans ces accès légers, ou du moins est-elle faible et passagère.

L'examen du sédiment est très important. Dès le début de l'accès, les urines sont troubles et laissent déposer un sédiment gris-rougeâtre; au moment de l'acmé, ce sédiment a souvent plusieurs centimètres d'épaisseur. Il est composé presque exclusivement de cylindres hyalins très pâles et d'une substance granuleuse jaunâtre, brunâtre, en couche épaisse, libre ou incorporée dans les cylindres. On rencontre aussi en petit nombre des globules rouges, des leucocytes et diverses cellules épithéliales, colorées en jaune vif par le pigment biliaire.

Les phénomènes bilieux ont, en général, une grande intensité, comme dans les accès bilieux forts. Les vomissements se déclarent en même temps que les frissons et continuent pendant le stade de chaleur, abondants, incessants, accompagnés d'une douleur cuisante à l'épigastre et dans la région hépatique. Les matières vomies, d'abord jaunes, deviennent ensuite vertes, composées d'une partie liquide mousseuse et de flocons verts, presque noirs (PELLARIN).

Les évacuations bilieuses ont souvent lieu aussi par l'intestin, les selles sont liquides, vertes ou brunes; d'autres fois il y a constipation.

L'ictère devient ordinairement apparent dans le cours du stade de chaleur, il présente alors cette nuance safranée qu'on observe toujours lorsque les téguments sont hypérémiés. Le ton jaune devient plus intense après la cessation de la fièvre et persiste souvent plusieurs jours. Les phénomènes bilieux n'ont pas dans tous les cas la même intensité. On a vu, dans l'observation précédente, que les vomissements bilieux et l'ictère, très prononcés lors du premier accès, sont devenus de plus en plus faibles dans les accès subséquents. Il semble que l'activité sécrétoire de la glande hépatique, épuisée par le premier effort, ne réponde plus à de nouvelles excitations, lorsque la dissolution globulaire se reproduit à intervalles rapprochés.

Les phénomènes nerveux sont, comme dans l'accès bilieux ordinaire, peu prononcés. L'intelligence reste complète. L'agitation, l'anxiété, la céphalalgie sont des symptômes de second rang. La douleur épigastrique est proportionnée à la fréquence des efforts de vomissement. La rachialgie lombaire paraît symptomatique de la congestion rénale, car elle est souvent irradiée sur le trajet des uretères.

Formes graves.— Les éléments de gravité sont multiples dans la bilieuse hémoglobinurique, car aux conséquences directes de la dissolution du sang peuvent s'ajouter toutes les autres manifestations pernicieuses de la malaria.

Nous décrirons d'abord les formes relativement pures dont la gravité dépend de l'hémoglobinurie seule ; nous distinguerons trois cas.

Forme grave ordinaire.— Dans un premier groupe de faits, les symptômes ne diffèrent que par leur persistance et leur intensité de ceux qui caractérisent la forme bénigne.

La maladie s'annonce ordinairement par des prodromes, tels que l'anorexie, la langue saburrale, les renvois amers, la teinte jaune des conjonctives, un certain degré d'accablement. Puis apparaissent un ou deux accès simples ou bilieux. Enfin l'accès hémoglobinurique se déclare avec ses symptômes ordinaires : frisson, rachialgie, hémoglobinurie, vomissements. Ces symptômes ont quelquefois dès le début une violence inaccoutumée, d'autres fois ils s'aggravent peu à peu dans le cours de la maladie. Le stade de chaleur se prolonge, il est suivi d'une rémission incomplète ; la fièvre prend décidément le type rémittent. Les vomissements, loin de s'arrêter, deviennent plus fréquents, porracés, presque noirs ; l'ictère est intense, la diarrhée forte, les urines noires. Les urines peuvent s'éclaircir à certains moments ; mais de nouvelles décharges hémoglobinuriques accompagnent les retours subintrants de la fièvre. Dans les cas les plus graves, l'urine devient rose et dense.

Epuisé par des évacuations incessantes, empoisonné par la rétention des excréta urinaires, le malade perd de jour en jour ses forces ; le facies s'altère ; la face est pâle et grippée ; l'anxiété, l'agitation empêchent le sommeil ; la langue se sèche; les yeux s'excavent; le hoquet a lieu; et la mort survient par épuisement, sans agonie, ordinairement dans le deuxième septénaire. Néanmoins la guérison peut encore être attendue au summum de ces accidents; elle est annoncée par la cessation de la fièvre, une sueur bienfaisante, le rétablissement de la diurèse, la cessation des vomissements.

Forme sidérante. — L'évolution de la maladie, dans ces cas heureusement rares, est rapide et fatale. Un frisson prolongé, une rachialgie cruelle, irradiant des lombes vers le trajet des uretères, des vomissements ininterrompus, annoncent l'invasion. Une urine fortement sanglante, mais parcimonieuse, est émise; quelquefois même l'anurie est complète et quelques gouttes seulement d'urine sanglante apparaissent au méat. L'ictère est quelquefois intense (LEROY de MÉRICOURT); plus souvent à peine marqué. La peau est brûlante et aride; l'anxiété, l'agitation, le sentiment de la gravité de son état, tourmentent le malade. De bonne heure les forces sont brisées, anéanties. Quelquefois, vers la fin, les vomissements s'arrêtent; un sentiment de bien-être trompeur est accusé par le malade; mais le cours de l'urine ne s'établit point; la prostration augmente, le pouls faiblit et le malade s'éteint, ayant gardé toute sa connaissance. La durée de cette forme sidérante, anurique, est de trois à cinq jours.

Forme urémique. — A cette forme suraiguë, dans laquelle la fonction urinaire est immédiatement et profondément entravée, probablement par suite de l'obstruction des tubes urinifères par l'hémoglobine et ses dérivés, s'oppose par différents traits une troisième forme, non moins grave, mais de marche plus lente, qui est liée à des troubles inflammatoires de la glande rénale consécutifs au passage de l'hémoglobine.

Cette forme néphritique ou urémique a été très bien décrite par M. GUILLAUD, qui en a donné trois observations intéressantes; celle que nous reproduisons plus loin leur est très comparable. D'après ce petit nombre de faits, l'évolution de la maladie peut être tracée comme il suit :

Après un premier accès hémoglobinurique dans lequel on a pu remarquer que l'urine, très riche en hémoglobine, a été peu abondante, la diurèse ne se rétablit pas ; l'urine reste rare, fortement albumineuse et trouble, avec un sédiment composé de matière granuleuse pigmentaire, de cylindres hyalins ou vitreux, de leucocytes et de globules rouges. Les jours suivants elle s'éclaircit, l'albumine devient moins abondante et finit par disparaître ; la quantité augmente un peu, mais la densité et le contenu en urée restent très faibles ; à certains jours, il n'y a que quelques grammes d'urine émise. Cette période est apyrétique ou traversée de courts accès fébriles ; mais la convalescence ne se prononce pas ; les vomissements bilieux se reproduisent de temps à autre ainsi que la diarrhée ; l'ictère persiste. Puis un fort accès fébrile ou une série d'accès amènent une rechute hémoglobinurique, de nouveau suivie d'albuminurie et d'anurie. Graduellement les forces du malade déclinent; la langue se sèche, les vomissements bilieux deviennent plus abondants, une céphalalgie gravative ou une dyspnée sans cause matérielle reviennent par accès ; parfois, l'intelligence se trouble; il y a de la somnolence ou un délire calme ; enfin des mouvements convulsifs suivis de coma amènent la mort. La durée est de dix-sept, vingt-deux et vingt-trois jours.

Dans tous les cas, l'autopsie montra une néphrite intense, les reins volumineux, mous, blanchâtres, parsemés de taches acajou pesaient jusqu'à 510 et 530 grammes.

M. GUILLAUD n'hésite pas à rapporter tous ces symptômes à l'urémie ; l'existence d'une forte néphrite, l'albuminurie, la faible densité et la faible quantité de l'urine rendent cette hypothèse très plausible. Quelques symptômes ont aussi une valeur significative, notamment la céphalalgie, la somnolence, la dyspnée. M. GRENET dit avoir observé dans quelques cas de fièvre ictéro-hémorrhagique la contraction permanente de la pupille, réduite à un point noir dans tout le cours de la maladie, sans coïncidence de troubles cérébraux notables ; ce symptôme a été indiqué par BOUCHARD (Congrès de Grenoble 1885), et par DIEULAFOY

(Soc. Méd. des Hôp. 1886) comme un signe important d'urémie ; mais il n'est pas signalé dans les faits que nous analysons. La démonstration de l'urémie serait certainement plus complète, si l'on avait constaté la diminution du chiffre de l'urée dans l'urine et la présence de cette substance dans les matières vomies.

Indépendamment des accidents dont nous venons de rendre compte, et qui lui sont particuliers, la fièvre bilieuse hémoglobinurique peut encore être accompagnée de tout le cortège des autres manifestations graves de la malaria, il nous suffira de mentionner ces phénomènes déjà connus.

Tantôt, vers le 4e ou 5e jour de la maladie, commencent à se dessiner les symptômes typhoïdes, la stupeur, la somnolence, les rêvasseries, le subdélire. Sans que les phénomènes bilieux soient interrompus, l'état typhoïde se prononce de plus en plus, et bientôt les symptômes ataxo-adynamiques : coma et délire, pouls précipité et dicrote, embarras de la respiration, soubresauts de tendons et contractures, sueurs, cyanose, terminent la scène.

D'autres fois la terminaison est amenée par un accès pernicieux algide, ou un accès cérébral délirant, convulsif ou comateux.

Enfin toutes ces formes cliniques peuvent aboutir à cet état d'anémie profonde, avec hypothermie, faiblesse cardiaque, apathie intellectuelle, que nous avons décrit sous le nom d'état adynamique, et qui retarde longtemps la convalescence, s'il ne se termine pas par la mort. »

Je n'ai pas voulu, pour ne pas détruire l'unité de l'article de KELSCH et KIENER, transporter à la place qu'elle devrait occuper sa « forme urémique ». Il est bien certain que, d'après le tableau que j'ai fait des formes cliniques de la malaria, elle aurait dû être décrite dans le grand chapitre des complications immédiates nettement localisées de l'impaludisme aigu.

IIIᵉ COMPLICATIONS IMPRÉCISES DE L'IMPALUDISME AIGU.

Fièvres solitaires graves. { **Rémittente typhoïde.**
{ **Rémittente adynamique.**

On désigne sous ce nom des fièvres dans lesquelles « tous les effets toxiques de la malaria sont rassemblés, mais aucun n'y est représenté dans toute sa puissance (KELSCH et KIENER). Ces fièvres se présentent sous deux aspects cliniques, différents plutôt par l'intensité des symptômes que par leur nature. KELSCH et KIENER les décrivent sous les noms de rémittente typhoïde et rémittente adynamique. La seconde, beaucoup plus grave, donne une mortalité de 1 pour 4 ; la rémittente typhoïde de 1 pour 10. Ces formes ne s'observent pas très souvent à Port-au-Prince avec l'intensité décrite plus loin. J'ignore si on les rencontre fréquemment dans les autres villes du littoral d'Haïti. Aussi, suis-je obligé de m'en rapporter aux descriptions de ceux qui ont eu l'occasion de les bien observer et partant de les bien décrire.

Rémittente typhoïde (d'après KELSCH et KIENER).

Dans cette forme, le système nerveux est profondément atteint. Dès le début de la maladie, on note de la tristesse, de l'hébétude. Le sommeil est troublé, l'accablement parfois très grand (vertiges, défaillances). Ces prodromes peuvent manquer pourtant. La maladie commence comme une fièvre simple ou accompagnée des symptômes gastriques et bilieux. « C'est seulement du troisième au sixième jour que les symptômes typhoïdes se prononcent. La face exprime la stupeur ; le malade isolé du monde extérieur et livré à ses rêvasseries répond lentement et comme à regret ; s'il s'endort, il parle à haute voix ou gémit. Cet état de stupeur et de subdélire est lié d'abord aux paroxysmes fébriles ; il se dissipe ou s'amende pendant les rémissions. Plus tard, le délire devient continu et accompagné d'illusions sensorielles.

Le malade se lève, veut quitter l'hôpital, retourner à ses affaires; parfois le délire est bruyant et se manifeste par des chants et des cris. Mais dans ce désordre intellectuel, on retrouve la suite logique des idées et la conformité des actes aux pensées et aux impressions sensorielles, comme dans le délire ordinaire de la pneumonie ou de la fièvre typhoïde. Cependant la prostration des forces augmente de jour en jour et commence à se marquer dans le domaine de la vie organique.

L'action du cœur s'affaiblit; l'obscurité du son et de la respiration dans les parties déclives de la poitrine indique un certain degré d'hypostase pulmonaire.

La langue se sèche; l'abdomen se météorise; les selles peuvent être involontaires. L'urine haute en couleur, urobilique, est albumineuse dans la majorité des cas et presque constamment dans les cas graves.

A ces symptômes typhoïdes s'en ajoutent d'autres plus caractéristiques. La continuité de la fièvre est, à intervalles irréguliers, interrompue par de brusques et fortes rémissions. Des vomissements bilieux ou des vomituritions douloureuses se reproduisent par moments; les selles bien différentes des matières jaunâtres de la fièvre typhoïde sont fortement colorées et parfois composées de bile presque pure. Un examen microscopique, même rapide, permet le plus souvent de reconnaître la présence de quelques cellules mélanifères dans le sang pris au doigt.

L'ictère persiste et peut augmenter d'intensité. Ordinairement, la coloration des téguments devient de plus en plus terne et sombre, à mesure que l'hyperémie initiale des téguments s'efface et que le pigment noir s'accumule dans les réseaux capillaires. Enfin, il est rare, même s'il s'agit d'une fièvre de première invasion, que le foie et surtout la rate ne soient pas trouvés tuméfiés.

L'attention est souvent attirée sur ces organes par le malade lui-même, qui accuse une douleur sourde à la région splénique ou dans les deux hypochondres.

Lorsque les symptômes ne dépassent pas le degré de gravité dont nous venons de rendre compte, la terminaison favorable est encore la règle, qu'elle soit spontanée ou obtenue par la médication quinique. La guérison est annoncée, chez quelques malades, par une défervescence franche et rapide, accompagnée de sueurs profuses qui peuvent persister plusieurs jours. Chez d'autres, les symptômes typhoïdes se dissipent, et la fièvre tombe, au sortir d'un sommeil prolongé et réparateur. Chez d'autres encore, la convalescence ne s'établit pas immédiatement ; un mouvement fébrile modéré persiste quelques jours après la disparition des accidents typhoïdes.

Dans quelques cas, cependant, l'état typhoïde s'aggrave de plus en plus. La stupeur devient comateuse ; un bredouillement inintelligible succède au délire bruyant ; la respiration s'embarrasse, le pouls devient misérable ; et la mort survient au milieu de sueurs profuses, de contractures généralisées, de cyanose de la face, comme dans les fièvres typhoïdes ataxiques . . . .

« La rémittente typhoïde peut encore être interrompue brusquement dans son cours par la mort subite ou par quelque accès pernicieux : algide, convulsif, comateux, etc. Mais son évolution ordinaire, lorsqu'elle tend à s'aggraver, consiste dans la transformation des symptômes typhoïdes en un syndrome qui est l'expression la plus grave et la plus caractéristique de la fièvre solitaire, et que nous décrirons sous le nom de rémittente adynamique, à défaut d'une désignation plus compréhensive.

Rémittente adynamique. — « Nous désignons ainsi un état morbide, caractérisé par une dépression de l'innervation psychique, motrice et cardiaque, voisine du coma et de la syncope par une tendance à l'hypothermie, une rapide et profonde déglobulisation du sang, avec leucocytose et mélanémie, presque toujours l'ictère et quelquefois l'hémoglobinurie, enfin un trouble grave de la nutrition prédisposant aux gangrènes.

Ce syndrome a été souvent confondu, soit avec les pernicieuses comateuses ou syncopales (SOURIER et JACQUOT), soit avec la cachexie paludéenne rapide. C'est à ce dernier point de vue qu'il a été envisagé par les deux auteurs qui

en ont donné la description la plus explicite, HASPEL, sous
le nom *de fièvre putride et scorbutique*, et L. COLIN, sous le
nom *de fièvre subcontinue automnale.*

Mais il diffère de l'accès pernicieux comateux par son
développement graduel, sa longue durée, l'incomplète suspension des fonctions cérébrales, la coexistence d'autres
symptômes, tels que l'anémie profonde, l'ictère, l'hypothermie, la faiblesse cardiaque, les gangrènes.

On ne peut davantage le confondre avec la cachexie rapide. Car s'il s'établit fréquemment à la suite de fièvres
récidivées et conduit à la cachexie, dont il n'est alors que
le prélude, on le voit aussi se développer dans le cours
d'une fièvre paludéenne de première invasion, et se dissiper dans les limites de temps qu'on peut assigner à une
maladie aiguë. . . . . , ...

« Dans la majorité des cas, la rémittente adynamique a été
précédée d'une série d'accès intermittents ou d'une fièvre
rémittente ordinaire. Le malade n'a pas encore quitté
l'hôpital ou revient peu de jours après sa sortie; la fièvre a
cédé, mais la convalescence n'est pas établie franchement.
On voit l'anémie faire des progrès journaliers; le teint devenir sombre et plombé; on remarque aussi quelques
changements dans le caractère, de la tristesse, de la concentration, des réponses lentes, la mémoire confuse et le
déclin graduel des forces.

Après quelques jours de ces prodromes, un léger mouvement fébrile s'élève, bientôt suivi d'hypothermie, et le
malade tombe dans l'état semi-comateux, délirant ou syn-
copal, qui se terminera par la mort ou par une longue et
pénible convalescence.

Que l'état adynamique se déclare dans le cours d'une
fièvre de première invasion ou qu'il ait été préparé par des
atteintes de fièvres antérieures, la physionomie en est toujours la même et laisse une impression inoubliable.

« On voit le malade entrer à l'hôpital, soutenu par les
personnes qui l'accompagnent, et chancelant comme un
homme ivre; le teint est pâle et terreux; les traits immo-
biles expriment l'apathie profonde, l'absence de pensée.

On obtient avec peine des réponses vagues et insignifiantes ; parfois le malade répète machinalement la question qui lui est adressée et qu'il n'a pas comprise, ou bien il rit d'un rire hébété. Couché, il reste plongé dans la somnolence ; par moments il se lève, peut-être poussé par le besoin d'uriner, fait en chancelant quelques pas, oublie son dessein ou urine par terre, ne sait retrouver son lit, se couche dans le lit du voisin ; les chutes sont fréquentes et peuvent occasionner des contusions graves. Si l'état s'aggrave, le malade est des heures entières sans mouvement, les yeux demi-clos et convulsés en haut ou démesurément ouverts avec un regard vague. On peut encore éveiller son attention, mais on n'obtient plus de réponses, si ce n'est un bredouillement inintelligible. La résolution des membres est complète ; la malade ne peut s'asseoir dans son lit ; la déglutition est difficile, la vie éteinte, la sensibilité obtuse. Un degré de plus dans l'obscurcissement de la conscience serait le coma.

La température du corps présente, comme dans toute fièvre paludéenne, des périodes fébriles et des intermissions. Mais dans les périodes fébriles, la température axillaire s'élève peu au-dessus du niveau normal et se maintient le plus souvent entre 37°5 et 38°5 ; et dans les intermissions, qui peuvent être très prolongées, elle tend à s'abaisser bien au-dessous de la normale et oscille entre 35°5 et 37°. D'où il suit que la tendance à l'hypothermie est un des traits fondamentaux de ce grave état morbide. Il s'agit bien d'un abaissement de la température centrale, que le thermomètre accuse dans le rectum aussi bien que sous l'aisselle ; il n'y a point, à moins de complication algide, de contraste entre la chaleur centrale et le refroidissement périphérique ; les extrémités sont fraîches parce qu'elles sont exsangues, mais non glaciales et cyanosées comme dans l'état algide. Lorsque dans le cours de la rémittente adynamique survient un accès de fièvre fort, il est presque toujours de mauvais pronostic et chargé d'un accident pernicieux : coma, convulsions ou algidité. Si la température fébrile persiste à un degré élevé, elle est toujours l'indice d'une pneumonie qu'il convient de rechercher; cette complication peut d'ailleurs aussi être apyrétique.

La faiblesse de la pulsation cardiaque est plus ou moins prononcée dans tous les cas; parfois on a de la peine à percevoir les bruits du cœur; les lipothymies, les syncopes mortelles sont fréquentes. Les signes de la dilatation des cavités droites peuvent être constatés quelquefois, mais font souvent défaut. Le pouls est faible et petit, souvent inégal et intermittent; la fréquence, comprise entre 80 et 100 pulsations, varie d'un sujet à l'autre; et, chez le même sujet, à différents moments de la journée.

Nous avons déjà mentionné la pâleur des téguments qui apparaît sous le masque ictérique ou terreux; l'ischémie périphérique, résultant à la fois de l'affaiblissement de l'impulsion centrale et de la diminution de la masse du sang, est telle que la piqûre de la pulpe du doigt reste ordinairement exsangue et qu'on obtient difficilement la gouttelette de sang nécessaire pour l'examen microscopique.

La respiration est ordinairement faible et rare; le murmure vésiculaire est affaibli; les parties antérieures des poumons, distendues passivement et comme insufflées, donnent une sonorité exagérée, pendant que les parties déclives présentent la submatité, l'obscurité de la respiration et les râles de l'hypostase. Vers la fin de la vie, la respiration devient quelquefois fréquente et stertoreuse.

A ces symptômes qui témoignent de l'affaiblissement de l'innervation dans ses divers modes, se joignent d'autres non moins imposants qui dépendent directement de l'altération du sang.

Le sang pris au doigt est quelquefois brunâtre ou couleur de sépia, par suite de l'abondance du pigment mélanique, de la forte proportion des leucocytes, et peut-être aussi de la présence de traces de méthémoglobine. Dans d'autres cas, le sang est pâle et séreux, d'où l'on peut déjà induire que ni l'intensité de la mélanémie ni celle de la leucocytose ne donnent la mesure de la gravité de l'état morbide. Le pigment mélanique peut, en effet, disparaître du sang, bien que l'état adynamique se prolonge avec le même degré de gravité. La leucocytose est également très variable d'intensité, et elle peut faire défaut, même dans des cas mortels.

Ce qui ne manque jamais, c'est l'altération qualitative et numérique des globules rouges. Nous avons presque toujours noté la proportion considérable de globules grands et pâles dont les dimensions peuvent atteindre celles d'un leucocyte.

La diminution progressive et rapide du chiffre des globules peut être suivie de jour en jour, à mesure que l'état du malade s'aggrave; elle peut atteindre un degré comparable à celui qu'on observe à la suite des grandes hémorrhagies.

Si la destruction globulaire n'était pas démontrée par la numération, elle serait attestée par un phénomène que l'on sait être l'indice certain de la dissolution d'une notable quantité d'hémoglobine dans le plasma sanguin, à savoir le passage de cette substance dans l'urine. L'hémoglobinurie est, en effet, assez fréquente dans les rémittentes typhoïdes et adynamiques; mais, ordinairement transitoire et peu abondante, elle passe aisément inaperçue.

Les autres symptômes, dont nous avons montré les relations avec la destruction globulaire font rarement défaut. La tuméfaction de la rate peut être considérée comme constante dans les fièvres graves, et souvent aussi on peut constater l'augmentation du volume du foie. Le changement de volume de ces deux glandes se manifeste par la voussure des hypocondres, l'agrandissement de la matité, la douleur à la percussion et une sensation douloureuse de constriction à la base du thorax. Les évacuations bilieuses, abondantes par les vomissements et les garde-robes, continuent quelquefois jusqu'aux approches de la mort ; et nous rappellerons qu'à l'autopsie, nous avons toujours trouvé les conduits biliaires et l'intestin gorgés de bile épaisse et noire. L'ictère est aussi très habituel, plus ou moins prononcé ; mais, ordinairement, la superposition des tons jaunes de l'ictère et de ceux du pigment noir accumulé dans les réseaux capillaires, donne à la peau des colorations sombres, olivâtres ou terreuses. « Toutes ces conséquences de la destruction globulaire sont réunies dans une belle observation (*Traité des maladies des pays chauds*, KELSCH et KIENER, page 480), où l'on verra notamment une forte hémoglobinurie et une tuméfaction douloureuse du foie et de la rate coïncider avec le développement des phénomènes adynamiques, et se dissiper ensuite progressivement, à partir du moment où la gangrène du poumon devient l'affection prédominante.

. . . .
. . . .

« La rémittente adynamique peut se terminer par la guérison. Le retour à l'état normal est ordinairement lent et progressif ; parfois cependant le malade sort de sa torpeur intellectuelle assez brusquement à la suite d'un sommeil réparateur ou d'une sueur critique.

La terminaison par la mort a lieu dans un quart des cas. Tantôt elle survient au milieu d'un collapsus hypothermique, avec sueurs profuses et embarras progressif de la respiration ; tantôt elle a lieu brusquement par syncope. Dans d'autres cas, le malade est emporté par des accidents pernicieux, tels que le coma, les convulsions ou l'algidité. Enfin la mort peut être amenée par une complication.

Dans cette déchéance générale des fonctions de la vie organique, l'économie est comme une proie offerte aux maladies infectieuses secondaires, telles que la pneumonie, la parotidite, les anthrax avec infarctus viscéraux, l'érysipèle phlegmoneux, la gangrène de la bouche ou la gangrène du poumon. »

IV° COMPLICATIONS PRÉCISES, LOCALISÉES

DE L'IMPALUDISME AIGU.

L'observation rigoureuse des faits, aidée de l'anatomie et de la physiologie pathologiques, et il faut aussi le dire, certaines conditions spéciales fort avantageuses m'ont permis d'avoir de la malaria certaines conceptions nouvelles qui jettent, me semble-t-il, une grande clarté dans la pathologie si embrouillée des fièvres intertropicales ; et, si « prétendre établir *dans tous les cas* la détermination rigoureuse des pyrexies dans les pays chauds, est peut-être une chimère, comme le déclare CORRE, *après une longue pratique* », je pense par expérience personnelle l'avoir *cliniquement* bien établi dans un assez grand nombre de cas ; et, si certains confrères des pays chauds mieux outillés et mieux préparés *bactériologiquement* que moi veulent bien s'engager sans parti-pris *d'école* dans la voie nouvelle, je pense que des progrès sérieux pourront être réalisés.

Les modifications que je fais dans la description des formes cliniques de la malaria aiguë portent principalement sur le *tube digestif* et son annexe *le foie*. Aussi, à côté des autres manifestations aiguës de la malaria, en général bien décrites par les auteurs, adopterai-je dans ma relation la division qui va suivre des manifestations gastro-intestinales et hépatiques de la malaria.

Il est impossible en pathologie de faire une classification impeccable. Il est rare en effet que les formes cliniques soient pures, que la maladie borne toute son action à un seul organe. Si ceci est vrai d'une façon générale, combien ne l'est-il pas plus encore, lorsqu'il s'agit de la malaria, dont le champ d'action est si vaste ? Les types que je décris ici sont forcément un peu *schématiques*; les noms sous lesquels ils sont désignés indiquent simplement la prédominance des symptômes dans tel ou tel organe. On verra dans les observations que je publie plus loin que le type *entéritique* s'allie souvent au type *hépatique* (entéro-hépatique) comme le type néphritique peut s'associer au type hépatique, etc. Au clinicien à surveiller les complications qui, pour être moins évidentes que la manifestation *dominante*, peuvent avoir une certaine influence sur la marche de l'affection et contribuer, si elles sont négligées, à en assombrir le pronostic.

La description que j'ai faite, dans la première partie de mon travail, de certaines affections du foie et de l'intestin, dont l'impaludisme peut revêtir l'aspect clinique, me per-

met de me consacrer dans cette seconde partie plus spécialement à l'étude clinique générale de la malaria et d'exposer, sans de trop longs détails, la manière d'être de cette
maladie.

COMPLICATIONS GASTRO-INTESTINALES ET HÉPATIQUES DE LA MALARIA AIGUE.

I° Complication gastrique :	1° Gastralgie (phénomènes congestifs simples). 2° Embarras gastrique non fébrile. 3° Embarras gastrique fébrile.	
II° Complication intestinale légère :	1° Phénomènes congestifs :	Entéralgie.
	2° Congestion et véritable phlegmasie intestinale donnant lieu au tableau clinique habituel de	l'entérite vulgaire l'entérite folliculaire la colite simple
III° Complication intestinale grave :	à la congestion et à la phlegmasie s'ajoutent des ulcérations plus ou moins étendues du petit et du gros intestin. Cette complication rappelle les tableaux cliniques suivants de :	la *fièvre typhoïde* l'entéro-colite membraneuse la dysenterie du choléra.
IV° Complication hépatique légère :	simple congestion, rappelant le tableau clinique de	la congestion hépatique l'hépatalgie
V° Complication hépatique de moyenne intensité ;	à la congestion se joint un véritable processus phlegmasique rappelant le tableau clinique de	l'angiocholite l'hépatite légère (forme hépatogénétique.)
VI° Complication hépatique grave.	La phlegmasie est intense et étendue. Elle aboutit parfois à l'insuffisance hépatique. Dans cette forme, on observe un tableau clinique rappelant :	l'ictère grave la fièvre jaune.

COMPLICATION GASTRIQUE.

A.) EMBARRAS GASTRIQUE FÉBRILE.

Dans cette complication le début peut être à grand fracas : grande température (39º à 40º), céphalalgie, courbatures, langue saburrale, large, parfois recouverte sur toute son étendue d'un enduit blanchâtre parfois rouge sur les bords et à la pointe, d'autres fois à peine saburrale. En général, pas de vomissements, pas de diarrhée ; ces deux symptômes font leur apparition, *lorsqu'il existe une certaine participation congestive du foie et de l'intestin*; et dans ces cas, les vomissements et la diarrhée affectent les caractères *bilieux*.

La fièvre est un élément constant. Elle peut être précédée de frisson, mais dans cette complication, il faut le dire, le frisson manque le plus souvent. C'est sans doute cette particularité qui lui a fait donner le nom de *fièvre chaude*. Le pouls est plus ou moins rapide suivant le degré de la fièvre. Urines fébriles ordinaires.

Lorsqu'on se trouve en présence de semblables symptômes, il est tout indiqué de faire vomir ou de purger le malade, de lui administrer de la quinine, de le mettre à la diète lactée. Soit que *la nature même* de la maladie l'exige (période originale ?), soit qu'il y ait là une influence thérapeutique, voici ce qu'on observe :

La fièvre *tombe* à la normale ou offre une rémission très marquée. L'état saburral persiste. Tout n'est cependant pas fini ; le soir, il se produit une nouvelle ascension du thermomètre en général moins marquée que la première fois. Pendant plusieurs jours, la fièvre oscille entre 37º 5 le matin, 38 et 38º 5 le soir. Un ou deux accès plus élevés peuvent se montrer dans le cours de la maladie, cependant que l'état gastrique s'améliore de jour en jour, que la langue, toujours humide, devient de moins en moins saburrale. La fièvre n'évolue plus qu'entre 37º le matin, 37º 5 à 37º 8 le soir, puis tombe *progressivement* à la normale ou au-dessous. On peut trouver sur les lèvres ou à la gorge des vésicules d'herpès. L'état général reste bon pendant toute la durée de la maladie, qui peut être de 7 à 15 jours. Tel m'a paru être le type gastrique dans toute sa pureté symptomatique J'ai déjà dit que lorsqu'il y a vomissement et diarrhée bilieuse, il y a intervention *congestive* du foie et de l'intestin. Si la fièvre reste assez élevée, que les rémissions ne soient pas bien nettes, qu'il y ait en un mot *tendance à la continuité*, il y a presque certainement *participation phlegmasique intestinale* (gastro-entérite). Je donne ici une observation qui peut servir de modèle pour cette forme. La courbe de température, comme du reste toutes celles que je retrace dans ce travail, sont d'une *rigoureuse exactitude*, car j'ai eu soin : 1º de faire prendre la température *toutes les heures nuit et jour*, si bien qu'aucune particularité n'a pu m'échapper; 2º j'ai toujours administré systématiquement de la quinine du premier au dernier jour de la maladie, si bien que l'influence malarienne n'a pu dénaturer *la courbe thermique de la complication*. On verra plus loin s'il est important d'agir de la sorte. J'ai pu, grâce à ces précautions, suivre pas à pas la maladie et j'arrive par la marche de la température à diagnostiquer *dès qu'elles se produisent*, les diverses complications organiques. *La courbe en effet est différente suivant l'organe atteint.*

Appelé à donner mes soins à une petite malade (enfant B) je constate les symptômes indiqués plus haut : voici sa courbe thermique :

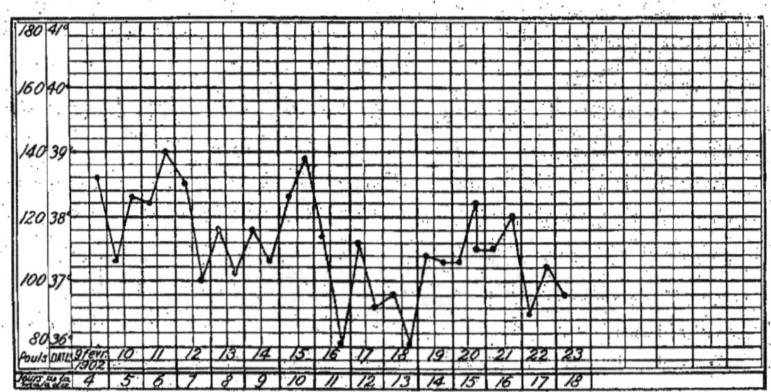

Fig. 3.

Les particularités cliniques observées chez cette enfant ont été les suivantes :

Au 6e jour, au moment de la petite élévation thermique : langue saburrale au milieu, rouge aux bords et à la pointe. Léger gargouillement dans la fosse iliaque droite, *sans douleur*. Vésicules d'*herpès* sur les piliers antérieurs et rougeur assez marquée de la gorge. Pouls 120.

Il est à remarquer dans cette courbe qu'en dehors des *pics thermiques vespéraux* qui se sont produits très-nettement par trois fois dans le cours de la maladie (39° le 6e jour; 38° 9 le 10e jour; et 38° 2 le 15e jour), *la température du matin est toujours un peu plus élevée que celle du soir*. Il y a lieu de se demander si cette inversion du type fébrile dans la forme gastrique n'est pas déterminée par la nature de la maladie (paludéenne).

Quoiqu'il en soit, que la complication gastrique succède immédiatement à la période originale, ou qu'elle en soit séparée par un nombre de jours plus ou moins grand, la maladie se comporte, si la quinine a été rigoureusement administrée chaque jour, comme l'embarras gastrique fébrile. Chez une autre malade, l'inversion n'existait pas : la température était toujours plus élevée le soir.

La complication gastrique fébrile évolue assez souvent dans les limites que je viens de fixer, mais ce serait une grave erreur de croire qu'il en est toujours ainsi. J'ai vu des malades, atteints de cette complication, conserver leur état gastrique pendant un mois et demi et même deux mois. Dans ces cas, la fièvre est tenace. Le matin, la température axillaire est de 37° 4, 37° 5 ; dans l'après-midi et dans la soirée, elle monte à 38°, 38° 5. Cette longue fièvre, malgré son peu d'élévation, jette les malades dans un état de faiblesse considérable. L'appétit est nul ou à peu près pendant toute cette période et l'insuffisance forcée de l'alimentation vient encore ajouter ses effets dépressifs à ceux de la fièvre. Certains malades, chez lesquels le foie, les reins et les intestins se trouvent pris, en même temps que l'estomac, voient les fonctions de ces organes se rétablir parfaitement, tandis que l'embarras gastrique fébrile résiste à la médication. Ces cas cependant finissent par guérir.

B.) EMBARRAS GASTRIQUE APYRÉTIQUE.

Voici une courbe extrêmement intéressante d'une fillette chez laquelle je n'ai observé durant tout le cours de la maladie, la période originale passée, que les symptômes de *l'embarras gastrique* et à différentes reprises (le 18 et le 19 mars) des *selles bilieuses fétides*. Pas de nausées ni de vomissements. Aucune douleur nulle part.

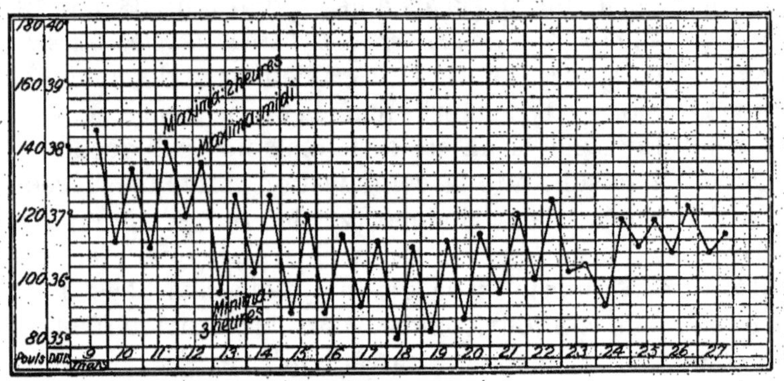

Fig. 4.

C.) COMPLICATIONS CONGESTIVES.

N'ayant aucune observation personnelle sur les formes gastralgique et entéralgique, j'emprunte leur description à CORRE : « La prédominance excessive du symptôme douleur en certaines portions de l'appareil digestif peut donner lieu aux formes *gastralgique*, *entéralgique* et *hépatalgique*. L'accès entéralgique ou gastro-entéralgique, hépatalgique comprend une partie des faits que l'ancienne école, avec FONSSAGRIVES et DUTROULAU, a rapportés à la colique sèche ou végétale et que la doctrine trop exclusive de LEFÈVRE a voulu rattacher à l'empoisonnement saturnin. Nous pensons qu'on le doit admettre. Au degré le plus faible, ce n'est que la colique simple avec constipation plus ou moins prononcée, état subfébrile ou fébrile, retours périodiques réguliers ou irréguliers. Au degré le plus intense, c'est la colique violente, angoissante, rayonnant autour de l'ombilic, continue pendant plusieurs jours, avec rémissions et exacerbations paroxystiques ; suppression des évacuations rectales, vomissements bilieux et ictère ; rareté des urines, dyspnée, lipothymies, pouls misérable et précipité. »

COMPLICATIONS ENTÉRITIQUES.

I° ENTÉRITIQUE LÉGÈRE ET MOYENNE.

Dans cette complication, nous relevons un état saburral assez marqué de la langue pendant presque toute la durée de la maladie. Il y a certes, participation de l'estomac dans le processus pathologique, mais les phénomènes entéritiques occupent le premier rang. La rate n'offre rien de spécial.

Cette complication est caractérisée par la *continuité de la fièvre*. Dans la forme entéritique légère dont je m'occupe en ce moment, la température oscille entre 38° et 39° 2. Certains auteurs se refusent à admettre la continuité dans la fièvre paludéenne.

Ainsi que le prouvent d'une façon irréfutable les courbes que j'ai eu soin de dresser, la continuité existe *dans toutes les complications intestinales phlegmasiques* de la malaria ; mais comme j'ai pris la peine de l'expliquer, elle n'est pas le fait de la malaria, mais la conséquence des lésions intestinales produites par cette maladie. Elle ne s'installe pas d'emblée continue. Elle est en général précédée d'une période où, par l'intermittence de la fièvre, la nature malarienne de l'affection peut être dévoilée. Les symptômes qu'il est donné d'observer rappellent ceux de l'entérite vulgaire, de l'entérite folliculaire, de la colite simple.

Ces formes légères guérissant pour ainsi dire toujours, il est assez difficile de déterminer les lésions anatomiques qui les commandent. On peut cependant dire sans crainte de se tromper beaucoup qu'elles sont celles des entérites, dont elles nous offrent le tableau clinique et que M' A. MATHIEU a ainsi décrites : « Rougeur plus ou moins diffuse, vascularisation exagérée dans les cas intenses ; taches ecchymotiques. La surface de la muqueuse est recouverte de mucus et même de mucus sanguinolent, lorsque l'irritation a été particulièrement intense.

Vers la fin de l'intestin grêle, on constate *la saillie des follicules clos* sous forme de petites éminences arrondies ou acuminées, blanchâtres ou rosées, entourées parfois d'une auréole de vascularisation. Ils peuvent être extrêmement nombreux *(psorentérie)*. On les rencontre aussi parfois sur *le gros intestin.*

On constate aussi le gonflement des villosités intestinales et des valvules conniventes : *Les plaques de* PEYER *sont quelquefois tuméfiées*, entourées d'un cercle d'assez vive vascularisation. Dans les cas prolongés, elles prennent l'aspect *barbe rasée* que l'on a surtout décrit à la suite de la fièvre typhoïde. »

La forme entéritique légère et moyenne se combine volontiers avec les manifestations hépatiques si fréquentes de malaria. Fait intéressant, que j'ai noté dans bien des observations, la courbe thermique de la complication entéritique domine alors et masque celle de la manifestation hépatique. Dès que la manifestation intestinale approche de son déclin, la forme de la courbe thermique change absolument d'aspect : on n'a plus une continue, mais une rémittente franche ou de grandes oscillations, qui font varier la température de 37º à 39º et même plus. Dans certaines courbes publiées plus loin, je signalerai ce fait.

La fièvre continue entéritique peut cependant persister, une fois établie, jusqu'à la fin de la maladie, ainsi que le prouvent les deux courbes thermiques que je donne de cette complication.

La figure 5 représente la courbe thermique d'un enfant F. P., âgé de 8 ans, soigné par Mr le Dr VICTOR BOYER. L'enfant fut vu le 3e jour de la maladie. Celle-ci débuta brusquement par un grand frisson, suivi de fièvre.

Que se passa-t-il ces trois premiers jours ? La fièvre fut-elle continue d'emblée ou y eut-il intermittence ? La seconde

hypothèse me paraît-il la plus vraisemblable. Si la fièvre
n'avait pas cédé au bout d'un certain nombre d'heures,
on aurait appelé le médecin avant le 3e jour. On s'est décidé
à le faire tardivement à cause de la répétition des accès.

La période originale chez ce malade a pris fin le 4e jour
par une dernière rémission (37° 6). Dans ce cas, la complication intestinale s'est établie immédiatement après la
période originale. Aucune période apyrétique n'a séparé
ces deux périodes de la maladie, comme cela se voit parfois.

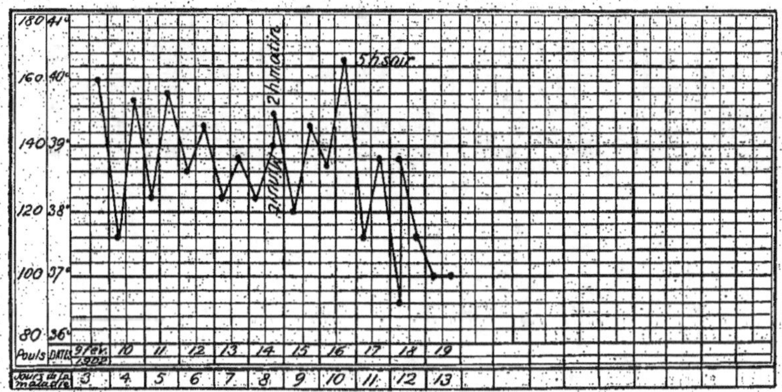

Fig. 5.

La figure 6 représente un cas de complication entéritique
de moyenne intensité.

Cette complication, comme dans l'exemple précédent, s'est
montrée immédiatement après la période originale constituée par des accès franchement intermittents.

Le dernier accès s'est produit le 10e jour de la maladie.
Il a été assez long, puisque la dernière rémission n'a eu
lieu que le matin du 12e jour.

Il est à remarquer que dans ce cas, comme dans le précédent, il y a eu *défervescence brusque*. Dans l'un et l'autre
cas, on observe le jour suivant une légère ascension thermique, puis la température revient définitivement à la
normale.

Ces deux cas méritent d'être placés, ainsi que je l'ai fait, parmi les complications entéritiques peu sévères, moins à cause du degré de la température, que de la courte durée de la maladie et du peu d'intensité des symptômes généraux.

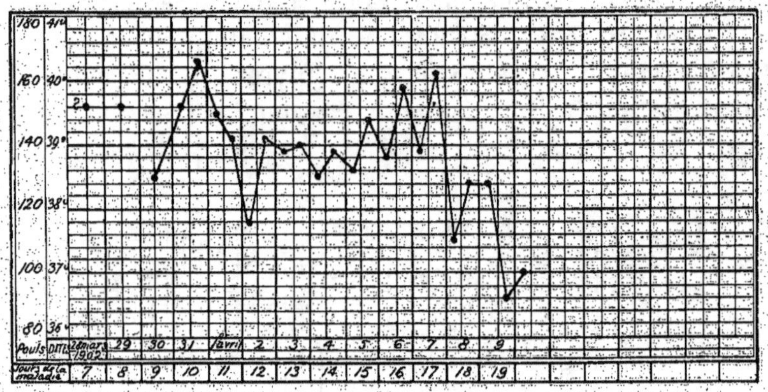

Fig. 6.

IIº ENTÉRITIQUE GRAVE.

Cette complication de la malaria est certainement de toutes la plus intéressante et par ses allures et par les grandes discussions doctrinales auxquelles elle peut donner naissance. Elle a, comme la précédente, *pour caractéristique* l'apparition, après la *période originale* de la maladie, d'une *fièvre continue*. Dans certains cas, la fièvre brusque et élevée reste ainsi un temps fort long. C'est ce que j'ai décrit sous le nom *de complication entéritique subintrante* ou de complication *distante* de la période originale. Je le répète encore, cette fièvre continue n'est pas *la malaria* proprement dite; elle est due à *l'intensité* de la complication intestinale produite par la malaria. La forme entéritique grave de la malaria se distingue de la précédente (légère et moyenne) par le degré de l'élévation thermique, par la longue durée de la maladie, par une tendance manifeste à la typhisation et par les graves complications qu'elle peut déterminer.

Suivant la localisation des lésions, cette forme peut revêtir des allures cliniques différentes. Elle ressemble tantôt à la fièvre typhoïde, tantôt à la colite membraneuse, tantôt à la dysenterie, tantôt au choléra.

Les lésions anatomo-pathologiques qu'on est susceptible d'y rencontrer sont ou peuvent être les mêmes que l'on rencontre dans ces différentes affections. J'ai longuement insisté sur ce fait et je suis arrivé par l'observation et l'expérience à ne plus admettre, comme M^r le professeur CHANTEMESSE du reste, que la lésion des plaques de PEYER (tuméfaction et ulcération) soit, ainsi qu'on le croit trop souvent, ainsi que je l'ai cru moi-même longtemps par *suggestion doctrinale*, pathognomonique de la fièvre typhoïde.

DESCRIPTION CLINIQUE DE LA COMPLICATION
ENTÉRITIQUE GRAVE.

La forme entéritique grave de la malaria est caractérisée par la *continuité de la fièvre.* Pendant toute la durée de cette complication, la fièvre ne descend pour ainsi dire pas au dessous de 38°; elle se tient le plus souvent entre 38° 8 et 40° et se signale par le *peu d'étendue des oscillations*. La complication entéritique grave ne s'installe pas en général d'emblée, elle est précédée le plus souvent d'une *période originale* bien nette où la nature paludéenne de l'affection est facilement dévoilée. En certains cas, l'entérite grave est précédée également d'une période où il est donné de constater les manifestations d'une entérite ou d'une entérocolite plus ou moins légère. Il est à noter que cette forme grave peut être observée à l'état de pureté, telle qu'on le voit dans l'observation de l'enfant MARCELLE, fig. 11; mais le plus souvent, cette forme semble disparaître et faire place à une complication hépatique plus ou moins grave. Parfois, elle en est séparée par une période de longue rémission, telle qu'on le voit dans la fig. 8 (36 heures). D'autres fois, une athermie passagère ou une courte rémission sépare les deux périodes. Pendant la durée de la poussée entéritique grave, on observe une langue plus ou moins saburrale, parfois rouge sur les bords et à la pointe. Dans certains cas, elle se dépouille de son épithélium, devient rouge. On constate que les lèvres sont sèches, fendillées ; les gencives tuméfiées et rouges. La cavité buccale et le pharynx peuvent être le siège d'une éruption aphteuse ou herpétique. Dans les cas les plus sévères, ceux où il se forme une véritable typhisation, la langue peut être sèche, noire, rôtie. Du côté de l'estomac peu de manifestations en général. Le ventre peut être douloureux, mais le siège de la douleur n'est pas fixe ; tantôt elle existe autour de l'ombilic, tantôt au niveau de la fosse iliaque droite, tantôt dans la fosse iliaque gauche ou le long du transverse. Le gargouillement dans la fosse iliaque droite est inconstant. Le ventre reste souple et parfois indolore pendant toute la durée de la maladie. Ce n'est que dans les cas prolongés que l'on observe, à un moment donné, un certain degré de météorisme. Les taches rosées peuvent se montrer, mais ce n'est pas la règle.

Pendant la période entéritique, la constipation est assez fréquente. Elle peut alterner avec des débâcles intestinales. Les diarrhées bilieuses ne se montrent guère que lorsque le foie participe au processus morbide. Du côté des poumons, il n'existe habituellement aucun symptôme de bronchite ; cependant, dans certains cas, on peut noter de la congestion pulmonaire, de la bronchite et même de la pneumonie.

Les urines sont assez rares et de couleur foncée. La peau est sèche, la transpiration disparaissant dans cette période entéritique grave. Lorsque l'amélioration commence à se faire sentir, les transpirations deviennent, au contraire, extrêmement abondantes.

L'intelligence est, en général, conservée ; la stupeur, lorsqu'elle existe, n'est que passagère. Elle ne se montre un peu marquée que dans les cas très graves et prolongés. L'amaigrissement est très notable. Dans certains cas, nous avons constaté l'apparition de vergetures sur différentes parties du corps et la formation d'eschares dans la région sacrée. Les phénomènes cérébraux sont à peine dessinés,

même dans les cas très graves : délire passager, nocturne.
Deux fois seulement nous avons observé de la carphologie.
La durée de la complication entéritique grave varie en général de 7 à 15 jours. La poussée hépatique qui lui succède
parfois prolonge un peu la maladie. Dans une de nos observations la durée de la complication entéritique grave
n'a été que 3 jours. On peu considérer ce fait comme un
véritable avortement de la complication entéritique grave.
Dans ce dernier cas, la maladie s'est prolongée sous la
forme d'une rémittente bilieuse simple.

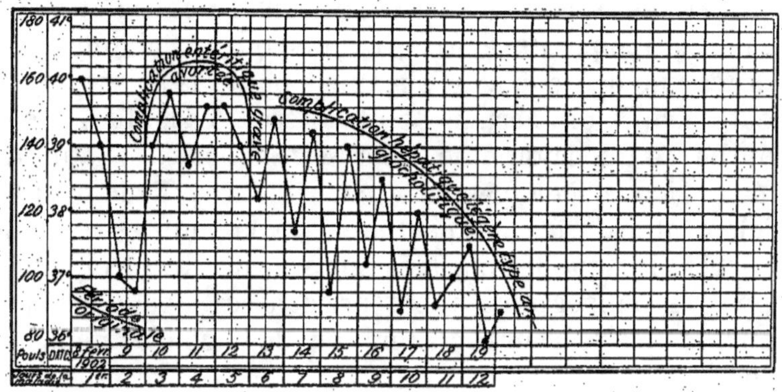

Fig. 7.

J'ai diagnostiqué la complication hépatique à cause des
symptômes observés.

Il est clair qu'on pourrait considérer la fin de la courbe
comme une descente en lysis.

La complication entéritique grave s'est presque toujours
terminée par la guérison, toutes les fois qu'une complication hépatique grave n'a pas entraîné le dénouement fatal.

Les hémorragies intestinales et la péritonite ont été observées dans certains cas. Les hémorragies relevant d'une
congestion intense ou de l'élimination des plaques et follicules intestinaux n'ont pas la même signification ni la
gravité des hémorragies de la forme hépatique. La péritonite est une terminaison des plus fâcheuses.

J'ai constaté chez un enfant de 10 ans, qui avait succombé,

à Pétion-Ville, à une poussée entéritique grave et dont je fis l'autopsie, une péritonite purulente des plus considérables.

Remarque.

Quelques observations, accompagnées de courbes thermiques, prises avec toute la rigueur possible permettront de fixer la marche clinique de la complication entéritique grave de la malaria. Je ferai remarquer : 1º que pendant toute la durée de la maladie, la température a été prise *toutes les heures;* 2º que les températures transcrites sur les courbes sont les températures *maxima* du soir et *minima* du matin; et non la température prise, comme on a l'habitude de le faire, à une heure fixe de la matinée ou de la soirée, ce qui peut jusqu'à un certain point altérer l'exactitude de la courbe; 3º que la quinine a été *systématiquement* administrée *à haute dose* pendant toute la durée de la maladie. L'élément malarien ne peut donc avoir impressionné les courbes; lorsque les malades ont pris des bains ou des lotions, la température a été prise assez longtemps après pour que cette cause d'altération de la courbe ne fût pas sensible.

Par conséquent, les courbes publiées représentent avec une rigoureuse exactitude la marche de la fièvre dans les complications gastro-intestinales et hépatiques de la malaria.

Voici un cas assez grave de la complication entéritique :

OBSERVATION R. A. (Enfant 7 ans.)

prise par le Dr. Léon Audain.

On trouve un peu plus loin comme exemple de complication colitique non fébrile le commencement de cette observation. La maladie avait commencé par des accès intermittents francs que la quinine jugula. Après le premier stade, stade original de la maladie, nous assistons à une poussée de colite sans fièvre (Voir courbe fig. 13.) Je conseille de soustraire l'enfant à l'influence épidémique. Je l'envoie à la campagne, en voiture, à deux lieues de la ville, par des chemins fort rocailleux. Le soir même de son arrivée la fièvre s'allume, *s'élève rapidemeut* à 40° et persiste *sans interruption* du 21 février au 28. Du 21 au 24, elle évolue entre 38° et 39° 5 ; du 24 au 28, il y a tendance à la *formation d'un plateau* dans les environs de 39° 5. A cette date, il fait une rémission qui le met à 37° 6.

De cette date 28 février au 9 Mars 1902, il fait chaque jour une *pareille rémission*, puis un accès qui s'élève parfois jusqu'à 39° 8. Les accès deviennent de moins en moins forts, d'abord 39°, puis pendant plusieurs jours consécutifs 38° 9. En même temps que ces accès sont moins élevés, ils deviennent moins violents, la température ne reste que peu de temps à son point culminant. Enfin le 8 Mars pour la première fois depuis le début de sa maladie (18 jours) la température tombe à 37° le matin. Elle s'élève le soir à 38° 3.

A partir du 9 Mars jusqu'au 12 environ, la température assez basse le matin 36°, 36° 4, monte le soir à 38°, 38° 2.

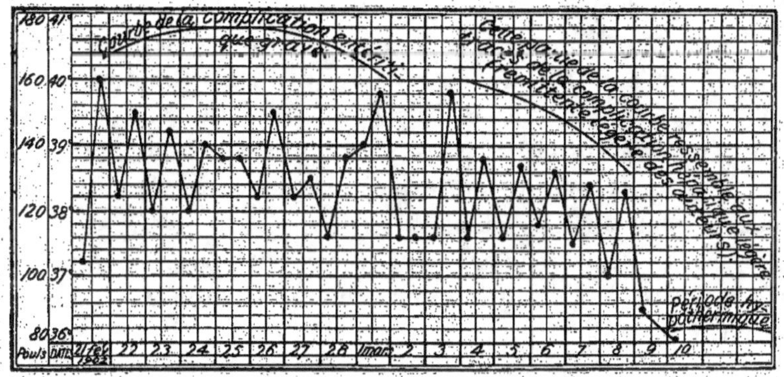

Fig. 8.

Elle disparaît à cette date et on observe ce qui suit : *basse température 35° 5 ; 36° ; transpiration extrêmement abondante pendant la nuit*. Tout le linge de l'enfant, le drap, l'oreiller et le matelas sont mouillés. Les sueurs durent environ du 12 Mars au 26 et disparaissent.

Pendant toute la durée de cette longue maladie, à part un amaigrissement notable, une certaine perte de forces musculaires, *aucun état typhoïde* n'a été observé. Les poumons n'ont jamais rien offert de particulier.

Du côté de la bouche, nous avons observé que la langue a été saburrale du 21 au 27. Elle est devenue ensuite un peu plus rouge qu'à l'état normal. Pendant cette période les lèvres étaient sèches, fendillées — *les gencives tuméfiées et rouges* — les joues également rouges ont été le siège d'une très légère *éruption aphteuse* — une ou deux plaques — la voix un peu *nasonnante*. Vers le 7 Mars, il y eut une nouvelle poussée beaucoup plus légère cette fois du côté des gencives — *Pas de vomissements*. Insomnie.

Du côté de l'abdomen — rien de bien spécial. Pas de météorisme, pas de douleurs, ni de gargouillement. Pas de taches rosées lenticulaires.

Du 26 février au 2 Mars, *diarrhée bilieuse* de 4 à 6 selles par jour, jaunes, assez abondantes. La rate nous a paru normale comme volume; le foie un peu gros sans pourtant déborder les fausses côtes. — Les urines se sont montrées assez rares pendant cette période. La peau n'a guère fonctionné au point de vue sudoral pendant les trois premiers jours de la maladie.

A partir du 4e jour de la fièvre continue, nous observons chaque jour, pendant un temps assez court, une légère transpiration. Ce n'est que le 3 Mars, le 11e jour de la maladie que la transpiration a été assez abondante, sans être considérable. Au contraire, vers la fin de la maladie (12 Mars), elle se montre la nuit très abondante pour ne cesser que le 28.

Cet enfant, du 21 février au 28, a été traité par les injections hypodermiques de chlorhydrate de quinine environ un gramme par jour.

Du 28 février au 8 Mars, il a pris en cachet de 1 gramme à 1.25 de quinine par jour.

Depuis cette époque, on lui donne chaque jour un cachet de og 25 et 3 cuillérées d'une potion tonique renfermant environ 60 centigrammes d'extrait de quinquina par cuillérée.

La convalescence a été assez courte. Depuis le 18 Mars, il a commencé à bien s'alimenter. Aujourd'hui, 29, l'état général est bon, l'enfant digère bien, dort bien, mange bien, a engraissé.

La figure 9 représente la courbe thermique de la nuit,

chez le même malade. (Maxima à 3 heures de l'après midi et minima à 3 heures du matin.)

Elle montre non-seulement que la *continuité* de la fièvre a été *réelle*, sans aucune rémission même fugace, mais encore que dans son ensemble, la courbe thermique de la nuit a évolué à une hauteur beaucoup plus grande que celle du jour.

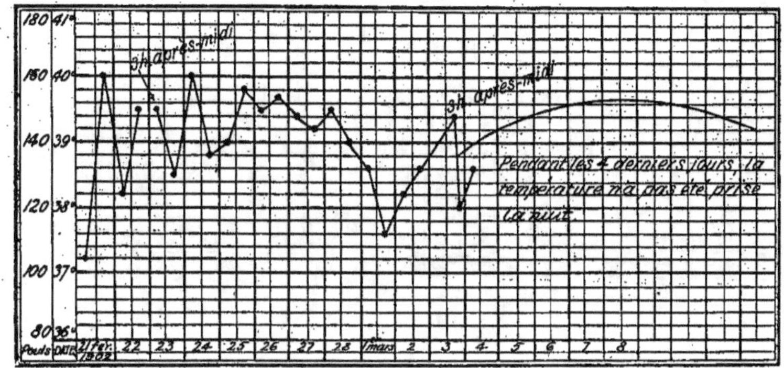

Fig. 9.

COMPLICATION ENTÉRITIQUE GRAVE
PUIS ATTEINTE HÉPATIQUE.

Enfant E. L. 11 ans. — Fièvre paludéenne

(Dr. B. Ricot)

Enfant E. L. du sexe masculin, âgé de 11 ans, malade le 7 février 1902, est vu pour la première fois le 11 dans la matinée. Il a la fièvre. J'ai appris de sa mère que pendant les quinze jours qui ont précédé le début de sa maladie, il avait de temps en temps des *accès* de fièvre *franchement intermittents*. Depuis 5 jours, la fièvre est *continue*. L'examen du foie et de la rate révèle une légère augmentation de volume de ces organes. Rien de particulier du côté des organes respiratoires. La langue est saburrale. Pas de nausées, pas de vomissements, pas de diarrhée, pas de céphalalgie, pas de frissons. L'enfant n'est pas accablé. Les urines sont rares et

foncées. La température prise au 5ᵉ jour de la maladie à 10 hs.
du matin est de 39°. Notées dans la suite régulièrement à partir
de ce moment, les températures maxima et minima nous permettent d'avoir à la fin de la maladie la courbe suivante :

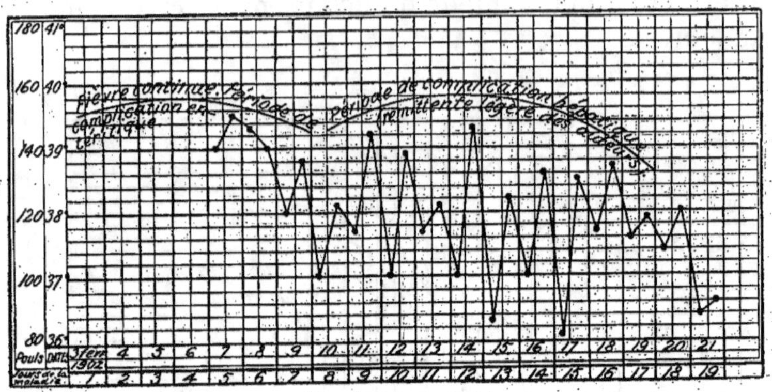

Fig. 10.

Vers le 10° jour, j'ai observé pendant 3 jours une intolérance
marquée de l'estomac. Dès que le malade prenait un peu de lait,
il avait des nausées et un très grand malaise qui durait chaque fois
une, deux ou trois heures. Il ne se sentait mieux qu'après avoir
vomi. Les vomissements tantôt muqueux, tantôt bilieux contenaient toujours du lait non digéré. En deux fois j'y ai trouvé quelques filets de sang noir. A cette même période, le malade a présenté de la constipation et une légère parésie intestinale suivie de
2 débâcles séparées l'une de l'autre par un intervalle de 4 jours :
selles tantôt fétides et de coloration brunâtre, tantôt bilieuses.
Langue très saburrale au centre et en arrière. Gencives congestionnées. Lèvres tuméfiées et fendillées. Bouche amère.

Dans la suite tous ces différents phénomènes se sont progressivement amendés, et le malade a complètement guéri le 19ᵉ jour;
où la température est tombée et s'est maintenue entre 36° et 37°.

FIÈVRE PALUDÉENNE. — COMPLICATION ENTÉRITIQUE GRAVE. — TYPHISATION VÉRITABLE. — GUÉRISON.

OBSERVATION prise par MM. les Docteurs

LÉON AUDAIN ET VICTOR BOYER (enfant MARCELLE D.).

La petite Marcelle D. . 11 ans, offrit dans la période qui précéda sa longue maladie plusieurs accès d'intermittente palustre bien caractérisés. Le 15 et le 16 Janvier 1902, l'enfant se sentit indisposée. On appela le Docteur V. Boyer le 17 Janvier. Il constata chez l'enfant des vomissements et une fièvre de 40° 5. Voici les températures (maxima du soir et minima du matin), prises très régulièrement, toutes les deux heures, nuit et jour, pendant toute la durée de la maladie.

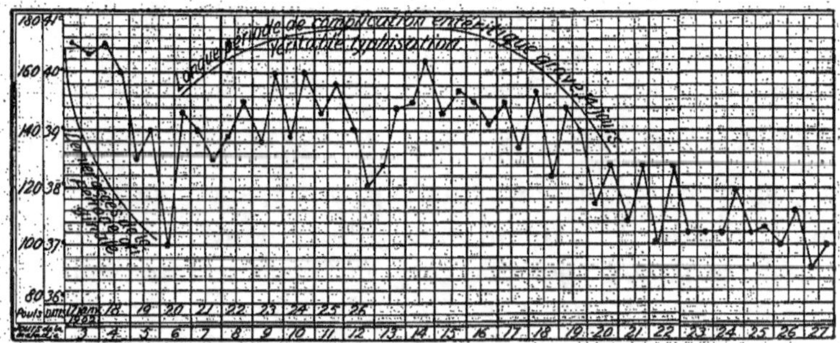

Fig. 11.

Si l'on veut bien étudier cette courbe, on verra que la première période de la maladie était achevée le 6ᵉ jour (chute à 37°.) Le soir même de ce jour commence à se faire sentir la complication entéritique. Elle est définitivement établie le 8ᵉ jour dans la soirée. Du 8ᵉ au 12ᵉ jour, nous avons des oscillations courtes, par conséquent tendance à la formation d'un plateau typhique — A ce moment la température descend pendant 12 heures à 38°, 38° 4, puis remonte brusquement, et forme, pendant 6 jours, un véritable plateau — Enfin descente en lysis. Le foie et la rate examinés le 23 Janvier, neuvième jour de sa maladie, n'offrent rien de spécial. —

Voici l'état de la petite malade ce même jour : apparition de taches rosées lenticulaires assez nombreuses. Les deux fosses iliaques, surtout la droite, sont douloureuses à la pression — Gargouillement dans la fosse iliaque droite. Pas de vomissements. Grand accablement, état marqué de somnolence. — Délire nocturne. L'enfant tousse. Elle expectore un crachat épais, filant et rouillé. Comme signes d'auscultation, pas de râles ; seulement rudesse de la respiration.

L'enfant resta avec l'aspect typhoïde du 9e au 19e jour de sa maladie. Le 14e jour, vomissements assez fréquents. Les phénomènes pulmonaires se sont accentués : on trouve des râles sibilants, ronflants, et des râles de congestion pulmonaire.

La langue a été saburrale pendant toute la durée de la maladie. Le 14e jour, où la température s'est particulièrement élevée, elle a été sèche et rôtie. Pas de diarrhée, sauf légère, pendant une journée.

Comme on le voit par cette observation, la marche de la maladie est absolument celle de la fièvre typhoïde, sauf la première période — accès intermittents — qui a été franchement caractéristique de la malaria.

Ce sont les cas de ce genre qu'on prend parfois pour des typhoïdes, à début irrégulier : haute température *d'emblée* lorsque la période originale est distante de la période de complication ; ou typhoïde à début de fièvre intermittente, lorsque les accès sont rapprochés de la complication et n'ont pu échapper à l'observateur. Comme on le voit, cette complication entéritique de la malaria, ne diffère des précédentes que par la longue durée de la période fébrile et l'intensité plus grande des symptômes généraux.

COMPLICATION COLITIQUE.

Ainsi que le prouvent les deux observations suivantes, les localisations colitiques de moyenne intensité semblent pouvoir évoluer avec une fièvre peu marquée, vespérale, ou même sans fièvre.

1º OBSERVATION DE Mme D.

Madame D. habite un quartier marécageux. Elle a souvent eu à compter avec des accès de fièvre paludéenne. Le 5 Mars, elle fut prise de fièvre : administration de sulfate de quinine. Du 6 au 17 Mars, la malade a échappé à mon observation. Quand je la vis à l'asile français le 17 Mars, je l'ai trouvée pâle, amaigrie, les yeux cerclés de noir. Depuis ce moment, Madame D. n'a la fièvre que le soir, la température oscillant de 38º à 38º 3.

L'examen du foie me révéla une légère augmentation dans le volume de cet organe qui déborde les fausses côtes. La région est très douloureuse. Plusieurs selles par jour : 5 à 6; selles franchement bilieuses. Parfois elle a des *envies d'aller*, rend des gaz; parfois elle rend dans les selles de petites raclures de boyau; en plusieurs endroits des stries sanguinolentes.

Le 19 Mars, elle n'a pas été à la selle. Le 20, elle a rendu des matières moulées entourées d'une membrane glaireuse. La région du foie est encore douloureuse. Le ventre est également douloureux, mais particulièrement sur le trajet du gros intestin, dans la fosse iliaque gauche. *La langue est rouge, absolument dépouillée de son épithélium.* Sensation de bouche sèche. La malade n'a jamais vomi. Ses urines sont rouges, mais bien moins qu'au début de la maladie. Depuis deux jours (23 Mars), la malade présente d'abondantes transpirations. Elle change plusieurs fois de linge par jour. Les urines sont rares. L'examen des membres inférieurs révèle l'existence d'un *léger œdème* surtout à la partie moyenne du tibia. La malade dort peu. Le matin, elle n'a pas la fièvre, pouls 72. Tous les soirs, depuis le 23, on trouve dans l'aisselle de 37º 5 à 38º. Diarrhée moins fréquente : deux selles par jour, selles jaunes. Il y a encore parfois dans les selles *de petites peaux blanchâtres*, dit la sœur. Le foie a diminué de volume. Il ne déborde plus les fausses côtes où il y a de la sonorité. Il n'est pas douloureux. Ventre toujours douloureux, principalement le long du gros intestin. Peu d'appétit. *Pas de vomissement.* Langue moins rouge. Le 24 Mars, la température dans la soirée : 37º 5. Depuis plus de fièvre : matin et soir 37º. Trois selles bien jaunes, assez claires avec quelques parties mieux formées. Ventre moins douloureux. *Grande faiblesse accusée par la malade.* A la pression, on détermine encore une certaine douleur surtout dans la fosse iliaque gauche et le long du colon transverse.

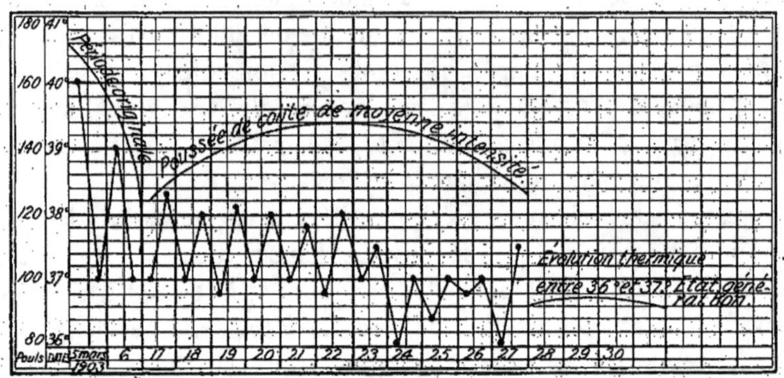

Fig. 12.

27 Mars : Les selles commencent a être moulées. La malade se sent mieux et dit souffrir beaucoup moins du ventre. Il y a encore cependant un peu de douleur le long du gros intestin à la pression. Température n'a pas changé : 37°. Elle a même été de 36° 3 à midi. L'examen des urines donne : traces d'albumine et cellules rondes à bords irréguliers, granuleux, contenant des grains de pigment et en certains points des blocs pigmentaires.

Il est à remarquer que toutes les fois que le foie et les reins sont touchés, les malades se plaignent d'une grande *sensation de faiblesse*, quelle que soit la complication *dominante*.

Après quelques jours de convalescence, la malade quitta l'asile et s'en fût *contrairement à mon avis* habiter Bizoton, endroit très marécageux, où elle avait contracté sa fièvre paludéenne. La semaine suivante, elle fut rapidement enlevée par un accès pernicieux.

2° OBSERVATION DE RAOUL A.

Vers le 5 Février, R. A. enfant âgé de 7 ans, est pris d'un accès de fièvre intermittente franche dans la matinée. Il absorbe 50 centigrammes de quinine. La température tombe vers les 6 heures du matin pour recommencer à s'élever vers 8 hs. Administration de 50 centigrammes de quinine. Le second accès s'élève moins que la veille et dure moins longtemps. Il se termine au milieu de sueurs abondantes dans le courant de la nuit. Administration de 50 centg. de quinine. Le 3e accès ne fait que se dessiner, dure quelques heures et la température revient à la normale. Environ 2 jours après, l'enfant est pris d'une poussée colitique très nette. Il va souvent à la selle, ne rend que de l'eau contenant des débris de muqueuse en grande quantité, puis des glaires et de petites mucosités jaunâtres ressemblant à des mucosités purulentes Tantôt les mucosités étaient grisâtres, tantôt colorées en vert. Au bout de 3 jours, les phénomènes colitiques semblent s'amender; les selles redeviennent fécaloïdes et diminuent de fréquence. Pas de fièvre pendant cette première période colitique qui a duré environ 8 jours.

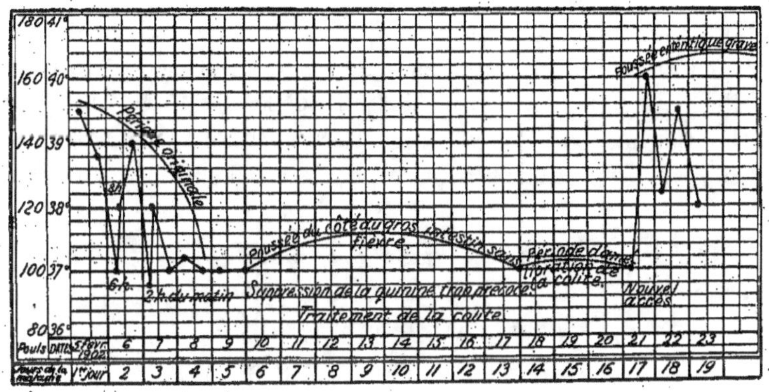

Fig. 13.

COMPLICATION DYSENTÉRIQUE ET CHOLÉRIQUE.

La description que j'ai faite à dessein dans la première partie de ce travail de *la dysenterie* me dispense de m'étendre sur la symptomatologie de cette complication de la malaria.

Il importe seulement de signaler ici que cette complication peut se montrer soit immédiatement après la période originale soit à une époque plus ou moins éloignée de cette période. Elle peut être à l'état de pureté surtout lorsqu'elle se montre comme complication hypérémique tardive, aussi qu'on le verra plus loin. Dans les formes aiguës, elle s'allie le plus souvent à la complication entéritique ou à l'entéro-hépatique.

Il est de toute nécessité d'établir de bonne heure le diagnostic étiologique de cette complication, car les moyens thérapeutiques simplement locaux, qu'on emploie dans la dysenterie vulgaire et qui donnent d'assez bons résultats, seront absolument insuffisants, si la *médication quinique* n'est pas en même temps appliquée.

J'ai vu quelques cas où des malades, atteints *d'accidents dysentériformes*, chez lesquels cette médication n'avait pas été faite, ont été emportés rapidement par un accès pernicieux. Je ferai la même remarque pour la complication cholérique.

Cependant pour cette dernière, je n'ai pas de données suffisamment exactes pour dire si elle peut se montrer à une période plus ou moins éloignée de la période originale.

Je l'ai vue suivre immédiatement cette période. Dans ce cas, le diagnostic est des plus aisés, surtout en Haïti, où le choléra, de mémoire d'homme, ne s'est jamais montré.

COMPLICATION HÉPATIQUE LÉGÈRE

FORME ANGIOCHOLITIQUE
OU RÉMITTENTE HÉPATOGÉNÉTIQUE.
(Rémittente bilieuse simple des auteurs).

La dénomination d'angiocholitique dont je me sers parfois pour cette complication hépatique de la malaria ne repose pas sur l'anatomie pathologique microscopique. Elle a été ainsi appelée à cause de la similitude de sa courbe thermique avec la courbe de l'angiocholite bilio septique de CHARCOT. Cette forme a été décrite par les auteurs sous la dénomination de rémittente bilieuse légère, mais quelques-uns (ce qui est une cause de confusion) ne l'ont pas suffisamment isolée de la rémittente bilieuse grave, dont, à mon avis, elle diffère essentiellement au point de vue pathogénique.

Il faut bien se dire que le type angiocholitique (rémittente bilieuse légère des auteurs) est une complication *hépatique* de la malaria, tandis que la rémittente bilieuse grave ou hémoglobinurique est une *manifestation intense de la malaria* elle-même. L'origine de ces deux types cliniques est donc différente. La rémittente bilieuse légère relève d'un certain degré *d'hépatite*; la rémittente bilieuse grave dépend d'un *processus destructif des globules extrêmement intense*. Ces deux types n'ont de commun que la rémittence. S'il m'était permis de recourir à une néologie, j'appellerais volontiers la rémittente bilieuse légère, rémittente *hépatogénétique*, et la rémittente bilieuse grave, rémittente *hématogénétique*.

La dénomination de rémittente hépatogénétique conviendrait mieux peut-être que celle de type angiocholitique. Elle indique, en effet, du même coup, la marche clinique de l'affection et l'organe qui, anatomiquement, se trouve intéressé. Le terme de rémittente hématogénétique me paraît également bon, pour les mêmes raisons.

Je décrirai donc la rémittente hépatogénétique comme l'une des complications hépatiques plus ou moins légères de la malaria. J'ai placé la rémittente hématogénétique à côté de l'intermittente aiguë franche. La rémittente hématogénétique n'est, en somme, qu'une fièvre intermittente aiguë, dont le tableau clinique a changé *uniquement par suite de l'intensité d'action de poison palustre*.

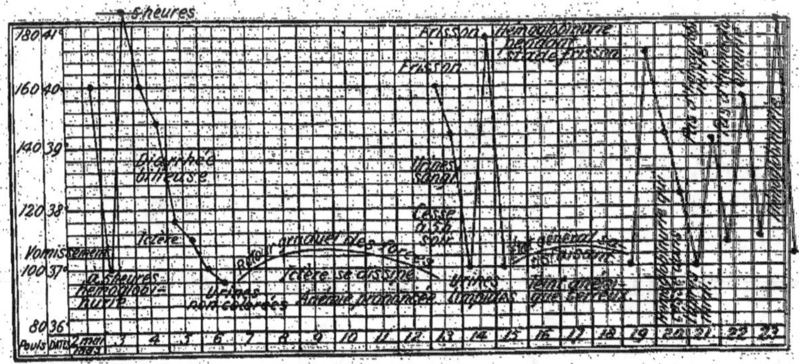

Fig. 14.

Rémittente hématogénétique d'après KELSCH.

Dans l'intermittente aiguë franche, il y a une destruction globulaire modérée ; l'hémoglobine mise en liberté, n'est pas en quantité telle que le foie ne puisse la transformer en pigments biliaires. Dans la rémittente hématogénétique, la destruction globulaire est telle que le foie, malgré une *suractivité fonctionnelle* considérable (ictère hépatogène), n'arrive pas à une élaboration parfaite de l'hémoglobine. Celle-ci reste dans le sang, passe dans les urines (hémoglobinurie), colore les tissus en jaune (ictère hémaphéique), et entraîne une sorte d'obstruction des reins d'intensité variable ; d'où possibilité d'hématurie, d'anurie. J'ai longuement insisté sur la question, lorsque j'ai traité de la rémittente hématogénétique (rémittente bilieuse grave des auteurs). Disons néanmoins, pour bien distinguer ces deux formes, que dans la rémittente hépatogénétique, l'ictère peut ne pas exister ou être très intense, suivant qu'il y a ou qu'il n'y a pas résorption biliaire (stase, spasme, tuméfaction de la muqueuse intestinale au niveau de l'ampoule de VATER, etc.) ; mais qu'on n'observe jamais ni hémoglobinurie, ni hématurie. Dans la rémittente hématogénétique, il y a *toujours* une *coloration ictérique* de la peau (ictère hémaphéique, hépato-hémaphéique, etc.), et les urines sont *toujours* hémaphéiques, hémoglobinuriques. Elles peuvent être hématuriques.

Si j'avais à dresser l'échelle pathologique des complications hépatiques de la malaria, je placerais à l'échelon le plus inférieur la congestion du foie ; puis viendrait la rémittente hépatogénétique ou type angio-cholitique ; tout au sommet de l'échelle se trouveraient les formes graves de l'hépatite, entre autres, celle que j'appelle *amarylienne* à cause de sa ressemblance avec la fièvre jaune, du moins dans sa période finale.

DESCRIPTION CLINIQUE DE LA RÉMITTENTE HÉPATOGÉNÉTIQUE.

La courbe de cette forme angiocholitique (rémittente hépatogénétique) est caractérisée par de *grandes oscillations*. Sans un examen attentif et l'annotation précise et fréquente de la température, la rémission et l'athermie matinales pourraient passer inaperçues et la fièvre *paraître continue*, car l'une et l'autre *peuvent être de très courte durée.*

La forme angiocholitique, rémittente hépatogénétique, peut occuper la scène pathologique du commencement à la fin de la maladie, comme le prouvent les courbes que je publie plus loin; mais elle peut se montrer dans le cours même de la maladie, à la suite de complications entéritiques plus ou moins longues, comme je l'ai signalé plus haut. La forme angio-cholitique n'est pas grave. Aucun des nombreux malades qui en ont été atteints pendant l'épidémie de Port-au-Prince (1902) n'est mort. Cependant elle commande pour la suite un régime alimentaire des plus sérieux pour éviter de nouvelles poussées de fièvre d'origine hépatique et les conséquences qui pourraient en résulter.

Les symptômes de la rémittente hépatogénétique consistent en une fièvre vespérale parfois très élevée, offrant des rémissions matinales plus ou moins marquées (37°6 à 37° 7) ou bien encore une athermie complète, comme il vient d'être dit Parfois au moment de la montée apparaît le frisson.

La langue est saburrale, humide, parfois rouge sur les bords et à la pointe, parfois offrant l'aspect de la langue géographique.

Les nausées et les vomissements existent dans certains cas, parfois bilieux; mais ils peuvent manquer.

Ce qui ne manque pour ainsi dire jamais, ce sont les *selles bilieuses*; celles-ci peuvent être même d'une assez grande fréquence. Elles sont en général fétides.

Le foie est presque toujours volumineux; tantôt il déborde à peine les fausses côtes, d'autres fois, on le sent facilement par la palpation de l'hypocondre droit.

Dans certains cas, les malades n'éprouvent qu'une sensation légère de pesanteur dans la région hépato-épigastrique; parfois une douleur sourde, d'autres fois des douleurs extrêmement vives rappelant par leur intensité les douleurs de la colique hépatique.

La rate est le plus souvent normale comme volume; parfois cependant on la trouve hypertrophiée. Les conjonctives peuvent présenter une teinte subictérique ou ictérique, mais celle-ci peut manquer.

Dans l'épidémie que nous avons eue à Port-au-Prince, l'ictère *cutané*, qui peut exister, a presque toujours fait défaut. Dans l'une de nos observations, il est pourtant noté. Les urines restent claires ou se chargent de pigment biliaire, s'il y a eu résorption. Elles diminuent assez souvent de quantité; chez certains malades, elles offrent les caractères des urines fébriles. Il est à noter souvent des épistaxis et des bouffées de chaleur. L'amaigrissement est notable. Il se produit une dépression des forces peu en rapport avec la gravité de la maladie. Le ventre est souple et indolore dans toute son étendue. L'intelligence conserve toute sa vivacité dans tout le cours de la maladie. Aucun phénomène cérébral n'est à noter. Rien de spécial du côté des autres organes.

La durée de la maladie semble pouvoir varier de 12 à 21 jours. Parfois après la cessation des accès vespéraux et des rémissions matinales *quotidiennes*, plusieurs jours se passent et une ou deux nouvelles ascensions thermiques avec rémissions se produisent de nouveau. J'ai eu lieu de constater le fait chez plusieurs de mes malades pendant le cours de l'épidémie. La reprise dure en général peu et n'offre pas l'intensité de la première atteinte, cependant j'ai vu des cas où elle s'est montrée avec une intensité presque aussi grande que la première poussée.

OBSERVATIONS.

OBSERVATION E. L.

prise par le Dr. Léon Audain.

Le 24 Janvier 1902, j'ai été appelé en consultation par mon distingué confrère, le Dr. W. Ménos, auprès d'un malade qu'il soignait depuis nombre de jours d'une fièvre continue (?) J'examinai le malade que je trouvai amaigri, très affaibli, privé de sommeil depuis le début de sa maladie. La langue est très saburrale, le malade a eu des nausées et des vomissements. Il se plaint de douleurs sourdes dans la région hépatique. J'examine cette région ; le foie est très gros, déborde fortement les fausses côtes, d'environ trois travers de doigts. Le lendemain les douleurs sont extrêmement violentes, et éveillent l'idée de colique hépatique, le malade en ayant déjà souffert. Le malade est pris, le surlendemain et les deux ou trois jours suivants, d'épistaxis assez répétées, de poussées congestives de la face, d'une diarrhée bilieuse très marquée, de fièvre surtout élévée le soir. Cependant au bout de quelques jours les phénomènes généraux et locaux s'amendent et le malade guérit. Chose curieuse, ce malade ayant été pris au début de l'épidémie, la complication hépatique fut diagnostiquée, alors que le diagnostic étiologique ne fut posé qu'ultérieurement.

OBSERVATION Dame S...

prise par le Dr. Léon Audain.

Egalement au début de l'épidémie, alors que l'attention n'était point encore attirée sur la malaria, je fus appelé par Mr. le Dr. Dominique auprès d'une malade, âgée de 65 ans environ, qu'il soignait depuis plusieurs jours d'une *fièvre rémittente*. Voici les symptome qu'il m'a été donné de relever :

Langue saburrale. Grande sensation de faiblesse. Douleur assez vive dans la région hépatique. Foie volumineux débordant les fausses côtes de trois travers de doigts. Selles bilieuses plusieurs fois par jour. Le tableau clinique était si net que je diagnostiquai, d'accord en cela avec mon confrère, une *angiocholite*.

La cause de cette angiocholite nous écbappa à ce moment là, ce n'est que plus tard, en rapprochant les faits observés pendant l'épidémie, que nous fûmes amenés à l'attribuer à la malaria. La malade guérit, du reste, et reprit assez rapidement ses forces.

N. B. On comprend que n'ayant vu ces malades qu'en consultation, je ne puisse tracer la courbe thermique aussi rigoureusement que je le fais pour les cas suivants.

COMPLICATION HÉPATIQUE. RÉMITTENTE HÉPATOGÉNÉTIQUE OU TYPE ANGIOCHOLITIQUE.

OBSERVATION. Enfant E. F. sexe féminin, 9 ans.

prise par le Dr. Léon Audain.

L'enfant a été prise brusquement, le soir du 2 Mars, de céphalalgie et de fièvre. Lorsque je la vis le 3 Mars, à 11 heures du matin, le thermomètre marquait à l'aisselle 39° et la petite malade transpirait. Il y a tout lieu de croire que la température initiale a été d'au moins 40°. Je lui administrai immédiatement un gramme de sulfate de quinine.

Voici quelle a été du 2 au 21 Mars 1902 la marche de la température :

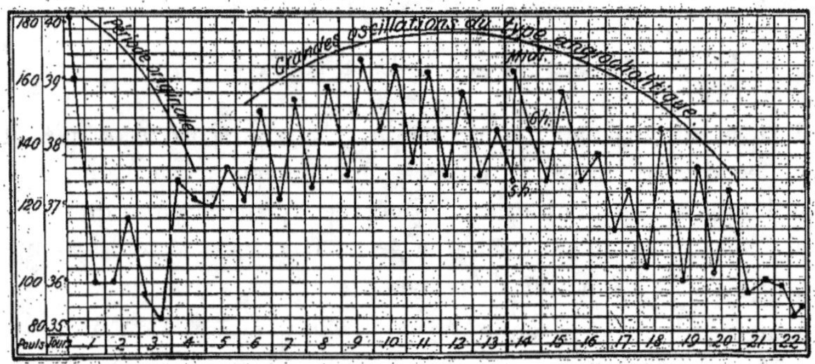

Fig. 15.

La langue, examinée le premier jour, était très saburrale. Elle a conservé ce caractère du 2 Mars au 17. Elle offrait de particulier que l'enduit saburral n'avait pas partout la même épaisseur, si bien que les espaces déprimés offraient à la vue des sortes de dessins rappelant un peu la langue géographique. Dépouillée de son enduit saburral, la langue nous parut un peu plus rouge que normalement. Pas de nausées ni de vomissements. Pas trace de stupeur pendant toute la durée de la maladie. Pas de douleur de ventre, pas de taches rosées lenticulaires.

La rate, examinée le 10 Mars, mesure 3 travers de doigt.

Le foie n'offre rien de particulier. Examinés à plusieurs reprises dans la suite, ces deux organes ne me parurent offrir rien de spécial dans leur volume.

Par contre, l'intestin a été presque constamment en jeu : selles très fétides, offrant de petits grains noirs que malheureusement je n'ai pu voir, mais que la sœur de service m'a dit ne pas croire être du sang ? Selles bilieuses jaunes plusieurs fois par jour. Noté le 18 Mars : « Selles jaunes et verdâtres. Trois selles par jour depuis le 15. Ce matin langue très légèrement saburrale. Lèvres rouges et fendillées. Le 19 selles jaunes, un peu moins liquides que les jours précédents au nombre de deux.

La fonction sudorale a recommencé le 17 Mars. Elle a été modérée jusqu'au 24, où il y a eu une très grande transpiration qui s'est répétée les nuits suivantes. Amaigrissement notable. Déperdition légère des forces. Convalescence très courte.

FIÈVRE PALUDÉENNE, FORME DITE ANGIOCHOLITIQUE OU RÉMITTENTE HÉPATOGÉNÉTIQUE.

Observation prise par Monsieur le Docteur Victor Boyer.

C. H., du sexe féminin, âgée de 18 ans, a eu une enfance maladive ; contracta la coqueluche à l'âge de 2 ans ; a eu la rougeole quelques années plus tard, puis a traversé une longue période sans faire de maladie. Le mardi, 25 mars 1902, elle fut prise de fièvre dans la soirée, sans frisson. Le 28 mars, présenta une hémorrhagie assez abondante par le nez (épistaxis). Le lundi, 31 mars, à la suite d'ingestion d'un peu de vin, la malade eut à 10 heures du soir des vomissements suivis de grands frissons ; à minuit et demi, grande faiblesse. Refroidissement des extrémités. La malade a accusé de grands malaises pendant trois jours successifs. Dès le début de la maladie, j'ai noté une légère augmentation du volume du foie. La région hépatique est légèrement endolorie. La région splénique est très douloureuse. La douleur en ce point s'exaspère pendant les efforts de la toux. Rate augmentée dans ses dimensions : 10 travers de doigt de haut en bas, 3 travers dans le sens de la largeur. Selles glaireuses ; vomissements tantôt muqueux, tantôt bilieux. Le 4 avril, j'ai observé un état très marqué de somnolence qui dura 7 heures : faiblesse générale, pouls rapide, élévation de la température axillaire.

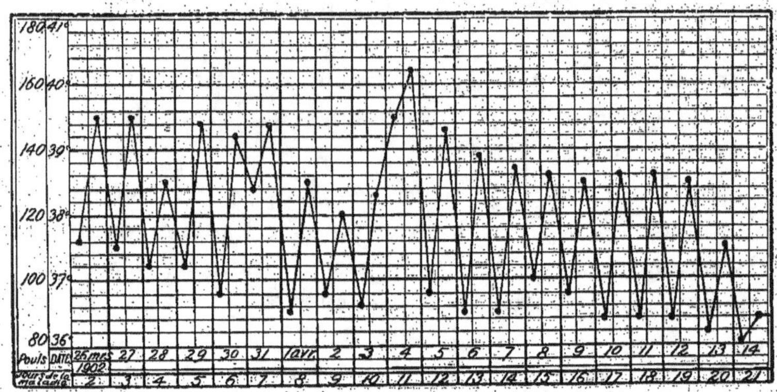

Fig. 16.

J'ai examiné de nouveau la malade le mardi 8 avril La rate a diminué de quatre travers de doigt dans le sens de sa longueur. La douleur hépatique et splénique a considérablement diminué. Les vomissements ont cessé.

La température est continuellement en baisse. La malade est en voie de guérison.

Le 16 avril, j'examine une troisième fois la rate qui, à la percussion, présente trois travers de doigt. Le foie a également diminué de volume. — Guérison.

FIÈVRE PALUDÉENNE. COMPLICATION HÉPATIQUE
TYPE ANGIO-CHOLITIQUE OU RÉMITTENTE HÉPATOGÉNÉTIQUE.

Observation du Dr Léon Audain.

(Enfant E. G. 13 ans).

La maladie a débuté le 9 mars 1902, pour se terminer le 30 mars : soit une durée de 21 jours. La température a été prise régulièrement toutes les deux heures, nuit et jour, pendant toute la durée de la maladie.

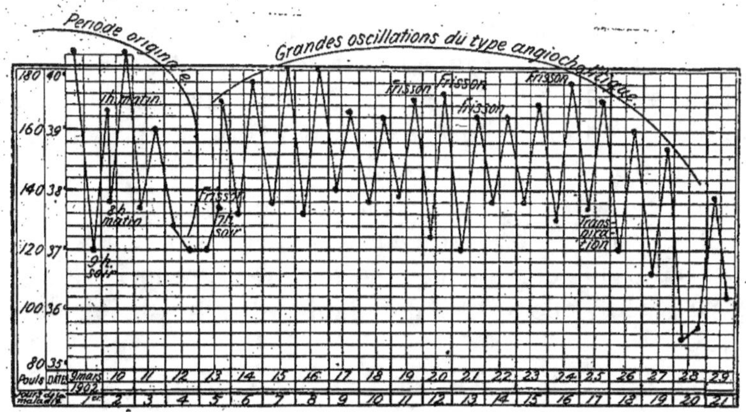

Fig. 17.

Durant toute la maladie, la malade a pris chaque jour 1 gr 50 à 2 grs de quinine par la voie buccale Ce n'est que 2 ou 3 jours avant la fin que la quinine a été donnée à la dose d'un gramme, puis de 50 centigrammes.

15 bains froids lui ont été administrés.

La malade n'a jamais présenté de stupeur pendant sa maladie; aucune douleur, ni du ventre, ni de la région hépatique, ni de la région splénique.

Du côté de la cavité buccale, un aphte à la face inférieure de la langue, à droite. La langue a été saburrale pendant toute la durée de la maladie, sauf aux bords et à la pointe. Toujours humide.

Pas de nausées ni de vomissements. Pas de trace d'ictère, ni conjonctival, ni cutané. Les selles ont présenté d'abord les caractères suivants: eau jaunâtre avec débris de muqueuses (raclure): fétidité des selles. Puis selles bilieuses à partir du 18 mars. Le 22, on remarque dans ces selles bilieuses des glaires. Le 25, nous avons noté: langue saburrale, cinq selles bilieuses abondantes. Applications de larges cataplasmes sinapisés sur la région hépatique. Le 27, quatre selles bilieuses.

La rate n'a pas augmenté.

Le foie est plus volumineux que normalement : quatre travers de doigt pour enfant de 13 ans.

Les urines se sont maintenues pendant toute la maladie ; le 28 mars, nous les trouvons claires ; quantité : 1 litre. L'enfant a notablement maigri. Il n'y a pas eu de très grande déperdition de force. Une seule fois, elle a eu un peu de délire.

L'alimentation a consisté en lait, bouillon.

La peau a été sèche jusqu'au 17ᵉ jour de la maladie. La transpiration n'a commencé à se montrer que le 17ᵉ jour ; d'abord légère, elle devint abondante à partir du 19ᵉ jour.

RÉMITTENTE HÉPATOGÉNÉTIQUE.

Observation prise par Monsieur le Docteur Gaston Dalencour.

Mademoiselle A. B., est âgée de 14 ans. Antécédents héréditaires et collatéraux nuls. Antécédents personnels : d'origine haïtienne, naquit à Miragoâne (ville du Sud marécageuse) où la malaria règne à l'état endémique. Mᵉˡˡᵉ A. B. passa cinq ans dans cette ville. A l'âge de 7 ans, elle eut la coqueluche ; à 9 ans, la fièvre paludéenne, forme hématurique (épistaxis, mélœna, etc.), resta alitée pendant deux mois. Le traitement consista alors en administration très irrégulière de sulfate de quinine (de 4 à 8 grains par jour) et décoction de feuilles amères du pays. Depuis cette époque (1897), Mᵉˡˡᵉ A. B. ne cessa d'accuser de légers mouvements fébriles accompagnés de sensation de froid. La fièvre tombait généralement après une abondante transpiration ; parfois au milieu de sueurs profuses. Mᵉˡˡᵉ A. B. habite chemin DUCOSTE.

Le 27 janvier de cette année, elle est prise brusquement de fièvre. Le 31 à 6 heures du soir, elle fait appeler le médecin. J'observe à ce moment les symptômes d'un embarras gastrique accompagné de fièvre à 40°2 ; la rate a sensiblement augmenté. Rien de spécial dans la région hépatique.

La température a été prise régulièrement pendant toute

la maladie toutes les deux heures, nuit et jour, sauf le 6e
jour. En recherchant les maxima du soir et les minima du
matin selon les indications du Dr LÉON AUDAIN, notre
maître, nous obtenons la courbe suivante qui représente
fidèlement la marche de la température.

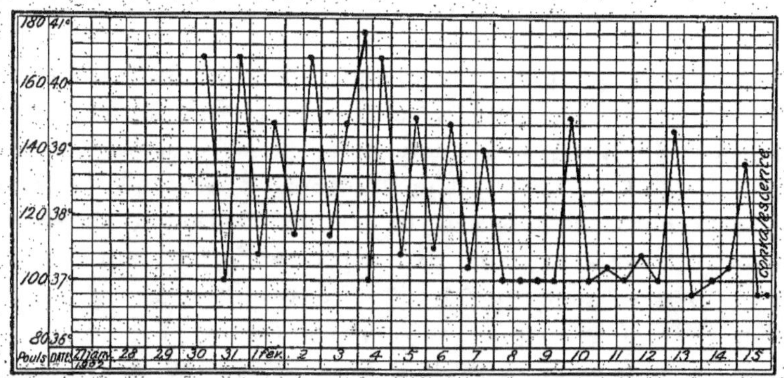

Fig. 18.

Au 8e jour, c'est-à-dire le 3 février, la malade accuse
une sensation de douleur à la région du foie. A la palpation je trouve une augmentation du volume de cet organe de 3 à 4 travers de doigt. *Les conjonctives présentent
une teinte ictérique bien nette; la même coloration jaunâtre
se retrouve encore plus accusée du côté de la paume des mains
et de la plante des pieds.* Les selles sont diarrhéiques,
bilieuses, d'odeur fétide; les urines moins abondantes sont
plus denses et de coloration jaunâtre.

La fièvre disparut le 9e jour de la maladie pour prendre
le type intermittent tierce, également combattu par la
quinine. Mademoiselle A. B. présenta pendant sa maladie,
de légères convulsions que j'attribuai aux vers intestinaux.

Vers le 15e jour, la convalescence a commencé. Mlle A.
B. ne souffre plus : elle est encore très faible; la maladie
l'a profondément anémiée.

LECTURE ET INTERPRÉTATIONS
DE DEUX COURBES THERMIQUES

Je trouve dans le traité de Roux (Maladies des pays chauds) deux courbes de fièvre rémittente d'après Kelsch. Elles se rapprochent beaucoup de ce qu'il m'a été donné d'observer. Je les rapporte ici pour permettre la comparaison.

On peut voir que, d'une façon générale, elles ressemblent énormément à celles qui sont indiquées plus haut.

La seule différence qui existe entre la première courbe de rémittente de Kelsch et les miennes, c'est que la poussée vespérale a été plus forte. Les rémissions dans cette courbe de Kelsch sont moins marquées. Ce fait peut tenir soit à l'intensité plus grande de cette rémittente, soit à la courte durée de la rémission. Ainsi que je l'ai dit, la rémission et même l'athermie peuvent être de si courte durée qu'elles passent inaperçues, si on n'a soin de noter la température toutes les heures.

Quoi qu'il en soit, les *grandes oscillations* sont caractéristiques de cette complication hépatique (rémittente hépatogénétique).

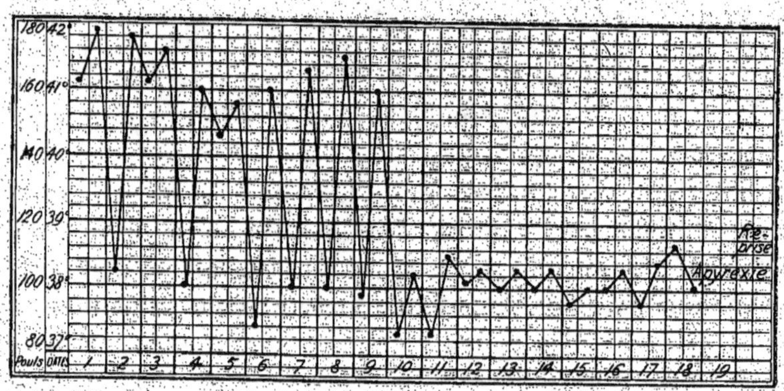

Fig. 19.

Après cette période de grandes oscillations, nous voyons dans la figure une période de 6 jours, pendant laquelle

la fièvre, bien que faible, a été continue. Si les minimum
du matin pouvaient être garantis rigoureusement exacts
par une annotation très fréquente de la température, il
faudrait, à mon avis, lire qu'à cette période de la maladie,
il y a eu soit une complication gastrique soit une complication entéritique légère; car, ainsi qu'on peut le voir par
les courbes que j'ai publiées, la *continuité de la fièvre* est
un des caractères de la complication entéritique, légère
moyenne ou grave.

Dans la deuxième courbe de KELSCH, fig. 20 (rémittente
bilieuse simple) que j'appelle pour les raisons données
plus haut rémittente hépatogénétique, on constate pendant
la première période de la maladie, de grandes oscillations
jusqu'au 13e jour. A ce moment la fièvre reste continue
(4 jours) et très élevée. Il faut dans ce cas *lire*: 1re période :
complication hépatique légère (rémittente hépatogénétique);
2eme période, complication entéritique grave avortée.

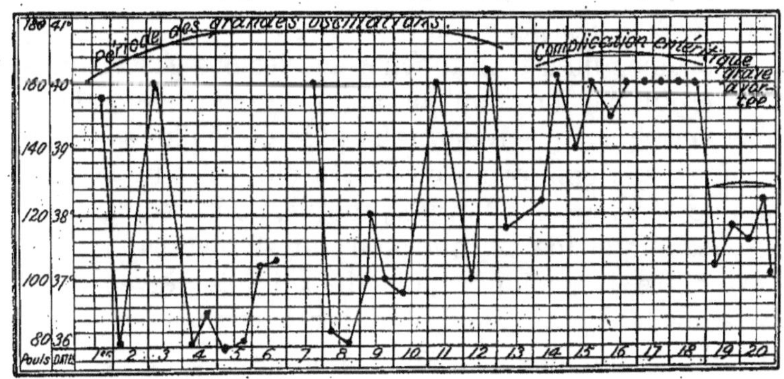

Fig. 20.

COMPLICATION HÉPATIQUE GRAVE
DE LA MALARIA.

DESCRIPTION CLINIQUE.

Sous cette dénomination, il faut ranger tous les cas où la
cellule hépatique est gravement atteinte. Cette atteinte de

la cellule peut varier d'*intensité*, et d'*étendue* et aboutir à une insuffisance *partielle* ou *totale* de la fonction hépatique. Cette dernière peut être rapide ou ne se manifester qu'après une durée plus ou moins longue de la maladie, d'où des aspects cliniques très variés, sur l'*enchaînement* desquels il est intéressant d'attirer l'attention pour dissiper de regrettables confusions.

Cette complication peut-elle être primitive ? Je le crois ; et je donne plus loin une observation des plus probantes, prise pendant notre épidémie de 1902 (Enfant K). Mais il faut bien le dire, elle se montre le plus souvent *au bout d'un certain temps*, ce qui en rend le diagnostic plus aisé. Je l'ai observée surtout comme mode de terminaison de la maladie, en général à la suite des complications entériques de quelque gravité. Aussi, suis-je porté à croire que, si dans quelques cas, le processus pathogénique de ces formes cliniques relève *directement* de l'action de la malaria, dans d'autres, il dépend et *de cette affection* et des *lésions existant dans le tube gastro-intestinal*.

L'importance qu'il faut attacher aux lésions gastro-intestinales ne doit pas faire oublier l'action directe de la malaria. Je n'en veux pour preuves que la possibilité d'une atteinte hépatique malarienne primitive et la rareté des complications hépatiques graves de la fièvre typhoïde, dont les manifestations gastro-intestinales sont pourtant si sévères.

Il y a entre les complications hépatiques graves de la malaria et la fièvre jaune une ressemblance si grande que quelques auteurs ont voulu identifier ces deux affections, ce qui, je le crois, serait une erreur ; d'autres, à cause de la similitude d'évolution, l'ont dénommée la *fièvre jaune des créoles*.

Cependant le diagnostic peut être fait même dans les formes primitives, si on observe avec soin la première période, la période originale de la maladie ; si on s'astreint, ainsi que je l'ai recommandé, à prendre ou à faire prendre les températures régulièrement toutes les heures ; si en même temps, on administre de la quinine à dose suffisamment élevée ; si enfin on recourt à l'examen du sang, qui dans *certains cas* (pas toujours malheureusement, de l'avis même des médecins les plus compétents), pourra, par la présence des corpuscules de LAVERAN ou du pigment mélanémique, donner de très précieux renseignements. La difficulté du diagnostic est moindre, lorsqu'une des autres complications de la malaria que j'ai déjà décrites, a précédé l'apparition de l'insuffisance fonctionnelle du foie. On a eu le temps de se reconnaître.

Dans la plupart des courbes thermiques de malaria que j'ai étudiées, on remarque d'une façon presque constante après la forte poussée du début, une grande rémission ou même une athermie complète, si le malade a pris de la quinine en quantité suffisante et si on a eu soin de prendre les températures dans les conditions que j'ai indiquées plus haut. Cette athermie (cette hypothermie même) peut durer de un à quatre ou cinq jours, mais parfois elle est de très courte durée : à peine quelques heures, et pourrait passer inaperçue, si on n'y prenait bien garde.

Alors commence la courbe thermique de la complication.

Si la complication hépatique grave ne se montre que *secondairement*, à la suite des manifestations gastriques, gastro-intestinales ou après une poussée de rémittente hépatogénétique, vous constaterez d'abord une allure de la courbe thermique qui vous permettra de reconnaître ces premières complications. Si, au contraire, la complication hépatique grave se montre plus ou moins précoce, *sa* courbe thermique suivra immédiatement la période originale.

Cette courbe évolue *le plus souvent* aux environs de la *normale ou en hypothermie avec persistance d'un état général grave*. Il n'est pas rare pourtant d'observer dans les dernières heures de la maladie une ascension thermique rapide et considérable. La courbe peut évoluer en type élevé, si la complication hépatique se déclare dans la phase aiguë des manifestations gastro-intestinales.

Dans la complication hépatique grave de la malaria, comme dans la fièvre jaune, vous pouvez observer le symptôme *ictère* — quelle que soit du reste la théorie qu'on veuille adopter pour expliquer son origine — mais, il faut le dire, ce *symptôme, pas plus que dans la fièvre jaune, n'est constant*, du moins pendant la vie. Après la mort, en effet, il est en général donné de constater une teinte jaune des téguments, des suffusions sanguines plus ou moins étendues, de la rigidité cadavérique précoce, tous signes que nous trouvons aussi dans la fièvre jaune.

Dans les complications hépatiques graves de la malaria, comme dans la fièvre jaune, vous observez un fonctionnement très imparfait des reins, qui n'a rien d'étonnant, si on veut bien se rappeler le rôle physiologique anormal des reins dans le cours de l'impaludisme et les lésions qu'offrent ces organes. Ce qu'il importe de retenir au point de vue clinique, c'est que l'intervention des reins peut imprimer à la maladie certaines allures, dont il faut être prévenu.

Dans certains cas, en effet, les symptômes *urémiques* prennent le haut bout : symptômes bulbo-cérébraux plus ou moins marqués ; hémiplégie, contractures, convulsions, coma, délire. *L'œdème des membres inférieurs* manque souvent ; cependant KELSCH cite plusieurs observations non-seulement d'œdème, mais même d'*anasarque*.

Dans d'autres cas, la température étant normale ou hypothermique, l'état général mauvais, les urines diminuées, vous voyez apparaître les *hémorrhagies*.

Les plus fréquentes que nous ayons observées ont été l'*hématémèse et le mœlena*. L'hématémèse est en général précédée de vomissements alimentaires, puis bilieux ; mais bientôt la nature de ces vomissements change. Ils se présentent sous forme d'un liquide tenant en suspension de *simples stries noires*, puis ils deviennent *absolument noirs*, comparables à ce qu'on observe dans la fièvre jaune.

Le sang rendu par l'anus se présente sous forme d'un liquide poisseux, noir comme du goudron ; parfois il prend, lorsque les évacuations se répètent, une coloration plus rouge. Je n'ai pas observé de cas où il ait été aussi rouge que dans certaines hémorrhagies de la typhoïde.

Ces hémorrhagies peuvent avoir lieu à la surface des muqueuses, surtout de la muqueuse nasale : elles se produisent *également dans la peau, dans les muscles, dans le tissu cellulaire.* Je dois dire n'avoir point observé ces dernières manifestations du vivant des malades, mais dans plusieurs des cas publiés plus loin, on les notera parmi les lésions cadavériques. Cependant elles me paraissent pouvoir s'y produire sans miracle; car la pathogénie de ces hémorragies est la même que celles de la fièvre jaune : insuffisance hépatique, altération du sang par la masse des poisons qui s'y accumulent; stéatose des parois capillaires. Je n'ai jamais vu pendant l'épidémie de Port-au-Prince de 1902 un seul cas de bilieuse *hémoglobinurique,* ce qui tend à prouver que les hémorrhagies que je viens de décrire se produisent par un autre mécanisme que l'hémoglobinurie.

Ces sortes d'hémorrhagies ont une signification pronostique des plus graves : aucun des malades chez lesquels elles se sont produites n'a guéri. La quinine n'a absolument aucune action sur la marche de ces hémorrhagies. Elles sont en effet la conséquence de la complication hépatique et non de la malaria même. KELSCH et KIENER ne les décrivent que d'une façon très succincte. « LOUPY (*De la fièvre ictéro-hémorrhagique*) rapporte avoir observé en 1857 à Kéniéba, poste créé sur la Falémé, principal affluent du Sénégal, à 230 lieues de Saint-Louis, une épidémie de fièvres bilieuses, dont quelques-unes hémoglobinuriques, au cours desquelles se déclarèrent des hémorrhagies graves par la bouche, l'anus, le nez. Les troupes étaient campées au milieu de marais où s'accumulaient les débris végétaux et animaux amenés par la rivière. Nous avons nous-même observé en Algérie quelques cas de fièvres bilieuses typhoïdes, accompagnées d'hémorrhagies incoercibles, chez des individus occupés au creusement des canaux dans les marais. »

J'ai dit que l'ictère était un symptôme inconstant du vivant des malades. Je me sépare absolument de KELSCH et KIENER lorsqu'ils disent : « On peut admettre dans de pareilles conditions que l'infection résultant de la décomposition putride s'est associée à l'action maremmatique », car par les graves complications hépatiques qu'elle produit, la malaria suffit à produire *à elle seule* cette forme hémorrhagique.

CORRE est encore plus bref : « Les vomissements sont surtout remarquables dans les fièvres hémoglobinuriques et bilieuses où les matières rejetées, ordinairement jaunâtres, verdâtres, porracées, peuvent devenir sanguinolentes ou noires comme dans la fièvre amarile. Les selles, parfois rares dans l'accès simple ou seulement diarrhéiques (catarrhe intestinal aigu), révèlent sous l'influence d'états associés, les caractères bilieux, cholériformes, dysentériques et *hémorrhagiques*. » Il semble, d'après cette courte description, que CORRE n'a pas eu occasion d'observer la complication hépatique grave de la malaria que je viens de décrire.

Il importe de noter que cette grave complication hépatique qui, lorsqu'elle est primitive, peut se déclarer au cours même de la période originale ; qui succède en général aux complications entéritiques graves, peut se montrer *tardivement*, bien loin de la période originale, bien longtemps après la fin de la complication antérieure, après une longue période d'apyrexie.

Si l'on n'est prévenu de la possibilité de ce fait, on reste vraiment perplexe devant l'éclosion de ces formidables accidents qu'on ne sait à quoi attribuer, dont la cause déjà éloignée échappe à l'esprit. On trouvera plus loin un remarquable exemple de l'insidiosité possible de cette redoutable complication. L'étude que j'ai faite antérieurement de l'hépatite parenchymateuse et de l'insuffisance hépatique m'a permis de ne tracer ici que le tableau clinique de la complication hépatique grave. Je conseille après lecture de la description que j'en ai faite de relire avec attention les deux chapitres que je viens d'indiquer.

OBSERVATIONS.

COMPLICATION HÉPATIQUE GRAVE PRIMITIVE
FORME FOUDROYANTE.

(Enfant K. sexe féminin, âgée de 5 mois).

Observation du Docteurs Léon Audain.

Appelé le lundi 31 mars, à 5 hs du soir, auprès de cette enfant, j'apprends que depuis le matin, elle a eu plusieurs selles dans lesquelles je constate du lait non digéré, des glaires. Elles ont une certaine coloration verdâtre. La température est de 39° dans l'aisselle. L'enfant a pris depuis ce matin 6 grains, soit 30 centigrammes, de quinine. J'ordonne des lavements antiseptiques, une purgation. Toux légère.

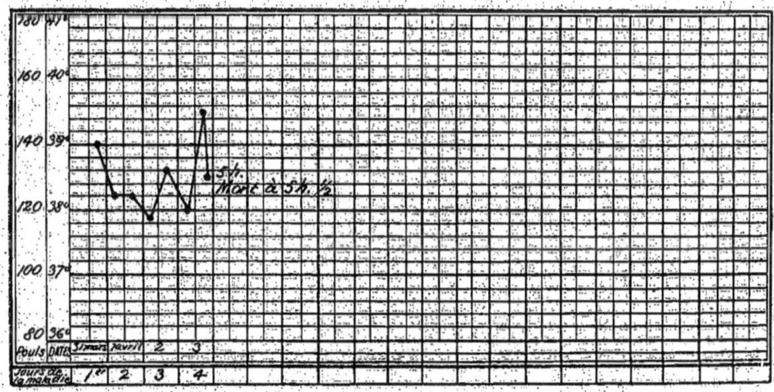

Fig. 21.

Le mardi 2, j'apprends que l'enfant n'a guère dormi. Elle a eu dans le courant de la nuit 4 vomissements. Elle a vomi devant moi ce matin : *Vomissement franchement bilieux.* Elle est de temps à autre abattue, pâle (nausées) dans l'intervalle desquelles la figure se refait. La toux, signalée hier, continue, mais rare. L'enfant tire et rentre la langue comme un enfant qui a du malaise. La langue est légèrement saburrale, au milieu surtout, et en arrière. La malade n'a eu la nuit dernière, que deux selles offrant les mêmes caractères que celles que j'ai décrites plus haut.

EXAMEN DE LA MALADE. Légère rougeur diffuse sur tout le corps, plus marquée à la face interne des cuisses et aux paupières, ressemblant au rash scarlatiniforme.

Les piliers postérieurs et le pharynx inférieur sont le siège d'une rougeur congestive assez marquée. Rien du côté des amygdales ni de la voûte palatine. Rien du côté des bronches. Ventre souple. Borborygmes.

Le jeudi, 3 avril, 4e jour de la maladie, je trouve l'enfant accablée. Elle a passé une mauvaise nuit, très agitée. Les selles offrent les mêmes caractères, cependant le fond est plus jaune; glaires épaisses, légèrement purulentes. Pas de météorisme. Langue *un peu* saburrale. Les vomissements ont diminué de fréquence. Même rougeur des piliers et du pharynx. Rien dans les bronches ni dans les poumons. L'enfant ne peut prendre le sein. Il s'assoupit de temps à autre et se réveille en sursaut. Les yeux sont fixes, un peu hagards (délire). Sur le fond rouge général du corps, on observe de temps à autre la formation de placards plus intenses.

On me fait demander à 3 hrs de l'après-midi, le même jour. Je constate temp. 39°5. Grande agitation. Dyspnée. Léger tirage sus-sternal et épigastrique. L'enfant *à certains moments* semble étouffer, comme s'il se produisait de légers spasmes de la région glottique. Selles: mêmes caractères, un peu plus vertes, fréquentes sans être abondantes. Quelques moments avant mon arrivée, l'enfant a rendu un peu de sang par le nez, me dit-on. Je constate sur son linge des taches couleur café noir. En ma présence, elle est prise d'*un vomissement de sang noir*. Râles nombreux de congestion pulmonaire. La rougeur persiste sur tout le corps, sauf au niveau du ventre et du cou, où on remarque une *teinte franchement ictérique*. Dépression marquée de la fontanelle antérieure. Les urines semblent n'avoir pas été émises le dernier jour. Tandis qu'on m'a affirmé leur existence pendant le 3e jour, on ne put me renseigner à ce sujet sur la nuit du 3e jour et sur le 4e jour.

L'enfant a continué à être agitée de 3 h. à 5 1/2. La température de 39° s'est abaissée à 38°5. Mort vers 5 h. 3/4.

J'ai vu le cadavre à 7 hrs du soir. La *rigidité cadavérique* a déjà commencé. Il existe de vastes *suffusions sanguines* de tout le *dos et la face postérieure des cuisses.*

Ecoulement de sang noir par le nez et par la bouche après la mort. *Autopsie refusée.*

Le Dr VICTOR BOYER a vu le cadavre le lendemain. Coloration jaune marquée et particularités déjà signalées.

Remarque.

Voilà un bel exemple de complication hépatique grave de la malaria. Il n'est pas douteux que l'intestin n'ait pris une certaine part dans le processus morbide. La nature des selles l'indique d'une façon très nette. Ce qui donne encore à cette observation un certain intérêt, c'est que, un mois et demi environ avant la maladie de l'enfant, la grand'mère avait été soignée *dans la même maison* d'une fièvre à manifestations gastriques intenses que j'avais attribuées à la malaria. Française, arrivée depuis quelques mois seulement dans le pays, elle avait, environ 6 semaines après, contracté la fièvre jaune, forme urémo-hémorrhagique (vomito negro) dont elle avait guéri, grâce au traitement, je crois. La désinfection de la maison avait été rigoureusement faite. La fille de cette dame, française blanche, qui vivait dans la maison, ne contracta pas la maladie. L'enfant, née d'un père mulâtre et d'une blanche, offrit les symptômes morbides indiqués plus haut. Les manifestations intestinales observées n'appartenant pas à la fièvre jaune, cette observation peut être à la rigueur considérée comme un cas de contagion de l'impaludisme de la grand' mère à l'enfant.

COMPLICATION COLITICO-HÉPATIQUE.

OBSERVATION du Dr. V. BOYER.

La complication hépatique domine.
Le malade meurt en pleine urémie par insuffisance hépatique.

Le 7 Mars 1902 je fus appelé à donner des soins au malade A. C. du sexe masculin, haïtien, mulâtre, âgé de 27 ans. Je le trouvai avec 38° de température. Le foie et la rate étaient augmentés de volume ; le malade avait maigri. Plus rien de spécial dans l'état général. Diagnostic : fièvre paludéenne.

Dès le troisième jour du traitement, la fièvre avait cédé complètement. Je continuai quand même les injections de quinine à la même dose pendant 10 jours et je laissai le malade guéri avec l'ordre de continuer le traitement, en prenant pendant 2 mois par série de 4 jours suivis de 4 jours de repos un cachet de quinine de 0 gr 50 centigrammes.

Le 29 Mars, je fus appelé de nouveau par A. C. J'appris que la fièvre l'avait repris depuis cinq jours, mais cette fois, m'a dit la famille, avec une allure si bénigne qu'on n'avait pas jugé nécessaire de m'appeler le 1er jour.

A l'examen, je retrouvai le foie et la rate augmentés de nouveau de volume avec langue très saburrale. Voici le tableau de la température à partir du huitième jour.

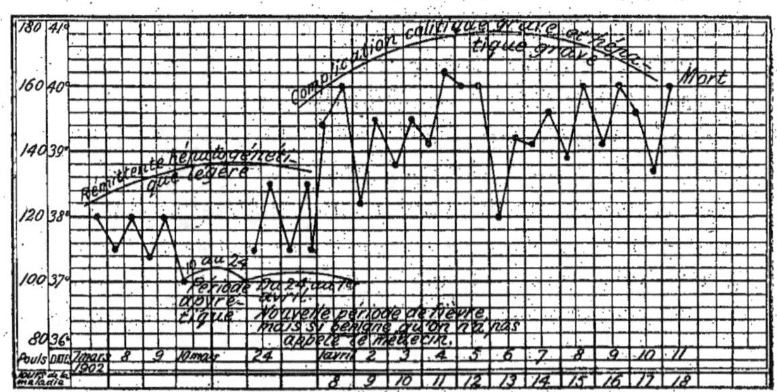

Fig. 22.

Durant cette dernière maladie, le malade A. C. jusqu'au 7e jour ne présenta, en dehors de la température qui variait entre 37° 5 et 38° 5, aucun autre phénomène morbide. Le 8e jour, la température monta brusquement dans la soirée à 40° pour tomber le lendemain matin à 38° 2. A eu de l'insomnie sans délire dans la nuit du 1er au 2 Avril. Dans la même nuit, il eut de la diarrhée qui continua dans la journée du 2 Avril, et la matinée du 3; vomissements assez fréquents : les vomissements se sont montrés surtout après l'ingestion de médicaments ou de lait. Ils étaient tantôt muqueux, tantôt aqueux. La diarrhée a été combattue par quelques prises de tanin et les vomissements par l'eau chloroformée et la révulsion à la région stomacale.

Le 5 Avril, la température se maintint pendant 12 heures à 40° avec légère agitation, et tomba à 38° le lendemain 6 Avril remonta à 40° le 8 Avril. Dès ce moment, on observe les phénomènes suivants : le malade devient plus agité, présente du délire, est loquace. La connaissance est conservée, le ventre est ballonné : météorisme; gargouillement dans les fosses iliaques, pas de douleur dans les hypocondres. Sensation de corps étranger à la gorge, langue un peu sèche, dents fuligineuses. Pas d'ictère conjonctival.

Dans la nuit du 9 au 10 Avril, le délire devient plus violent; le malade est agité, parle beaucoup; soubresaut des tendons. Le malade veut quitter son lit pour, dit-il, vaquer à ses affaires. Cette nuit là, le malade a été constamment enveloppé dans un drap mouillé pendant une demi-heure, chaque heure. Compresses glacées sur la tête en permanence. Le 10 au matin, même état.

Je demandai à la famille une consultation avec mon maître le Dr Léon Audain. Le malade qui avait toujours uriné régulièrement n'urinait plus depuis le matin. Le foie et la rate examinés de nouveau nous paraissaient diminués de volume. Je dis « *paraissaient* » parce que l'antopsie du cadavre a montré le contraire. Le météorisme considérable des régions hépatique et splénique explique les données inexactes de la percussion. La respiration est rapide et anxieuse.

Nombre des pulsations : 124. Pour ramener l'urination : injection de caféine, de digitaline française (un quart de milligr. par seringue) théobromine, lactose, lait. Le soir les phénomènes d'agitation et de délire loquace ne firent qu'augmenter : tremblement des membres ; les yeux sont brillants et pleureurs.

A minuit, le malade émet une quantité abondante d'urine, un demi-litre à peu près en une seule fois !

De minuit à six heures du matin, le malade a uriné 4 fois.

Dans la matinée du 11 Avril, perte de connaissance, légère *teinte ictérique* de la face. Les pieds sont en flexion forcée. Dès 10 heures et demie une série de convulsions. A onze heures, mort. Immédiatement après, il y eut une véritable débâcle intestinale. Les matières rendues contenaient des caillots de sang noirâtre. *Grandes plaques de suffusion sanguine à la région fessière, à l'hypocondre droit et sur la poitrine.*

NÉCROPSIE.

Taches violacées siégeant sur les fesses, la face interne des cuisses, la face antérieure de la cuisse droite et la région sous claviculaire droite et à l'hypochondre droit. Teinte ictérique des conjonctives et de la face

Rate : Neuf travers de doigts dans le sens transversal, huit dans le sens de la longueur. Coloration brun noirâtre à la surface ; à la coupe, coloration également noirâtre.

Foie : Dans le sens vertical, douze travers de doigts; dans le sens de la largeur, huit travers. Coloration rouge brun. Macroscopiquement pas trace de dégénérescence graisseuse.

Examen du tube gastro-intestinal.

L'estomac est vide et n'offre rien d'anormal. Le petit intestin sur toute son étendue ne présente pas trace d'ulcération ni même de trainées congestives.

Le gros intestin sur *toute sa longueur* est semé d'ulcérations. Le cœcum en est *criblé* et a une coloration *rouge vineux*.

Ces ulcérations sont de formes et de dimensions variables : depuis un grain de millet jusqu'à la largeur d'une
pièce de vingt sous.

Leurs formes sont arrondies, irrégulières ou polygona-
les. Leurs bords sont déchiquetés ; le fond grisâtre. Hypertrophie des ganglions du méso-cœcum.

Les reins paraissent *macroscopiquement* normaux.

La capsule n'est pas adhérente.

OBSERVATION de l'enfant L. G.
prise par Mr. le Dr. Ch. Mathon.
**Combinaison de la forme entéritique avec la forme hépatique.
L'enfant meurt par insuffisance hépatique.**

Cet enfant, âgé de 11 ans, fut vu au 3e jour de sa maladie,
vendredi 31 Janvier 1902. L'état général est bon ; l'enfant
se plaint de mal de tête et de douleur de ventre. Langue
saburrale. Il eut ce jour même une épistaxis. Température 39° 8. Le 4e jour, même état ; langue moins saburrale,
disparition de la céphalalgie et des douleurs de ventre.
L'enfant avait pris un vomitif et de la quinine. Le 5e jour la
température tombe 37° 4 le matin ; 37° 2 le soir. Pour le 6e
et 7e jour la température a été de 37° 6. L'enfant considéré
comme guéri se lève et reprend ses travaux scolaires. Il
a cependant un peu d'inappétence. 10 jours après, nouvelle indisposition qui nécessite la présence du médecin. Le
Docteur Mathon constate de la céphalalgie, une douleur
de ventre siégeant au niveau de l'ombilic et s'exaspérant
par la pression, la langue est très saburrale, *diarrhée*. La
température, le 2e jour de la nouvelle complication de la
maladie, est encore à 39° 5 ; elle tombe le 3e jour à 37° 5 ;
mais remonte à 39° 6 et *devient continue*. La diarrhée, bien
que moins fréquente, persiste ainsi que la douleur de ventre. La langue est toujours très chargée. Il existe un peu de
météorisme. Le 5e jour l'enfant est abattu ; il a une toux
légère ; la diarrhée a cessé. Cependant l'enfant rend avec les
lavements *des débris de muqueuse*. Le 6e jour, on constate
que le foie et la rate sont hypertrophiés. Les 7e, 8e et 9e
jours, on note avec la fièvre un état général mauvais : le

pouls est à 130 ; le météorisme persiste. Le 10e jour, un *grand frisson* se déclare vers onze heures du matin, hoquet, pouls 136. Le 11e et 12e jour même état ; le pouls monte à 150. Le 13e jour, *grand frisson, vomissement noir pendant la journée, vomissement muqueux la nuit, l'enfant urine très peu*. Le 14e et 15e jour, état général très mauvais, apparition d'une eschare au sacrum. Le 16e jour, la température tombe à 37°; il semble qu'il y ait une légère amélioration, le ventre est souple, l'enfant transpire; cependant il reste somnolent ; la température s'élève la nuit à 39° 5. La nuit est mauvaise. L'enfant est agité, il est repris de vomissements. Du 18e au 22e jour, une amélioration légère se produit ; l'enfant est moins indifférent à ce qui se passe autour de lui, il urine bien. Le pouls tombe à 120. Le 23e jour de la maladie, l'enfant accuse une douleur à l'hypocondre droit, nous constatons que cette région est œdématiée et que le foie est volumineux.

Le 24e et le 25e jour, délire dans la journée et somnolence, puis carphologie. Le 26e jour, grand abattement, *vomissement de sang*. Le 27e jour état général mauvais. Le 28e jour, le malade est prostré. Dans la nuit du 28e au 29e, vomissements bilieux. Coma. 30e jour, mort en hyperthermie.

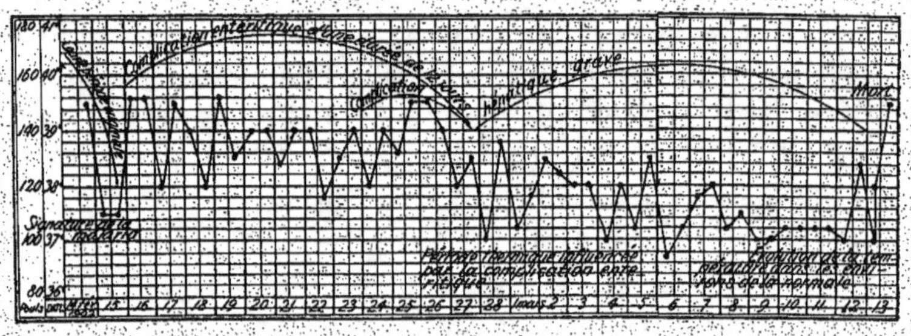

La première poussée et la période apyrétique ne figurent pas sur cette courbe où on ne voit que la 2me atteinte.

Fig. 23.

Autopsie 6 heures après la mort.

La muqueuse de l'estomac est fortement hypérémiée et présente sur presque toute sa surface *un piqueté hémorrhagique*.

Foie : capsule légèrement adhérente; l'organe est légèrement augmenté de volume; sa coloration est à peu près normale; à la coupe on trouve de *petits points hémor-rhagiques*. La vésicule ne présente rien de particulier.

Rate : conformation extérieure normale. Coloration *légèrement ardoisée*.

Intestin : Sur tout le parcours de l'intestin grêle existe un piqueté hémorrhagique ; vers l'iléon on trouve *quelques ulcérations*. Légère tuméfaction des ganglions mésentériques.

Remarque. Je n'ai malheureusement pas assisté à cette autopsie, très incomplète, comme on peut le voir. Elle l'a été parce que quelques uns des médecins qui y assistaient, considérant les lésions ulcératives de l'intestin grêle comme pathognomoniques de la fièvre typhoïde, ne crurent pas utile de la pousser plus loin et n'examinèrent même pas le *gros intestin* ; cependant, la constatation de débris de muqueuse dans les garde-robes du malade devait laisser supposer quelques lésions du côté de cet organe. Si nous faisons abstraction de la marche clinique de la maladie qui n'a pas été du tout celle de la fièvre typhoïde, nous trouvons des lésions qui n'appartiennent pas non plus à cette maladie (conformation extérieure de la rate, coloration légèrement ardoisée) d'autre part certaines lésions témoignent qu'il y a eu complication hépatique grave : augmentation du volume de l'organe, adhérence de la capsule, foyers hémorrhagiques miliaires disséminés dans le parenchyme hépatique. A noter également la vasculation interne de la muqueuse stomacale et de l'intestin.

Dans cette courbe, la température a été prise seulement le matin et le soir. Ce cas, d'après la marche de la température et les symptômes observés, doit être interprêté de la façon suivante :

1° Existence d'une période originale bien nette.

2° Période apyrétique de 14 jours séparant la période originale de la complication proprement dite.

3° Complication entéritique et colitique grave de 12 à 14 jours avec température élevée et fièvre continue.

4° Enfin complication hépatique grave, à marche relativement lente (évolution terminale de la courbe dans les environs de la normale).

FIÈVRE PALUDÉENNE.

Complication entéro-hépatique grave.
Phénomènes bulbo-cérébraux.

OBSERVATION Pierre J., prise par Mr le Dr Domond.

(Février 1902.)

Garçon âgé de 4 ans ; a eu quelques mois auparavant la coqueluche et une rougeole confluente. Il fut pris de la fièvre dans les premiers jours de ce mois. 1er jour, température 37°4. Etat général bon, langue légèrement saburrale. Même état général jusqu'au 5e jour. La température n'a pas dépassé 37°5 pendant ces trois derniers jours. 5e jour, température : matin 37°4 ; soir 39°8 Nuit bonne. 7e jour, troubles vaso moteurs : placards rouges sur tout le corps. Enfant un peu accablé pendant le jour, dort mal la nuit.

8e jour, contrarié, l'enfant perd connaissance et tombe dans un état comateux. Troubles vaso-moteurs continuent. Potion tonique du cœur, etc.

9e jour, le malade rend quelques gouttes de sang par la bouche. Vomissements verdâtres. Selles entériformes. Mœléna.

10e jour, même état. Vomissements presque incoercibles, diarrhée. Température 40°. Nuit agitée. Le 11e jour, même état que celui d'hier. Nouvelle ascension thermique (40°) et mort.

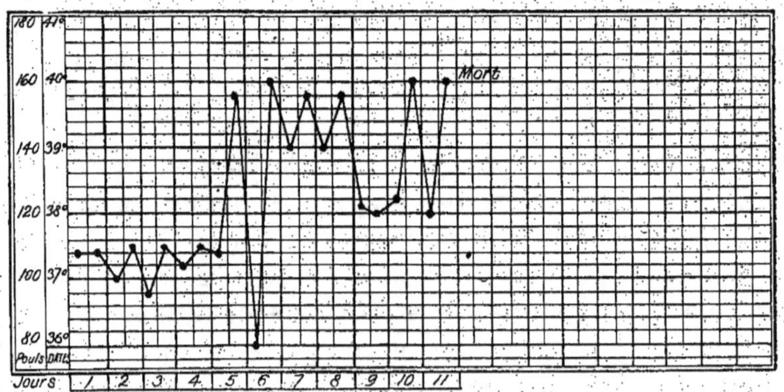

Fig. 24.

Remarque.

Ce cas du Dr Domond est fort intéressant. Après la période originale nettement signalée dans l'observation, nous trouvons une période apyrétique de quatre jours et demi, puis se produit une complication entéro-hépatique sur-aiguë qui occasionne la mort en cinq jours.

Ainsi qu'on le voit, si *l'entéro-hépatite* peut se montrer comme dans le cas que j'ai publié quelques pages plus haut comme complication *immédiate* et même *primitive*, elle peut aussi se montrer comme complication *distante* de la période originale.

FIÈVRE PALUDÉENNE.
Complication entéro-hépatique grave ; albuminurie. Mort.
Homme R. J. B.

OBSERVATION prise par le Dr Léon Audain.

Appelé le 30 Janvier auprès de Mr R.J.B., j'apprends qu'il a la fièvre depuis quatre jours. Le malade se plaint d'une céphalalgie violente, il peut à peine ouvrir les yeux, la lumière semblant augmenter la douleur. Langue très saburrale. Envies fréquentes de vomir ; quelques efforts de vomissements. Insomnie complète. Température : 38° 3 dans la matinée ; 39° 6 le soir.

Le lendemain, même état. Rien de spécial nulle part. Examen des urines : albumine en très forte proportion. Le 31 janvier, la fièvre persiste. Rate me paraît volumineuse. Toux légère. Congestion de la base des poumons.

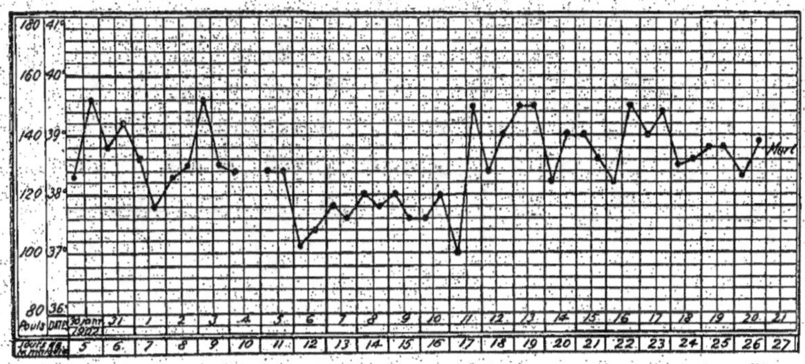

Fig. 25.

De temps à autre, diarrhée surtout marquée après l'administration du calomel. Jusqu'au 11, la température se maintient entre 37° et 38°. Pendant cette période, le malade se sent mieux. La céphalalgie s'amende ; les nausées disparaissent.

La langue est restée saburrale jusqu'au 19 — deux jours avant la mort, — où elle s'est dépouillée de son enduit blanchâtre. Région hépatique douloureuse. Quelques faux pas du cœur. Le 16, température 38° 8 le matin, 39° 5 le soir. Respiration se fait mal surtout dans la partie supérieure des poumons où je trouve une certaine matité.

La moitié inférieure est sonore, mais râles sous crépitants nombreux. Le malade se sent très faible. Il reste assoupi tout le temps. Pas de toux.

Le 18 le malade après une station assez prolongé a été pris d'un grand frisson, de dyspnée, d'expectoration bronchique abondante, expectoration rosée : râles trachéaux. Respiration 26°. Pouls faible à 125.

19. Temp. 38° 8 le matin, 38° 8 le soir. Pouls régulier 144. Respiration 30.

Hémorrhagie intestinale assez abondante : sang liquide, poisseux, noir comme du goudron ; deux selles sanglantes. Ventre immobilisé, glace, etc.

La langue est dépouillée de son enduit. Elle est rouge.

20 (Matin). Nouvelle hémorrhagie intestinale : sang, mêmes caractères. Temp. 38° 3. Pouls 100. Resp. 30.

A midi. Hémorrhagie intestinale. Pouls 114. Resp. 28. Temp. 38° 5. Après-midi. Pouls 40. Resp. 32. Temp. 38° 9. Soir. Pouls 108. Resp. 40. Temp. 38° 5.

21 février. Le malade tombe dans le collapsus et meurt. Soubresauts des tendons à la période ultime.

Les pouls pendant toute la période où nous ne l'avons pas transcrit a été d'environ 100 pulsations et les respirations de 26 à 28. Durée de la maladie 27 jours.

FIÈVRE PALUDÉENNE.

Complication hépatique grave tardive et insidieuse. Mort.

Enfant M. L.

OBSERVATION prise par le Dr DOMOND.

M. L., garçon de 5 ans, souffrait depuis quelque jours d'une fièvre intermittente qui ne l'obligeait pas à garder le lit. Etant donné l'épidémie régnante, je fus appelé le 11ᵉ jour, uniquement pour constater l'état de santé de l'enfant. L'examen des organes ne révèle rien de particulier. Ventre souple, région du foie et celle de la rate ne sont pas douloureuses. L'enfant souffre de céphalée et de coliques légères dans le voisinage de l'ombilic. La température prise à la région axillaire est de 38°8 à 10 heures du matin. Le malade n'en paraît nullement affecté.

Malgré la bénignité des symptômes, j'instituai immédiatement un traitement énergique.

D'après la courbe (fig. 26) l'enfant eut après sa période originale une poussée de rémittente hépatogénétique (grandes oscillations) puis du 13ᵉ et 17ᵉ jour une complication entéritique de moyenne intensité (continuité de la fièvre).

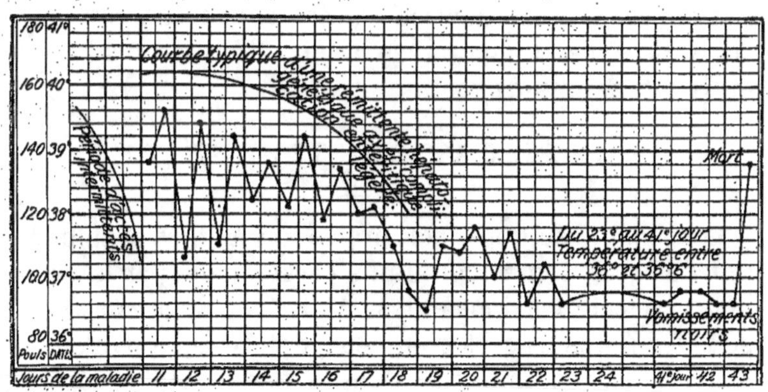

Fig. 26.

Le petit malade resta alors 23 jours sans fièvre. Il fut pris, dans l'après-midi du 18ᵉ jour de sa convalescence, 41ᵉ jour après début de la maladie, de vomissements muqueux. Appelé en toute hâte et craignant un redoublement de fièvre, j'injectai sous la peau 0 g 40 centigs de chlorhydrate neutre de quinine — (je dois observer que notre petit malade souffrait d'une façon intermittente de légères coliques pendant toute la période d'apyrexie).

Potion calmante. Néanmoins les vomissements ont continué toute la nuit. Ils ont changé d'aspect et sont devenus porracés. Le lendemain matin, le petit malade est pâle, très fatigué; les vomissements ont recommencé vers les 10 hres du matin. Vomissements cessent après médication. Journée et nuit assez bonnes.

Les vomissements ont recommencé le lendemain de grand matin et se répètent toutes les dix minutes. Ces vomissements sont noirs. Vu la gravité du cas, je demande à la famille une consultation. Le Dr LÉON AUDAIN, appelé en consultation, partagea entièrement ma façon de faire. Nous prescrivîmes immédiatement du champagne glacé, de la potion de RIVIÈRE, etc. Persistance des vomissements noirs, toutes les cinq minutes. — Le corps est couvert de grands placards rouges. *Chaque fois que ces placards disparaissent,* les vomissements se montrent plus intenses et le malade est plus indisposé, et *vice versa.* Température 36° 8. Vomissements ont cessé dans la soirée. Nuit très agitée, délire, crises légères, température atteint 38°8. Vomissement et mort à 6 heures du matin.

COMPLICATIONS CÉRÉBRALES.

Les manifestations cérébrales de la fièvre paludéenne ont des symptômes communs caractérisés par le coma, le délire, les convulsions et les paralysies. Elles sont décrites sous les noms d'accès comateux, délirants, convulsifs, etc., suivant la prédominance d'un de ces troubles cérébraux. Il semble donc que ces troubles divers dépendent d'une même condition pathogénique. Loin de les décrire séparément, il est préférable de fixer les circonstances au milieu desquelles se déclare l'accès.

Les accidents cérébraux éclatent parfois brusquement sans précédents palustres *immédiats*. On a noté dans certains cas, comme cause déterminante l'insolation, l'alcoolisme, etc. En général, ils viennent assombrir le pronostic d'une fièvre intermittente, en apparence légère ou se surajoutent aux symptômes déjà graves d'une fièvre solitaire, rémittente ou adynamique.

Accès pernicieux avec insolation . . . — Coma, délire, violente céphalalgie. Parfois de violentes convulsions ouvrent la scène et font place à un délire furieux, suivi d'un coma profond, fièvre 39°8, 40°, 40°5 ; pouls dur et vibrant, peau sèche et brûlante ; céphalalgie intense. On observe parfois après quelques heures d'abondantes sueurs qui deviennent froides ; faiblesse excessive, lipothymie.

Accès cérébral dans le cours d'une fièvre intermittente. . . . . — Dans le cours d'une fièvre en apparence insignifiante, on voit apparaître de grands frissons prolongés, des sueurs abondantes, une céphalalgie intense, de la somnolence, de la prostration ou un délire passage.
On note de la tristesse, de l'hébétude, de l'abattement. Physionomie et attitude désespérées. La température atteint 40°. Le malade prononce des mots incohérents, il a de la stupeur. Coma et mort.
Parfois tous ces symptômes alarmants disparaissent. Le malade recouvre lentement ses forces, la fièvre tombe. Retour à la santé très pénible.

Parfois c'est le délire qui domine la scène.

Le délire est furieux, incohérent. Tantôt le malade rit, tantôt il pleure ou chante. La température atteint 39°, 40°. La peau est sèche, brûlante; face congestionnée, le pouls est fréquent. De légères convulsions agitent le malade. On note l'existence d'une pneumonie.

Parfois le délire est moins bruyant. Le malade est sans fièvre ou n'a que peu de fièvre. Il a des hallucinations se rapportant à des idées de grandeur, de religion, de persécution. Il ne peut pas dormir. Son visage tantôt est calme, tantôt il exprime de la méfiance ou de la crainte, tantôt il est animé.

Cet état dure un temps plus ou moins long pendant lequel le malade revient lentement à la santé. Tous les désordres psychiques disparaissent.

On a noté dans quelques cas, surtout à la suite des accès où les convulsions cloniques et les contractures des muscles de la face, des membres supérieurs ou inférieurs ont été associées au délire et au coma la persistance de certains troubles psychiques.

Des paralysies ont été également observées.

Dans le cours d'une fièvre rémittente grave, les manifestations cérébrales de la fièvre paludéenne ont une physionomie moins sévère. La température oscille entre 37°8 et 39°. Dans bien des cas, elle ne s'élève pas au-delà de 38°.

On retrouve les mêmes symptômes que ceux de l'accès cérébral isolé. Les accès ne sont pas de longue durée en général, mais ils se succèdent à intervalles assez courts, parfois dans une même journée on compte deux, trois et même davantage. Cet état dure plusieurs semaines pendant lesquelles à chaque moment la vie du malade est en danger ; c'est une lente et pénible agonie.

Forme méningitique. — La forme méningitique est bien connue. J'ai eu l'occasion d'en voir un très beau cas. Un jeune homme, élève des Frères de St-Louis de Gon-

ZAGUE, de bonne conduite habituelle, se sauve un jour de l'établissement et revient trois quarts d'heure après, semblant ignorer absolument ce qui s'était passé. S'étant plaint d'un fort mal de tête, on fait venir son médecin qui constate de la fièvre. Celle-ci tombe et d'autres accès se montrent accompagnés de délire et de crises nerveuses.

On l'amène chez moi. Je le trouve sans fièvre et très calme. Le lendemain de son arrivée, un accès se produit. La fièvre monte à 40°3, dure deux jours pleins avec manifestations méningitiques des mieux marquées (contractures, strabisme, photophobie, céphalée, constipation, vomissements, crises nerveuses). Le 3e jour la fièvre tombe.

Le lendemain, nouvel accès très violent, identique au premier comme durée. Chute après deux jours. En présence de cette intermittence franche, le Dr DESTOUCHES et moi, instituons le traitement quinique. Le malade guérit. Quinze jours après, il fait deux nouveaux accès avec complication gastrique d'assez courte durée que je jugule par la quinine et l'administration d'un purgatif.

DE LA DIARRHÉE BILIEUSE DANS LES COMPLICATIONS DE LA MALARIA.

Comment expliquer ces diarrhées bilieuses parfois si tenaces qu'on observe si souvent dans les complications de la malaria?

KELSCH et KIENER disent à la page 579 de leur traité « La diarrhée est mentionnée dans beaucoup de nos observations. Elle survient dans l'intervalle des paroxysmes ou pendant les accès et surtout au moment de la défervescence. Dans le premier cas, elle peut être rapportée à la phlegmasie chronique de la muqueuse intestinale, dans le deuxième, elle est vraisemblablement le résultat des décharges bilieuses qui s'effectuent vers l'intestin.

Souvent ces selles sont à la fois bilieuses et sanglantes : nous sommes obligés de laisser indécise la question de savoir si c'est le sang en nature qui traverse les vaisseaux altérés de la muqueuse, ou s'il n'y a point par moment une véritable exsudation hémoglobinique à la surface de l'intestin. »

On a vu, d'après l'étude que j'ai faite des formes aiguës, que les hémorrhagies, suivant leur époque d'apparition peuvent être rattachées soit à l'intensité de la congestion intestinale (ou peut-être à l'exsudation hémoglobinique de KELSCH et KIENER), soit à l'ulcération intestinale produite à la chute des eschares folliculaires ou des plaques de PEYER, soit de toute autre partie du gros intestin, soit enfin aux modifications spéciales du sang dans les cas de complications hépatiques graves. Pour les formes chroniques, j'ai plutôt tendance à penser qu'elles sont sous la dépendance d'ulcérations intestinales comme cela se passe dans la dysenterie.

Quant à la diarrhée bilieuse qu'on note, surtout quand l'entérite est plus spécialement localisée à l'intestin grêle et qui se montre avec les hémorrhagies lorsqu'il existe une lésion siégeant sur le petit et le gros intestin, sa pathogénie me semble devoir être rapportée à la phlegmasie intestinale plutôt qu'à toute autre cause. Les décharges bilieuses du foie peuvent se faire sans que le foie n'ait absolument *aucune altération*. Pour expliquer la physiologie pathologique de ces décharges bilieuses, il faut se rappeler ce qui se produit pendant le fonctionnement normal des organes. On sait que lorsque le chyme pénètre dans l'intestin grêle, il détermine *une certaine congestion* de la muqueuse intestinale et qu'une décharge bilieuse a lieu à ce moment. Toutes les fois qu'une congestion de l'*intestin grêle* a lieu, qu'elle soit physiologique ou pathologique, le foie par action réflexe lancera dans le duodénum la bile accumulée dans la vésicule biliaire.

Dans l'entérique aiguë ou chronique produite par la malaria, la phlegmasie de cette portion de l'intestin, agissant d'une façon analogue à la congestion physiologique, amène par une sorte d'*erreur hépatique* des décharges bilieuses plus ou moins répétées. Cette remarque a son prix, car elle permet dans les formes aiguës de ne pas incriminer immédiatement le foie.

La marche de la température et l'évolution ultérieure de

l'affection sont seules capables de vous faire connaître le siège précis de la complication.

HYPÉRÉMIES PHLEGMASIQUES
PLUS OU MOINS TARDIVES.

Dans ma classification des formes de l'impaludisme, j'ai réservé une place aux hypérémies phlegmasiques plus ou moins tardives. Il n'est pas dans mon intention d'aborder dans ce livre l'étude de l'impaludisme chronique, du reste fort bien exposée dans les différents traités de pathologie.

La seule partie sur laquelle je veuille attirer l'attention est celle qui concerne le tube digestif. Elle est à ce point négligée qu'on est tenté de dire qu'elle a été méconnue : cette notion étiologique de nombre d'affections gastro-intestinales plus ou moins chroniques des pays chauds semble n'avoir point frappé l'esprit des observateurs.

La même classification s'impose ici que j'ai donnée pour les manifestations aiguës. C'est ainsi que certains cas d'embarras gastrique, d'entérite chronique plus ou moins grave, d'entéro-colite simple, muco-membraneuse, dysentériforme ou cholériforme ont pour cause immédiate, l'impaludisme.

Ces manifestations gastro-intestinales de la malaria prennent naissance de deux façons ; ou bien, elles se montrent comme complication d'une forme larvée d'impaludisme ; ou bien, elles se déclarent à une époque plus ou moins éloignée d'un accès de fièvre parfois insignifiante comme élévation thermique, comme durée et comme réaction générale. On comprend aisément la facilité avec laquelle la notion étiologique échappe, si l'attention n'est pas spécialement attirée sur ce point.

J'ai soigné une femme atteinte depuis plusieurs années d'une entérite chronique qui avait résisté à toutes les médications. Cette malade, après un séjour d'un an en France où elle avait été soignée pour *diarrhée nerveuse*, était revenue en Haïti avec sa diarrhée. Je lui conseillai de prendre chaque matin un cachet de quinine de 50 centgs. Au bout de quinze jours, je constatai une amélioration considérable. Elle continua la médication suivant la méthode de TREILLE et fut débarrassée de son mal. Il s'agissait sans aucun doute dans ce cas d'une forme d'impaludisme larvée, car cette malade n'attira jamais l'esprit des médecins qui l'ont soignée sur l'existence de fièvres antérieures.

Les auto-observations médicales offrent toujours un intérêt assez grand, parce que le médecin qui s'observe, saisit mieux que ne sauraient le faire les autres malades les nuances pathologiques. J'ai contracté, il y a deux ans, la fièvre paludéenne au Cap-Haïtien. Le premier accès fut d'une violence assez grande : complication gastrique d'une durée de deux mois. A cause de certains inconvénients que j'éprouve de l'absorption de la quinine, je ne pus jamais suivre un traitement très rigoureux. Aussi de temps à autre, suis-je en butte aux méfaits de l'impaludisme. Les accès sont en général de courte durée. Ils débutent lo matin vers 9 heures sans frisson ; la fièvre monte à 38° 5, 39° au maximum. J'éprouve des courbatures généralisées ; la soif est vive ; la peau sèche. Cet état dure jusqu'à 10 h, 1/2 du soir ; à ce moment la transpiration commence et la fièvre tombe à minuit. Un de ces accès se montra le 21 juillet 1903. Je pris un gramme de quinine. La fièvre tombée ne reparut pas ; je continuai de prendre un gramme de quinine chaque soir jusqu'au 25 et me mis au régime lacté pour combattre un état gastrique assez marqué que j'observai. Dès le 25, l'appétit revient ; je suis un régime prudent jusqu'au 31. Les intestins fonctionnent bien, ont toujours bien fonctionné même pendant la période gastrique si marquée.

M'attendant à quelque complication ultérieure possible, j'observais les événements. Voici ce que je notai. Alors que la langue commençait à être belle, je fus pris le 31 juillet de *diarrhée bilieuse*, quatre à cinq selles dans la journée avec coliques intestinales. Vers 7 heures du soir, je sens de nouveau un peu de courbature et la température s'élève à 37° 5. Vers 11 heures, sueurs, peau fraîche, pouls régulier et normal.

Le premier août dans la journée, trois selles jauneverdâtres, *légèrement glaireuses*, liquides; masses surnageant ressemblant à de *l'épithélium desquamé.*

Quelques coliques dans l'intervalle des selles, mais surtout à leur occasion. Ventre douloureux à la pression dans la région sous-ombilicale et le long du transverse. *Langue assez belle*, un peu saburrale vers le fond seulement Une selle à 8 h. du soir. Eau brune assez abondante tenant en suspension des parcelles de matières fécales en voie de formation. Aucune odeur.

Le 2 août, 6 h. matin, une selle bilieuse, jaune avec matières fécales délayées. Odeur sûre. Légères coliques pendant les selles et un moment après. La nuit du 2 au 3 a été assez bonne. État général bon.

Le 3, entre 6 et 8 h. du matin, 3 accès de coliques ; à 8 h., selle séro-bilieuse assez abondante, jaune-brun sans colique. Pendant la journée, trois selles très jaunes, abondantes sans colique. Odeur sûre, non fécaloïde. Glaires assez abondantes ; surface spumeuse ; liquide épais.

A partir du 4 août, une seule selle diarrhéique par jour pendant trois ou quatre jours, puis guérison apparente.

Le 18 août, à la suite d'une opération qui m'avait un peu fatigué (hystérectomie abdominale subtotale pour fibromes), j'ai eu une selle diarrhéique, de la courbature, de la séche-resse de la peau. La température monta à 37° 6. J'eus dans l'après-midi deux autres selles diarrhéiques bilieuses, de la céphalalgie, une grande lassitude. A 10 h., la température commence et à 11 h. elle revient à la normale. Le lende-main, j'eus encore deux selles diarrhéiques bilieuses sans colique.

Je me suis mis *uniquement* à l'usage du vin de quinquina. Quelques jours après, tout était rentré dans l'ordre.

Remarque.

Voilà un cas bien net d'entérite légère avec diarrhée bi-lieuse, qui se manifesta exactement 10 jours après une une poussée très légère de fièvre paludéenne chez un paludéen. Il est certain que si je n'avais été prévenu de la possibilité de cette manifestation, j'aurais eu tendance à l'attribuer à toute autre cause qu'à l'impaludisme et c'est certainement ce qui doit arriver le plus souvent.

Il importe au plus haut point dans l'intérêt des malades qu'on est appelé à soigner d'avoir toujours les yeux ouverts sur la possibilité des *manifestations gastro-intestinales tardives* de la malaria dans les centres où cette affection est endémique. Nombre de ces affections qu'on désigne sous le nom de *diarrhée des pays chauds* lui sont sans doute attribuables.

On a vu dans l'étude que j'ai faite de la malaria aiguë que j'ai décrit une forme dysentérique compliquant cette affection. Peut-elle se montrer comme conséquence plus ou moins tardive d'un accès paludéen? Evidemment oui, tout comme l'entérite simple, tout comme la colite pseudo-membraneuse. Aussi, toutes les fois que dans un pays à malaria, on se trouvera en présence d'un dysentérique, il faudra toujours penser à cette affection comme cause de la dysenterie, de même aussi, lorsqu'on aura affaire à des manifestations cholériformes bactériologiquement mal définies. J'ai assez longuement discuté la pathogénie de ces affections pour n'avoir plus à y revenir.

J'ai lu dans la *Revista medico-pharmaceutica* de San-Salvador un article très intéressant: *Etiologia y tratamiento de la disenteria* sous la signature du Dr SALOMON MELENDEZ (janv. et févr. 1903). L'auteur semble mettre en doute l'existence de la dysenterie comme entité morbide, la rattache à l'impaludisme de même que ses complications hépatiques. Je n'irai pas aussi loin. Il se peut, après tout, que la dysentérie existe comme affection originale: aucune lésion n'est pathognomonique d'une affection quelconque; je crois l'avoir suffisamment démontré, mais je partage entièrement son avis au sujet des relations étroites qui, dans les pays chauds, existent souvent entre la dysenterie et la malaria. Si j'ai fait dans cet ouvrage une description si longue de la dysenterie, c'est qu'à mon avis, on ne saurait cliniquement distinguer la dysenterie dépendant de la malaria de celle qui relève d'une autre cause

CHAPITRE X.

TRAITEMENT.

Je ne m'occuperai dans ce chapitre que de la congestion hépatique, de la fièvre jaune et de l'impaludisme aigu, n'ayant décrit les autres chapitres, comme je l'ai dit dans l'introduction, que pour faciliter la compréhension de ces deux importantes maladies des pays chauds et pour familiariser progressivement le lecteur avec leur mode d'évolution, leur aspect clinique, anatomo-pathologique et pathogénique.

On trouvera à la suite du traitement de la congestion hépatique, à propos de l'hygiène et de la prophylaxie des *non acclimatés aux pays chauds*, certaines considérations qui ne me semblent pas sans intérêt.

TRAITEMENT DE LA CONGESTION HÉPATIQUE.

S'il est vrai que certains moyens généraux sont applicables à toute congestion active du foie : purgations répétées, saignées, révulsions, il n'en est pas moins d'une exactitude rigoureusement vraie de dire qu'aucun traitement ne saurait être bon et scientifique, si on n'a eu soin de bien déterminer tout d'abord la cause de la congestion hépatique. Mais s'il est bon de *combattre*, il est encore mieux de *prévenir* ; et la connaissance des moyens propres à éviter les congestions hépatiques, l'hygiène du foie dans les pays chauds, constituera un excellent traitement prophylactique.

Dans les pays chauds, où *l'on brûle moins*, n'ayant pas à lutter contre le froid extérieur, tout excès de table, toute intempérance alcoolique est une source de danger.

La sobriété devrait y être élevée à la hauteur d'un principe.

Les naturels du pays, qui, par leur rang social, sont *obligés* à la sobriété, jouissent en général d'une santé robuste, lorsqu'ils savent résister aux fâcheuses conséquences de l'alcoolisme. Les noirs des campagnes sont vigoureux; de fréquents exemples de longévité se voient dans nos montagnes, où le labeur est parfois rude et la nourriture peu abondante.

Dans les villes, les chargeurs de café qui transportent pendant toute la journée, de 6 heures du matin à 6 heures du soir, des sacs de café pesant environ 150 livres chacun conservent longtemps une robuste santé. Leurs repas sont d'une frugalité vraiment étonnante.

Au contraire, ceux dont la vie est sédentaire, ceux qui se livrent d'une façon immodérée aux plaisirs de la table, ne tardent point, par une séquelle de manifestations morbides, en tête desquelles il faut placer la congestion hépatique, à payer ce luxe du ventre.

Il faut donc recommander, avant tout, à ceux qui vivent dans les pays chauds, d'éviter les excès de table, si fertiles en inconvénients. Dans les zones intertropicales ce précepte cher à Harpagon trouve une application des plus saines :

« Il faut manger pour vivre et non vivre pour manger. »

En écartant par la sobriété le surmenage hépatique, la dyspepsie, l'embarras gastrique répété, la dilatation de l'estomac, les poussées d'entérites si souvent toxiques, on aura bien des chances d'échapper à la congestion hépatique et à ses conséquences ultérieures parfois si graves.

La sobriété *du manger* ne suffit pas. J'ai rapporté dans le cours de ce travail (Chapitre consacré au foie et aux poisons) l'influence fâcheuse de l'alcool sur le tissu hépatique.

C'est par une série de congestions hépatiques qu'on arrive, en buvant *mal* et d'une façon *immodérée* des alcools de bonne ou mauvaise qualité, à la cirrhose du foie, à l'hépatite parenchymateuse dans ses formes les plus légères comme les plus graves.

Si l'abstinence complète ne saurait être recommandée dans des climats où l'organisme a besoin d'un excitant, quelque fugace puisse être son effet, que la modération ne saurait être prêchée avec trop de zèle. Car, en dehors des congestions hépatiques auxquelles il donne lieu, l'alcool crée ou développe certaines manifestations diathésiques, certaines altérations nerveuses passagères ou durables héréditairement transmissibles.

La plus grande attention devra être prêtée au fonctionnement du tube gastro-intestinal. La *constipation* devra être évitée avec soin. Certains individus sont des constipés sans le savoir. Ils vont certes régulièrement à la selle chaque jour, mais la quantité de matières fécales rendue est inférieure à ce que l'homme doit rendre normalement. Les matières s'accumulent dans les intestins, déterminent des poussées plus ou moins sérieuses d'entérite ou des troubles importants dans le chimisme gastro-intestinal, dont le moindre reflet est la congestion du foie. Il faut donc éviter *de déféquer par regorgement*, si je puis parler ainsi. Aussi, en dehors des laxatifs légers qu'il sera bon de prendre chaque soir, si nécessité il y a, est-il recommandable de prendre chaque semaine, sinon une purgation, du moins une de ces infusions théiformes, qui débarrassent fort bien les intestins par une ou deux évacuations alvines assez abondantes (*herb tea* fréquemment employée dans les pays anglais, thé mexicain, etc., etc.)

Le régulier fonctionnement du *système nerveux* devra être l'objet de notre constance surveillance. On sait l'influence du système nerveux sur le foie. On réagira autant que faire se pourra contre les tendances émotives naturelles : on peut par l'effet de la volonté arriver à les dominer en grande partie. Quant aux émotions artificielles qu'on se crée en vue d'une jouissance plus grande — passions de toutes sortes — il sera bon de les éviter le plus possible.

L'*hygiène générale* observée nous mettra dans bien des cas à l'abri des poussées congestives du foie. Rien n'est meilleur dans les pays chauds, à ce point de vue, que les exercices physiques, marche, équitation, gymnastique, à la condition qu'ils soient faits un temps assez long après les repas, lorsque la période congestive physiologique du foie a disparu. Les bains froids chaque jour ou au moins tous les deux jours avec savonnage soigné, en entretenant la puissance fonctionnelle de la peau, soulagera dans de notables proportions le travail du foie et des reins.

Une fois par semaine un bain tiède prolongé d'une durée d'une heure. Les massages, les frictions sèches agiront dans le même sens et complèteront l'action bienfaisante de l'hydrothérapie.

La congestion une fois établie, qu'importe-t-il de faire?

En rechercher avant tout la cause.

Certains moyens généraux peuvent être employés avec succès, quelle que soit la cause de la congestion hépatique.

Les purgatifs répétés, les révulsions sont d'excellents moyens.

Je n'emploie, pour ainsi dire, jamais les saignées ni locales ni générales qui ont le désavantage de priver l'organisme d'un fluide extrêmement précieux. Mais purgations et révulsions doivent être maniées avec prudence. Un purgatif léger, administré tous les 3 ou 4 jours, produira de bons effets. Il faut éviter les purgatifs violents, trop souvent répétés, qui peuvent aller à l'encontre du but que l'on se propose.

Pour les révulsions, je donne la préférence à la farine de moutarde. Deux applications de cataplasme sinapisé par jour pendant 10 à 15 minutes, aussi longtemps que le permet l'état de la peau, m'ont semblé le plus souvent produire un excellent résultat. Je n'emploie le vésicatoire que dans les cas de congestion sérieuse du foie ou dans les cas d'hépatite légère, lorsque je crois n'avoir rien à craindre de l'effet de ce moyen sur les reins, dont il faut avant tout respecter l'intégrité.

La congestion tient-elle à des troubles gastro-intestinaux provoqués par des excès de table ou de boissons alcooliques?

Il est important de prévenir le malade des dangers qu'il court en continuant de mener un genre de vie si contraire à l'hygiène et à la santé. Avant de lui tracer le régime qu'il devra suivre à l'avenir, commencez, en le soumettant pendant une quinzaine de jours à la diète lactée, *à assurer le repos du foie.*

Faites pendant ce temps de l'antisepsie intestinale ; évitez ainsi que les produits toxiques de l'intestin n'aillent impressionner défavorablement le foie et ne lui imposent un travail supplémentaire, pour le moins inutile.

Recommandez au malade le repos ; qu'il se couche de préférence sur le côté droit pour éviter tout tiraillement des ligaments suspenseurs du foie. Cette position est encore avantageuse en ce sens que le foie, latéralement immobilisé, subit d'une façon plus directe l'action du diaphragme; le sang et la bile y circulent avec une facilité plus grande.

Faites une ou deux fois par jour un léger massage de la région hépato-épigastrique.

Donnez deux ou trois demis grands verres d'eau de Vichy Grande Grille ou de Carlsbad par jour.

Le plus souvent ce simple traitement rétablira la santé.

C'est alors que les précautions les plus grandes devront être prises pour éviter le retour de ces poussées congestives : régime alimentaire sévère. Pas de viande, pas de matières grasses pour commencer : régime végétarien. légumes *cuits.* La convalescence, il faut bien se le dire, est longue dans les atteintes hépatiques.

Le moindre écart de régime entraîne une récidive : le malade doit être prévenu de ce fait.

Si sa situation de fortune lui permet d'entreprendre un voyage vers les pays tempérés, envoyez-le à Vichy ou à Carlsbad. Il reviendra guéri.

Si la congestion hépatique a pour cause l'abus de l'alcool, du tabac, conseillez au malade de renoncer à l'alcool et au tabac, en lui faisant bien comprendre le danger qu'il court en négligeant de suivre les conseils donnés.

Lorsque la dilatation de l'estomac est la cause de la congestion hépatique, faites le traitement commandé par la cause.

En vainquant la dilatation par les moyens médicaux ou même chirurgicaux, s'il le faut, vous triompherez de la congestion du foie.

Si la congestion tient à une diathèse spéciale, l'arthritique par exemple, efforcez-vous en la combattant de rétablir la santé de votre malade. C'est dans ce cas que trouvent une application toute particulière le benzoate de soude et de lithine, le salicylate de soude, le bicarbonate de soude, l'iodure de potassium.

En dehors de toutes ces causes bien connues et fréquentes de la congestion hépatique, il faut se rappeler que *l'impaludisme* a sur le foie une action élective bien marquée, ainsi que je l'ai montré plus haut. Il ne témoigne pas seulement sa présence par les manifestations hépatiques plus ou moins sérieuses que j'ai décrites, mais souvent par une simple congestion de l'organe. Aussi, lorsqu'on exerce en pays de malaria, si on n'arrive à découvrir aucune des causes vulgaires de la congestion hépatique, faut-il toujours penser à la possibilité de l'existence de la malaria. Dans ce cas particulier, on ne se contentera pas d'appliquer le traitement général que j'ai indiqué; il faudra, en outre, avoir recours au quinquina et à ses dérivés.

Le vin de quinquina, à la dose de deux ou trois cuillerées à soupe par jour (malgré la présence du vin), ne peut être que fort bon.

Lorsqu'on s'adresse aux sels de quinine, il est recommandable de donner pendant 2 ou 3 jours une dose assez forte, un gramme, par exemple, de sulfate de quinine, puis d'employer pendant une quinzaine de jours des doses faibles de 25 à 30 centigrammes.

Ce médicament, comme pour toutes les autres manifestations de la malaria, ne devra pas être trop vite mis de côté. Quelle que soit la méthode qu'on veuille adopter, il importe de maintenir l'organisme pendant trois mois environ sous l'influence de la quinine (méthode de Treille). C'est un excellent moyen non-seulement de faire disparaître la congestion hépatique d'origine paludéenne, mais encore d'éviter d'autres manifestations viscérales plus sérieuses de cette maladie.

Enfin l'opothérapie, dans quelques cas, trouvera son application sous forme de pilules à l'extrait concentré de bile ou de suc hépatique.

LES NON-ACCLIMATÉS AUX PAYS CHAUDS.

J'ai dit dans le chapitre consacré à la congestion hépatique que les non acclimatés pouvaient être rangés en deux catégories : les gros mangeurs et ceux qui, au bout d'un temps plus ou moins court, perdent l'appétit et deviennent autophages.

J'ai avancé que les troubles apportés du côté du foie par le changement de climat peuvent être si grands et, par suite, les phénomènes d'auto-intoxication si considérables qu'on peut voir dans certains cas se produire des poussées terriblement graves d'insuffisance hépato-rénale, auxquelles j'ai donné le nom de fièvre jaune *fonctionnelle* par opposition avec la fièvre jaune microbienne, *épidémique*.

Quelques analyses d'urines d'étrangers, plus ou moins récemment arrivés dans le pays, faites avec un soin minutieux et un art consommé par mon excellent ami Mʳ Frémy Séjourné, un des pharmaciens d'Haïti, dont nous avons à juste titre le droit de nous enorgueillir, établissent péremptoirement la justesse de mon observation et me permettent de tracer les précautions qu'on devra prendre pour éviter à ces infortunés l'atteinte de ces redoutables manifestations morbides, trop souvent, je crois, rapportées à des causes étrangères à leur production. J'ai l'intention de faire dans la suite une étude complète de cette question, mais il ne peut être mauvais d'en poser dès maintenant les premiers jalons.

Les analyses ont été faites par Mʳ F. Séjourné d'après la méthode de Joulie, qui me paraît excellente.

Voici l'analyse des urines d'une française, arrivée il y a un mois dans le pays et jouissant d'une excellente santé :

OBSERVATION I. (In. Th.)

URINE DU MATIN.	Nombres trouvés.	Nombres normaux.
Données du Laboratoire — Poids du litre à 15° (Densité)	1034,5	1017^{gr},8
Excédent de densité sur l'eau	35,669	18,64
Acidité au litre (en SO³HO⁵)	1,05	0,849
Acide phosphorique (PhO⁵) au litre	2,50	2.083
Sucre . . . . . do .	0	0
Albumine . . . . do .	0	0
Excédent de densité indépendant du sucre	» »	18,64
Urée	48	20
RAPPORTS pour cent d'excédent de densité — 1° de l'Acidité	2,94	4,55
2° de l'Acide phosphorique (Phosphatie)	7,01	11,17
3° du Sucre	0	0
4° de l'Albumine. . . .	0	0
5° de l'Urée	134,57	107,29
Rapport de l'Acidité à la Phosphatie . . .	2,38	2,45
do de l'Urée à la Phosphatie	» »	1/10^{c}

L'analyse suivante, faite le 1er octobre 1903, est celle d'une jeune fille de 16 ans, Melle R. B., française, arrivée en Haïti au mois de juillet 1903. Elle a un grand appétit et mange, avoue-t-elle, plus que de raison. Son teint est frais et rose. Elle a toutes les apparences d'une santé florissante, cependant elle *ressent déjà certains malaises gastriques.*

OBSERVATION 2 (Melle R. B.)

		URINE DU MATIN.	Nombres trouvés.	Nombres normaux.
		Poids du litre a 15° (Densité)	1032,5	1016^{gr},8
		Excédent de densité sur l'eau	33,809	18,64
		Acidité au titre (en SO$_3$ HO)	1,072	0,849
Données du Laboratoire		Acide phosphorique (PhO$_5$) au litre.	2,60	2,083
		Sucre. . . . . . d° .	o	o
		Albumine. . . . d° .	o	o
		Excédent de densité indépendant du sucre	» »	6418,
		Urée	12	20
RAPPORTS pour cent d'excédent de densité		1° de l'Acidité	3,17	4,55
		2° de l'Acide phosphorique (Phosphatie)	7,69	11,17
		3° du Sucre	o	o
		4° de l'Albumine. . . .	o	o
		5° de l'Urée	35,49	107,29
		Rapport de l'Acidité à la Phosphatie . . .	2,42	2,45
		d° de l'Urée a la Phosphatie	1/5eme	1/10^e

Je revois cette jeune fille le **27** Octobre. Depuis une quinzaine de jours des troubles morbides ont commencé à se *manifester.* Diarrhée 6 fois par jour ; selles jaunes et vertes.

Perte complet de l'appétit. Nausées fréquentes et une fois vomissement. Sensation de très grande faiblesse. Amaigrissement. Elle commence à perdre ses couleurs ; les yeux sont cernés. L'analyse des urines donne :

1° comme rapport de l'acidité   0,25 au lieu de 4,55
2° rapport de l'acide phosphorique   7,42 au lieu de 11,17
3° rapport de *l'albumine*   0,59 au lieu de 0
4° rapport de l'acidité à la phosphatie 29,68 au lieu de 2,45
5° rapport de l'urée à excédent de densité 142,56 au lieu de 107,29

Ainsi qu'on peut le voir, cette malade n'est pas actuellement dans la phase d'intoxication, mais elle est en pleine période *d'autophagie*, puisque ne mangeant pour ainsi dire plus, elle élimine 48 grammes par litre avec un rapport d'urée de 142,56. De plus les reins semblent mal supporter ce grand travail d'élimination ; l'albumine apparaît dans les urines. Que le foie se fatigue à son tour, et nous assisterons aux désordres hépato-rénaux que j'ai signalés.

La 3ᵉ observation concerne la mère de cette jeune fille, française, également arrivée à Port-au-Prince le 9 juillet 1903. Elle se plaint d'une sensation de *faiblesse* considérable. Elle a *beaucoup maigri*, sa figure est tirée, pâle ; les yeux cernés. Elle dort mal. Elle a non-seulement *perdu l'appétit*, mais elle a un véritable *dégoût des aliments*. Elle a depuis quelques jours des *vomissements* répétés et de la *diarrhée*.

Cette diarrhée n'est pas fréquente. La malade va à la garde-robe une seule fois par jour, mais en très grande quantité. Les selles sont *jaunes*, sans glaires ni stries sanguinolentes.

Les conjonctives sont décolorées, la langue un peu saburrale. Le foie mesure cinq travers de doigts sur la verticale mamelonnaire ; la région hépatique est sensible. Rate normale. Pas de douleurs intestinales. Nervosité très grande.

OBSERVATION 3 (Madame B.)

1ere ANALYSE.

URINE DE MATIN.	Nombres trouvés.	Nombres normaux.
Données du Laboratoire — Poids du litre à 15° (Densité)	1033	$1017^{gr},8$
Excédent de densité sur l'eau	34,230	18,64
Acidité au litre (en SO 3 HO)	1,362	0,849
Acide phosphorique (PhO5) au litre.	3	2,083
Sucre. . . . . . d° .	0	0
Albumine . . . . d° .	0	0
Excédent de densité indépendant du sucre	» »	18,64
Urée	4	20
RAPPORTS pour cent d'excédent de densité — 1° de l'Acidité	3,97	4,55
2° de l'Acide phosphorique (Phosphatie)	8,71	11,17
3° du Sucre	0	0
4° de l'Albumine. . . .	0	0
5° de l'Urée	11,68	107,29
Rapport de l'Acidité à la Phosphatie. . . .	2,20	2,45
d° de l'Urée à la Phosphatie	11,33	$1/10^e$

La malade fut soumise au traitement que j'indique plus loin. A la date du 19 septembre, je constate un changement considérable dans l'état de cette malade. La nervosité à disparu en grande partie. L'appétit commence à être bon. La malade engraisse, ne garde plus le lit, se livre à des promenades quotidiennes. Pas de vomissements ni de diarrhée. Pas de sensibilité de la région hépatique. Elle a *l'apparence* de la santé. Voici à ce moment l'analyse de ses urines :

OBSERVATION 3 (Madame B.)

2e ANALYSE.

URINE DU MATIN.	Nombres trouvés.	Nombres normaux.
Données du Laboratoire		
Poids du litre à 15° (Densité)	1032,7	1017^{gr}.8
Excédent de densité sur l'eau	33,949	18,64
Acidité au litre (en SO_3HO)	0,825	0,849
Acide phosphorique (PhO_5) au litre	2,80	2,083
Sucre . . . . do	0	0
Albumine . . . do	0	0
Excédent de densité indépendant du sucre	» »	18,64
Urée	12	20
RAPPORTS pour cent d'excédent de densité		
1° de l'Acidité	2,43	4,55
2° de l'Acide phosphorique (Phosphatie)	8,25	11,17
3° du Sucre	0	0
4° de l'Albumine	0	0
5° de l'Urée	35,35	107,29
Rapport de l'Acidité à la Phosphatie	3,39	2.45
do de l'Urée à la Phosphatie	1/4	1/10e

Une 3e analyse faite le 27 octobre, nous donne un rapport d'urée supérieur à la normale *138* au lieu de 107,29. La menace d'intoxication a disparu; l'autophagisme tend à prendre le dessus.

La 4e observation a trait à une étrangère syrienne, M^{de} A.

M^{de} A., 18 ans, est arrivée à Port-au-Prince, au mois de décembre 1902. Je la vois le 10 septembre 1903, soit 9 mois après Elle ressent une grande faiblesse (sensation de corps brisé). Son appétit a diminué. Amaigrissement assez notable; pâleur du visage.

Irrégularité des selles : tantôt 5 à 6 selles diarrhéiques par jour; tantôt de la constipation. Elle dit éprouver une certaine gêne dans la région hépatique.

Les règles sont régulières, cependant en avance ; parfois plus considérables qu'autrefois, parfois moins abondantes.

Enervement très grand, tristesse. La malade pleure souvent sans raison. Sensation de chaleur dans la paume des mains.

La langue est belle. Il n'y a jamais eu de fièvre. Goût amer dans la bouche. Salivation abondante. Rares vomissements.

Auscultation : néant.

La 1ère analyse d'urine, faite le 11 septembre, donne les résultats suivants :

OBSERVATION 4 (Madame P. Aj..)

1re ANALYSE.

URINE DU MATIN.	Nombres trouvés.	Nombres normaux.
Données du Laboratoire		
Poids du litre à 15° (Densité)	1018,3	1017^{gr},8
Excédent de densité sur l'eau	19,572	18.64
Acidité au litre (en SO_3 HO)	0,673	0,849
Acide phosphorique (PhO_5) au litre	2,20	2,083
Sucre . . . . . d° .	0	0
Albumine . . . . d° .	0	0
Excédent de densité indépendant du sucre . : . . .	» »	18,64
Urée au litre	6	20
RAPPORTS pour cent d'excédent de densité		
1° de l'Acidité	3,44	4,55
2° de l'Acide phosphorique (Phosphatie)	11,24	11,17
3° du sucre.	0	0
4° de l'Albumine. . . .	0	0
5° de l'Urée.	30,66	107,29
Rapport de l'Acidité à la Phosphatie . . .	3,26	2,45
d° de l'Urée à la Phosphatie	1/2,42	1/10^e

Le traitement est institué.

Voici ce que j'ai noté le 29 septembre 1903.

Tous les symptômes, en général, se sont amendés. Reste encore la sensation de faiblesse. Pas de vomissements. Appétit encore assez faible. Règles venues depuis la dernière consultation, mais en faible quantité.

A cette date, le résultat de l'analyse des urines a été le suivant :

OBSERVATION 4 (Madame A.)

2ᵈ ANALYSE.

	URINE DU MATIN.	Nombres trouvés.	Nombres normaux.
Données du Laboratoire	Poids du litre à 15° (Densité)	1020,7	1017^{gr},8
	Excédent de densité sur l'eau	21.949	18,64
	Acidité au litre (en SO 3 HO)	0,445	0,849
	Acide phosphorique (PhO 5) au litre	1	2,083
	Sucre . . . . . d° .	0	0
	Albumine . . . d° .	0	0
	Excédent de densité indépendant du sucre	» »	18,64
	Urée	±3	20
RAPPORTS pour cent d'excédent de densité	1° de l'Acidité	2,03	4,55
	2° de l'Acide phosphorique (Phosphatie)	4,56	11,17
	3° du Sucre	0	0
	4° de l'Albumine . . .	0	0
	5° de l'Urée	59,23	107,29
	Rapport de l'Acidité à la Phosphatie . . .	2,25	2,45
	d° de l'Urée à la Phosphatie	1/13me	1/10me

Ces observations me paraissent intéressantes. Il serait sans doute prématuré d'en tirer dès à présent des conclusions fermes. Cependant la question de l'hépatite plus ou moins grave, *non microbienne* des non-acclimatés, a déjà quitté, on peut le dire, le domaine de l'*hypothèse*.

L'observation clinique m'avait permis d'avancer que dans nombre de cas, il pouvait s'agir d'intoxication de l'individu par l'individu lui-même. D'autre part, les résultats négatifs des bactériologistes recherchant, sans le trouver dans beaucoup de cas, le microbe générateur de certaines fièvres jaunes (?) appuyaient cette observation clinique. Et voici maintenant qu'en nous appuyant sur une méthode sérieuse et logique d'analyses d'urines, nous commençons la preuve de l'intoxication évoquée.

Que voyons-nous, en effet ?

Dans l'observation 1, une française, nouvellement arrivée dans le pays et jouissant jusqu'à présent d'une excellente santé, excrète 48 grammes d'urée par litre au lieu de la moyenne de 20. Le rapport absolu de l'urée à l'excédent de densité est de 134,57 au lieu de 107,29. Pareille fabrication d'urée semble ne pas pouvoir exister sans entraîner une *certaine fatigue hépato-rénale.*

Dans l'observation 2, certains troubles morbides commencent à se manifester du côté de l'estomac.

Cette jeune fille, *bien que mangeant beaucoup*, n'excrète plus que 12 grammes d'urée par litre au lieu de 20. Le rapport de l'urée à l'excédent de densité diminue: 35,49.

Dans l'observation 3, sa mère *malade* excrète par jour quatre grammes d'urée; Le rapport calculé d'après la méthode de JOULIE n'est que de 11,68 au lieu de 107,29.

Sous l'influence du traitement, elle arrive à excréter 12 grammes d'urée par litre avec un rapport d'urée de 35,35.

Une syrienne, éprouvant des troubles hépato-gastro-intestinaux déjà assez marqués, mais pouvant encore vaquer à ses affaires, excrète 6 grammes d'urée par litre avec un rapport d'urée de 30,66.

Sous l'influence du traitement, elle excrète 13 grammes avec un rapport R Ur. de 59,23.

D'après ces quatre observations, on peut, dès à présent, créer parmi les non acclimatés deux catégories :

1o Ceux dont le foie est en suractivité fonctionnelle dont

le R. Ur. est supérieur à la normale (voir Chapitre Congestion hépatique).

2°) Ceux dont le foie est déjà fatigué et chez lesquels le
R. Ur. est inférieur à la normale. Ils offrent déjà quelques
troubles morbides : ils sont en *imminence d'intoxication.*

Il semble qu'il s'agisse bien chez les non acclimatés de
la deuxième catégorie de rétention des matières toxiques
qui servent à l'élaboration de l'urée et non d'une hypo-fa-
brication d'urée par défaut d'alimentation (perte de l'appétit ou dégoût des aliments) ou un régime spécial, car la
jeune fille de l'observation 2 qui *mange beaucoup* ne nous
offre qu'un rapport R. Ur. de beaucoup inférieur à la normale : 35,49.

Quel est le degré de rétention de matières extractives
toxiques compatible avec la santé ou *l'apparence de la santé*?
Pendant combien de temps cette rétention peut-elle exister sans produire de désordres plus ou moins graves
hépato-rénaux? Je ne puis encore le dire d'une façon absolument précise ; mais nous pouvons affirmer par les observations précédentes, que lorsque le R. Ur. tombe à 11,68,
l'individu est *en pleine maladie.* Il n'y a cependant encore
ni insuffisance hépatique *clinique* ni même les symptômes
de l'hépatite.

Lorsque le R. Ur. est au-dessous de 30, il y a des indis-
positions, des malaises, une sensation de faiblesse générale.

La durée de la rétention des matières extractives toxiques semble avoir sur la détermination des phénomènes
morbides certaine influence.

Tandis qu'en effet, la femme G. B., plus nouvellement
arrivée dans le pays (observation 3), a offert *l'apparence de
la santé* et a senti une très grande amélioration, lorsque
son rapport R. Ur. s'est élevé de 11,68 à 35,35, une autre,
habitant le pays depuis un peu plus longtemps, ressent encore des malaises et une grande sensation de faiblesse
avec un rapport R Ur. de 59.23

Enfin un troisième (dont je n'ai pas donné l'observation,
parce que chez lui, je soupçonne de l'impaludisme) qui

habite le pays depuis plusieurs années, d'une façon intermittente, présente des troubles gastro-intestinaux, hépatiques, et même rénaux, avec un rapport R. Ur. *relativement*
élevé (87,21), comme on peut le voir par le tableau suivant :

OBSERVATION 5 (Monsieur J. L.)

URINE DU MATIN.	Nombres trouvés.	Nombres normaux.
Données de Laboratoire		
Poids du titre à 15° (Densité)	1028,5	1017^{gr},8
Excédent de densité sur l'eau	29,809	18.64
Acidité au litre (en $SO_3 HO$)	0,362	0,849
Acide phosphorique (PhO_5) au litre	1,70	2,083
Sucre . . . . . . d°	0	0
Albumine . . . . d°	Traces	0
Excédent de densité indépendant du sucre	« «	18,64
Urée	26	20
RAPPORTS pour cent d'excédent de densité		
1° de l'Acidité . . .	1,21	4,55
2° de l'Acide phosphorique (Phosphatie) . . .	5,70	11,17
3° du Sucre	0	0
4° de l'Albumine . . .	Traces	0
5° Rapport de l'Acidité à la Phosphatie . . .	4,71	2,45
6° rapport urée . . .	87,21	107,29

Dans presque toutes ces analyses, nous trouvons un
rapport de l'acide phosphorique inférieur à la normale.
Cela tient-il à une phosphaturie antérieure ? Je croirais
plus volontiers que cette anomalie tient à une insuffisance
de l'alimentation en phosphates.

Il est à se demander si cette rétention prolongée des
matières extractives servant à fabriquer l'urée, c'est-à-dire
si cette auto-intoxication n'est pas susceptible de produire,
à un moment donné, des troubles du côté du foie. La cli-

nique nous invite à le croire. La grande fréquence des congestions hépatiques, des hépatites plus ou moins sérieuses, des insuffisances hépatiques redoutables que nous observons chez les non-acclimatés, en dehors de toute épidémie de fièvre jaune et qu'on catalogue inévitablement fièvre jaune ; la non-contagiosité de ces atteintes personnelles, ainsi que je l'ai dit plus haut ; plaident d'une façon énergique en faveur de cette conception.

Certaines considérations générales de thérapeutique prophylactique doivent être tirées de ce que je viens de dire.

Il importe, pour épargner aux non-acclimatés les graves accidents auxquels ils sont exposés, d'exercer sur eux une *surveillance* des plus actives.

Je fais faire chaque mois, ou même tous les quinze jours, l'analyse des urines, de préférence d'après la méthode de JOULIE qui me rend mieux compte des phénomènes de *la vie intime* de l'être. Je soumets les non-acclimatés à un régime spécial, dont j'exclus en partie les aliments azotés (viandes). Je leur fais prendre de temps à autre un léger purgatif, environ tous les huit jours, pour assurer d'une part l'antisepsie des voies digestives, exciter d'autre part la fonction hépatique et débarrasser l'organisme d'une certaine quantité de poisons.

Si l'analyse me démontre l'existence de fermentations stomacales et une certaine rétention d'urée, je mets les *malades* au régime lacto-végétarien ; je fais de la révulsion sur la région hépatique ; j'administre après les repas, du carbonate de chaux ou de magnésie, à la dose de 0,70 grs à 1 gr; et surtout je pousse à l'urination par des tisanes diurétiques, par la théobromine à la dose de 3 à 4 grammes par jour, par la digitale—36 gouttes de teinture par jour, etc. Je donne également une certaine quantité d'acide phosphorique, JOULIE ayant remarqué une action réelle de ce médicament sur la fonction hépatique (3 à 4 cuillerées à café par jour de la solution de JOULIE).

L'expérimentation m'a prouvé jusqu'à ce jour que cette manière de faire est excellente. Je suis bien convaincu qu'en favorisant, ainsi que je le fais, l'excrétion de l'urée, on arrivera à diminuer les phénomènes d'auto-intoxication redoutables que nous observons chez les non-acclimatés dans les pays chauds et qui chargent si lugubrement le casier de leur mortalité.

Si on arrive trop tard pour prévenir, on pourra avoir recours au traitement que j'indique de la fièvre jaune où les troubles fonctionnels sont à peu près les mêmes.

TRAITEMENT DE LA FIÈVRE JAUNE.

J'ai déjà exposé dans la thèse de mon élève et ami, le Dr LÉON SÉJOURNÉ, le traitement de la fièvre jaune qui me paraît le plus rationnel. Je n'aurai que de légères modifications à y apporter.

Des remèdes nombreux ont été préconisés, qui tous avaient *la faculté spéciale* de guérir la fièvre jaune et qui tous ont été successivement abandonnés par les expérimentateurs. Le nombre considérable des remèdes employés témoigne de leur inefficacité. Et de fait, il n'est point *un remède* contre la fièvre jaune. Le remède de l'avenir peut être dans le sérum anti-ictéroïde, mais les essais sérothérapiques faits jusqu'à ce jour n'ont donné que des résultats assez médiocres; il en sera ainsi, jusqu'à ce que le microbe de la *fièvre jaune microbienne* soit bien connu, et il ne semble pas l'être jusqu'à présent, malgré les remarquables publications de Sanarelli.

Il importe d'établir, en essayant de pénétrer pour ainsi dire le génie de la maladie, une méthode thérapeutique, qui sauve autant de malades qu'il peut en être sauvé.

La fièvre jaune présente, comme je l'ai montré, dans l'étude que j'ai faite de cette maladie, deux périodes distinctes : 1º la période originale, celle où domine l'action de la toxine microbienne; 2º la période des complications organiques déterminées par cette toxine.

La toxine microbienne se comporte dans la période originale de différentes façons suivant sa virulence et sans doute aussi suivant la quantité de toxine sécrétée, virulence mise de côté.

Lorsque la virulence est faible ou la quantité de toxine sécrétée peu grande, on a affaire soit à une fièvre jaune abortive, soit à une forme légère. Celles-ci *guérissent*, quels que soient les remèdes employés. Ce sont ces *succès forcés* qui ont fait croire si souvent à la spécificité curative de certains produits.

Lorsque la virulence est extrême, on assiste à ces formes foudroyantes contre lesquelles on est pour ainsi dire désarmé et qui se terminent par la mort, quel que soit le remède auquel on a recours.

C'est aux cas moyens que s'adresse la médication, qui tend moins à lutter contre l'empoisonnement microbien que contre *les complications organiques*, résultat de l'empoisonnement. Cependant comme au début d'une fièvre jaune, on ignore absolument à quelle forme on va avoir affaire, il est bon d'employer la méthode dans tous les cas, sauf à ne lui attribuer qu'une partie des succès et à ne point l'accuser des insuccès possibles.

Comment tue la fièvre jaune ? Je l'ai montré dans le chapitre que j'ai consacré à cette maladie : *surtout* par ses complications organiques.

Le foie, atteint d'une inflammation plus ou moins grave, montre un degré plus ou moins marqué d'insuffisance, qui favorise considérablement les phénomènes d'intoxication secondaire.

Les reins, frappés soit primitivement, soit secondairement à l'atteinte hépatique, fonctionnent mal et contribuent, par la rétention des poisons organiques, à aggraver l'état d'intoxication générale du malade. Une fièvre jaune qui, abandonnée à elle-même, sera de la gravité la plus redoutable, se comportera de la façon la plus simple, si on arrive à s'opposer à l'accumulation dans l'organisme des toxines microbiennes et des poisons fabriqués par l'organisme lui-même.

La méthode est logique, rationnelle, applicable non seulement à la fièvre jaune, mais à un grand nombre de maladies infectieuses.

Favorisons l'élimination de l'urée et de ses dérivés inférieurs, et nous éviterons la mort si fréquente par urémie ou urinémie et les formidables complications contre lesquelles la thérapeutique est et restera impuissante, toutes les fois qu'elles auront eu le temps de se produire.

Il importe de ne point errer à l'aventure, *d'avoir une méthode bien tracée d'avance,* et surtout de ne point perdre de temps : les heures ont leur prix dans cette maladie à évolution si rapide.

Le traitement est le suivant : administrer aux malades, *dès la première heure* de la maladie *par toutes les voies et par tous les procédés,* DES DIURÉTIQUES.

1° Donnez des diurétiques qui agissent *immédiatement* et qui favorisent l'élimination immédiate des *toxines* fabriquées.

2° *Emmagasinez* des diurétiques qui agiront plus tard alors que l'estomac, que l'intestin, que la peau même, refuseront les médicaments.

Si l'estomac offre une certaine tolérance, donnez pendant les trois ou quatre premiers jours de la maladie de 36 à 45 gouttes de teinture de digitale par jour ; vous vous en trouverez bien, car la digitale, prise pendant les 3 ou 4 premiers jours, agissant avec son maximum d'intensité vers le 3e jour après son administration, vous pourrez compter sur toute l'énergie de son action du 3e au 7e jour. Vous aurez ainsi la chance de traverser la période la plus dangereuse de cette maladie au point de vue des complications urinémiques.

Ne comptez cependant pas sur la digitale seule dont l'effet est un *peu tardif.* Donnez, dès le début, des diurétiques tels que la théobromine, à la dose de 4 à 5 grammes par jour : des tisanes diurétiques ; de la caféine en injections hypodermiques,(de 60 centigrammes à un gramme par jour), qui maintiendront la diurèse immédiate dans la limite du possible, s'opposeront à une trop grande accumulation d'urée dans l'organisme, favoriseront l'élimination des toxines, empêcheront leur action stéatogène sur le foie, le cœur, les petits vaisseaux et mettront les malades à l'abri des grandes complications du typhus amaril.

Dans la même intention, je donne dès le début de la maladie, en même temps que j'administre les médicaments sus-indiqués, des bains tiède : un à trois par jour, suivant le besoin.

J'emploie également l'entéroclyse : toutes les deux ou trois heures, un grand lavement frais ou tiède de deux litres d'eau additionnés de bicarbonate de soude à la dose de 2 grammes chaque fois.

Je fais prendre au malade, autant que le permet l'estomac, du lait en aussi grande quantité que possible ; et j'ai soin de faire dissoudre dans ce lait, chaque jour, un paquet de lactose de 25 à 50 grammes.

Dans certains cas où je ne suis pas sûr de l'estomac, je fais, dès le début de la maladie, trois fois par jour, une injection hypodermique de digitaline cristallisés associée a du sulfate de strychnine.

Digitaline cristallisée . . . . . . 0,0005 milligrammes
Sulfate de strychnine . . . . . 0,001 milligramme
Eau distillée . . . . 10 centimètres cubes.

J'ai fait connaître les résultats vraiment encourageants que j'ai obtenus par cette méthode dans la thèse du Dr Léon Séjourné, (Paris 1898) qu'on pourra consulter. Je n'y reviens pas. Certaines modifications de détail peuvent être apportées à la méthode, nécessitées par les circonstances.

« Outre la méthode par les diurétiques, que nous suivons *imperturbablement*, on peut et on doit faire un peu de médication symptomatique. Contre l'hyperthermie, on emploiera les lotions vinaigrées froides, répétées aussi souvent qu'il le faudra : on sait l'influence du froid comme stimulant du système nerveux.

Contre les vomissements fréquents et pénibles, on utilisera la potion de Rivière, la grace intus et extra, les opiacés et les pulvérisations d'éther surtout quand la douleur épigastrique est vive.

Contre l'embarras des voies digestives, il est bon d'administrer une purgation surtout au début de la maladie.

Contre l'énervement, l'agitation. le sirop de chloral ou l'hydrate de chloral ou un lavement avec de l'asa fœtida, du camphre, du musc, de la valériane, du laudanum, rendront des services.

Les inhalations de teinture de musc et de chloroforme peuvent amener un certain calme.

Enfin pour combattre les grandes douleurs des lombes et des membres, on fera des frictions avec un mélange à parties égales d'huile chloroformée et d'essence de térébenthine. Pour la céphalalgie, on fera des applications froides de compresses imbibées d'eau sédative, etc., etc.

Pour la médication symptomatique, tout le livre de la thérapeutique est ouvert, on y doit largement puiser. Nous conseillons d'exclure l'antipyrine dont l'action sur le rein est défavorable et contraire au but qu'on veut atteindre.

Que dire du sulfate de quinine ? Je ne le prescris pas lorsque je suis *certain* de mon diagnostic ; mais toutes les fois que le moindre doute est possible, il faut le prescrire, afin qu'une erreur possible de diagnostic ne soit point préjudiciable au malade. Dans les formes urémiques, il sera bon de faire usage des inhalations d'oxygène.

Il importe, tout en faisant la médication symptomatique, de ne point oublier qu'elle est secondaire, que le traitement capital *est le traitement par les diurétiques de toutes sortes, administrés en même temps, dès le début de la maladie, et aussi longtemps qu'on peut le faire par toutes les voies possibles.*

TRAITEMENT DE LA FIÈVRE PALUDÉENNE.

Le médicament héroïque de la fièvre paludéenne est le quinquina. On donne le nom de quinquina à l'écorce de quelques arbres de la famille des rubiacées, tribu des cinchonées. Le produit de cette tribu, connu sous le nom de *quinquinas vrais*, renferme de la quinine et de la cinchonine, dont l'action sur la fièvre paludéenne est si remarquable. Les quinquinas commerciaux sont généralement désignés sous les dénominations de quinquinas gris, quinquinas jaunes, et quinquinas rouges. Le quinquina gris renferme plus de cinchonine que de quinine. Il en est de même du quinquina rouge, (8 à 15 %). Le quinquina jaune (calisaya), au contraire, contient des proportions beaucoup plus grandes de quinine (31, 50 %) que de cinchonine (8, 25 %) : c'est ce qui fait sa supériorité sur les autres variétés.

Les différentes préparations du quinquina sont : les préparations aqueuses (macération, infusion, décoction) assez peu employées; 2° le sirop de quinquina; 3° les extraits alcooliques.

Parmi ces derniers, citons le quinium ou extrait alcoolique de quinquina à la chaux, introduit dans la thérapeutique par A. LABARRAQUE. Il sert à la préparation des pilules de quinium (0, 05 centgrs d'alcaloïde actif par pilule) et du vin de quinium; le vin de quinquina; le sirop de quinquina au vin et la bière de quinquina.

L'écorce de quinquina renferme un certain nombre de produits dont les plus intéressants pour nous sont la quinine et la cinchonine. PELLETIER et CAVENTOU, en 1820, ont été les premiers à déterminer la composition chimique de l'écorce de quinquina et à montrer que la *quinine* était le principe actif du quinquina jaune. C'est pour cette raison qu'on a, à juste titre, appelé le sulfate de quinine sel de PELLETIER ou de CAVENTOU.

Depuis cette découverte, on a associé l'alcaloïde à un grand nombre d'acides, et on a obtenu des sels nombreux de quinine, dont la teneur en quinine est un peu variable. Le tartrate de quinine et le sulfate de quinine occupent un des meilleurs rangs. La cinchonine, bien que moins active que la quinine, est employée par quelques médecins pour combattre les accès paludéens. La préparation la plus répandue est le sulfate de cinchonine.

Le quinquina resta inconnu de l'Europe et même de l'Amérique jusqu'en 1638 (TROUSSEAU et PIDOUX). Il fut vanté et vulgarisé en Espagne en 1640 par le comte et la comtesse d'EL-CINCHON. Malgré ses vertus admirables, le quinquina éprouva bien des difficultés à obtenir les faveurs du public et même des médecins. Sa vulgarisation en France est due à la guérison par TALBOT, empirique anglais, de LOUIS XIV atteint d'une fièvre intermittente (1679). Le quinquina rendit depuis lors d'immenses services, mais une certaine incertitude pesa sur les préparations jusqu'au moment où PELLETIER et CAVENTOU (1820) découvrirent le principe actif du quinquina et permirent de la sorte un dosage absolument mathématique du principe administré.

La quinine est d'une efficacité remarquable dans les fièvres intermittentes d'origine paludéenne, ainsi que je l'ai déjà dit. Elle doit donc constituer la base de tout traitement sérieux dirigé contre la malaria. On a essayé nombre d'autres médicaments dans le traitement de cette affection, dont il sera parlé plus loin ; mais quels qu'aient été les résultats obtenus, la quinine dont la valeur a été établie par des siècles d'expérimentation restera toujours le médicament par excellence, le médicament *héroïque* des fièvres paludéennes. Cependant, ainsi que je l'ai dit plus haut, il ne faut demander à la quinine que ce qu'elle peut donner : *la guérison des intermittentes simples, bénignes ou graves.* Elle n'est pas tenue de s'opposer à la marche des complications de l'impaludisme aigu ou chronique, produites par des altérations organiques des tissus. Pourtant dans ces cas même, son administration est des plus utiles, car, en mettant le poison malarien dans l'impossibilité de continuer son œuvre de destruction globulaire, en causant au bout d'un certain temps la mort de l'hématozoaire de LAVERAN, elle régularise, simplifie l'évolution des complications, prévient leurs aggravations, s'oppose à l'apparition de complications nouvelles et permet de conduire les malades à la convalescence, lorsque l'intensité de la désorganisation globulaire de la première heure et les altérations organiques qui en ont été le résultat, n'ont pas été trop violentes pour que la guérison soit impossible.

La quinine s'administre par différentes voies : 1° la voie

buccale; 2° la voie rectale; 3° la voie hypodermique; 4° la voie veineuse.

La voie rectale est la moins certaine pour des raisons faciles à déduire. La voie buccale, la plus fréquemment employée, convient dans la plupart des cas; en particulier, lorsque n'existe pas un état gastrique assez marqué pour faire craindre la non-absorption ou une absorption minime de médicament. On administre alors la quinine sous forme de pilules, de cachets, renfermant un des sels de quinine ou un mélange de plusieurs sels, de vin ou de potion à l'extrait mou de quinquina.

La voie hypodermique convient toutes les fois que l'état gastrique est marqué, que la malaria semble devoir affecter une forme sérieuse; toutes les fois, en un mot, qu'on veut être bien assuré de l'absorption du médicament.

Je n'ai pas à entrer dans le détail de la technique des injections hypodermiques. Lorsque celles-ci sont faites avec toutes les précautions antiseptiques désirables, il ne se produit pas d'*accidents* sérieux en général. Parfois de la rougeur, un peu de douleur ou de raideur passagère de la région, puis tout rentre dans l'ordre. Dans d'autres cas, assez rares, il faut l'avouer, malgré toutes les précautions prises, des phénomènes sub-inflammatoires se montrent, de la tuméfaction se produit et une collection se forme. Le liquide contenu dans ces collections n'est pas du pus franc. C'est un liquide séreux, trouble, dans lequel on constate parfois des parcelles nécrosées de tissu cellulo-adipeux.

Les petits accidents des injections hypodermiques, eschares de la peau, collections séro-purulentes avec nécrobiose du tissu cellulo-adipeux, me semblent avoir pour cause la piqûre d'un nerf ou d'un tronc lymphatique de grosseur notable. Ils ne présentent aucune gravité mais sont fort ennuyeux à cause de la lenteur de la réparation.

On n'en doit pas tenir compte ni les mettre en balance avec les avantages immenses de l'injection hypodermique.

Un accident beaucoup plus redoutable constaté à la suite des injections hypodermiques est le tétanos. Il sera, je crois, possible de supprimer cette complication. En Haïti, nous ne l'observons que de loin en loin et tout à fait exceptionnellement. En Dominicanie, au contraire, elle est à ce point fréquente, que certains médecins, m'a-t-il été affirmé par un homme digne de foi, n'osent faire une injection hypodermique, sans faire en même temps une injection de sérum *anti-tétanique*.

D'où vient qu'on ait à compter avec le tétanos malgré les précautions les plus minutieuses, antisepsie soignée du chirurgien, du malade, des instruments et du liquide injecté? La cause, selon moi, réside dans la contamination par l'air du liquide au moment même de l'injection. Dans l'état actuel de nos connaissances scientifiques, aucune autre hypothèse ne saurait être admise. Il faut donc prendre contre le liquide à injecter certaines précautions : ne déboucher le flacon qu'au moment même de faire l'injection ; plonger la seringue jusqu'au fond, de façon à n'aspirer que les couches de liquide qui n'ont pas été en contact avec l'air atmosphérique ; ne se servir du même liquide que pour une seule injection ; ne retirer de l'eau bouillante l'aiguille de la seringue qu'au moment même de faire l'injection. Dans les pays, comme la Dominicanie, où le tétanos est très fréquent, on devrait avoir un petit stérilisateur spécial pour seringues à injections hypodermiques, et faire la stérilisation de la seringue *chargée* et de l'aiguille immédiatement avant l'injection. Je pense qu'avec ces précautions, à moins qu'il ne s'agisse de tétanos d'origine interne (?), cette complication ne pourra guère se produire.

La voie intra-veineuse, préconisée en 1889 par BACCELLI, ne semble pas offrir d'avantages bien grands. La diffusion du médicament par la voie hypodermique est si grande qu'il n'est guère nécessaire de le confier à la voie sanguine.

Dans le traitement des formes aiguës *franches*, qu'elles soient *bénignes*, comme les intermittentes paludéennes simples, ou *graves* comme la rémittente hématogénétique (forme hémoglobinurique), tout peut se borner à *l'administration de la quinine* par l'une des voies indiquées. Celle-ci, de l'avis de presque tous les auteurs, doit être administrée à forte dose pendant les premiers jours et continuée à dose plus faible pendant un temps variable, mais toujours assez long : la quinine, en effet, ne tue qu'à la longue l'hématozoaire de LAVERAN.

Qu'appelle-t-on *forte dose* de quinine ?

J'ai vu certains médecins employer, et je l'ai fait moi-même pour un cas qui me paraissait désespéré, des doses de quinine de 6 à 7 grammes en 24 heures, sans aucun accident du fait de la quinine. Je trouve cependant exagéré l'emploi de pareilles doses. Deux grammes par jour, chez les adultes, me paraissent suffisants, même dans les cas graves. Dans les cas de malaria d'intensité moyenne, j'ai l'habitude de donner un gramme par jour, en deux fois. en répétant cette dose pendant 5 à 6 jours. Puis, pendant 15 jours consécutifs, je donne 0.50 centgrs. par jour. Je maintiens ensuite le malade pendant trois mois sous l'influence de la quinine, suivant la méthode de TREILLE.

Je n'ai guère observé d'accidents directement imputables à la quinine, entre autres ces hématuries qu'on a signalées à la suite de l'administration de ce médicament. Je ne regarde que comme des inconvénients insignifiants, un certain malaise, des bourdonnements et une surdité passagère que nous rencontrons chez nombre de malades. Il y a lieu de noter, parmi les inconvénients plus grands, une surexcitation nerveuse très marquée chez certains individus ; et chez d'autres, ceux qu'on désigne sous le nom d'ouvriers de la pensée, une céphalalgie sus-orbitaire et frontale parfois très grande. J'ai administré assez souvent de la quinine avec une certaine crainte, il faut l'avouer, chez les femmes enceintes, à cause des avortements qu'on a mis sur le compte de la quinine. Je n'ai pas dépassé chez elles la dose de 50 centigrammes à 1 gramme par jour. Aucun accident n'a été constaté par moi.

Les fièvres intermittentes paludéennes aiguës franches ne résistent guère à l'action de la quinine, surtout si on a eu soin de retirer le malade du quartier où il a contracté la maladie.

Les formes graves, de l'avis des auteurs qui ont eu souvent l'occasion de traiter la forme hémoglobinurique, guérissent aussi lorsque le médicament ait pu être administré en temps opportun, lorsque les désordres globulaires n'ont point été portés à un point tel qu'il y a incompatibilité avec la vie.

Sous son influence bienfaisante, les accès s'éloignent, deviennent moins sévères, durent moins longtemps. Les urines perdent peu à peu les caractéres des urines hémoglobinuriques, et le malade recouvre progressivement la santé.

La quinine, — c'est un fait admis depuis longtemps et que MAILLOT a mis en pleine lumière pendant ses campagnes d'Algérie, — est le médicament par excellence de la fièvre paludéenne.

J'avoue que, même en employant certains autres médicaments qu'on représente comme des succédanés de la quinine, je n'ai osé ne point donner en même temps de la quinine, de sorte que je n'ai à leur égard aucune expérience personnelle, ne sachant si les bons résultats obtenus leur sont réellement attribuables.

On a beaucoup vanté la teinture d'iode administrée à la dose de trente à quarante gouttes par jour, en trois fois, le bleu de méthylène, l'arrhénal de 15 à 50 centigrammes par jour, mais ces médicaments semblent plutôt trouver leur application dans les formes chroniques de l'impaludisme et dans les cachexies d'origine paludéenne.

TRAITEMENT DES COMPLICATIONS DE L'IMPALUDISME AIGU.

Lorsqu'une fièvre paludéenne se complique et revêt une des formes que j'ai décrites plus haut, il est un précepte qu'on ne doit point perdre de vue : c'est que, pendant toute la durée de la complication, il faut administrer *quotidiennement* de la quinine, afin d'éviter les retours offensifs de l'impaludisme et permettre à la complication de guérir par les méthodes propres à amener sa guérison. Il faut juguler le paludisme, du début à la fin de la maladie; le mettre

dans l'impossibilité de contrarier le traitement que vous
employez contre la complication.

Au début de la dernière épidémie que nous venons de
traverser, j'administrais la quinine à forte dose pendant
toute la durée de la maladie. C'est ainsi que je fis prendre,
à un enfant de 8 ans à peine, 1 gr, 50 de quinine par jour
pendant près de 21 jours. Je n'ai pas tardé à reconnaître
que de pareilles doses étaient inutiles. Je ne les donne que
pendant la *période originale* de la maladie et je me contente pour les adultes d'une dose de 0,50 centigrammes par
jour pendant toute la durée de la période de complication.

Si la quinine fatigue un peu trop le malade, il est bon
de lui faire prendre une potion ou un vin à base d'extrait
ou de teinture de quinquina, auquel on ajoute du glycéro-
phosphate de soude, de l'arseniate de soude à faible dose,
du sulfate de strychnine.

*Telle est la base du traitement, quelle que soit la compli-
cation* : les autres moyens varient suivant la complication
à laquelle on a affaire.

La complication gastrique (forme fébrile ou apyrétique)
commande les vomitifs, les purgatifs légers répétés, parmi
lesquels le calomel associé à la rhubarbe mérite de jouer
un rôle important, les antiseptiques gastro-intestinaux, entre autres, le benzonaphtol; l'eau de Vichy, la diète lactée,
les tisanes diurétiques..

A la complication entéritique *légère*, on opposera les purgatifs légers répétés, surtout lorsqu'on remarquera une
tendance à la constipation qui est fâcheuse. Le benzonaphtol trouve ici encore son application. Les grands lavements
antiseptiques tièdes d'un litre, pris matin et soir, rendront
de grands services. L'un des produits qui m'a semblé
donner les meilleurs résultats est le permanganate de
potasse à la dose de 0,25 centigrammes pour mille.

Il importe de ne point négliger les grandes révulsions
abdominales. Je me suis souvent bien trouvé d'appliquer
sur le ventre deux fois par jour, pendant 10 minutes, aussi
longtemps que le permet l'état de la peau, un cataplasme
de farine de moutarde.

Un bain tiède tous les jours ou tous les deux jours produit de bons effets. Mais il est extrêmement important de tenir le malade à la diète lactée pendant toute la durée de la maladie; et, comme dans le cas précédent, de favoriser la diurèse.

La forme entéritique grave réclame les soins les plus minutieux du médecin. Sa longue durée, la continuité de la fièvre, l'importance des lésions intestinales qui favorisent les résorptions putrides et peuvent être le point de départ d'hépatite parenchymateuse secondaire en font une complication des plus sérieuses. Au début, il importe de débarrasser le tube intestinal par une purgation, et de faire ensuite pendant toute la durée de la maladie une désinfection très sérieuse de l'intestin.

Je me suis bien trouvé dans quelques cas de la méthode de Mr le Professeur BOUCHARD : administrer au malade, pendant 4 à 5 jours, une centaine de grammes de poudre de charbon par jour. Je donne dans l'intervalle des *jours noirs,* un autre antiseptique : benzonaphtol, salicylate de soude, benzoate de bismuth, etc.

Les grands lavements antiseptiques administrés deux fois par jour sont de rigueur; je ne les supprime—à contre cœur — que lorsqu'il y a quelques phénomènes de péritonisme qui nécessitent un grand calme intestinal. Les grandes révulsions sur le ventre sont recommandables. Il importe, d'autre part, de combattre la fièvre et de stimuler le système nerveux. Les grands bains (environ 25º dans les pays chauds) ont dans ces cas une influence salutaire. Je les ai employés systématiquement *dans cete forme,* comme on le fait pour la fièvre typhoïde, et je n'ai eu qu'à m'en louer. Je ne les donne que lorsque la température dépasse 39º, ou tend à persister trop longtemps à cette hauteur. Surveiller avec soin le cœur, en assurer l'énergique fonctionnement par les médicaments appropriés, toutes les fois qu'il semble défaillir; éliminer les produits toxiques d'origine gastro-intestinale et organique, en administrant des tisanes diurétiques ou des médicaments ad hoc; maintenir le malade à la diète la plus rigoureuse: telles sont les principales applications du traitement. Le lait lui-même demandera à être parfois supprimé : dans ce cas, diète hydrique ou simple ingestion de bouillon dégraissé, environ un litre par jour.

S'il se produit un flux de ventre par trop considérable, le modérer par l'emploi du salicylate ou du nitrate de bismuth, du tannin et de l'opium. Combattre les douleurs, si elles existent, par les moyens appropriés.

Dans le cas où l'aggravation de l'état général et la tournure clinique de la maladie feront craindre quelque perforation intestinale, on immobilisera les intestins par l'opium, tout en continuant plus rigoureusement que jamais la désinfection intestinale. On fera sur le ventre des applications de glace, et on évitera au malade les moindres mouvements.

Pour ce qui est des hémorrhagies, la conduite est différente suivant leur cause.

Les hémorrhagies du début sont bénignes ; elles ne témoignent que de l'intensité de la congestion de la muqueuse intestinale. On luttera contre cette congestion par les moyens ordinaires (révulsion, potion à l'ergotine, etc).

Les hémorrhagies qui se produisent après le premier septénaire relèvent, en général, de lésions ulcératives du petit et du gros intestin (ulcérations des follicules isolés et des follicules agminés ou plaques de PEYER). On se comportera à leur égard absolument comme on le fait pour les hémorrhagies de la fièvre typhoïde. Comme le siège de l'hémorrhagie est fréquemment dans le gros intestin, il est bon, dès leur apparition, d'administrer un grand lavement astringent auquel on ajoute un médicament à effet hémostatique local (antipyrine, adrénaline, etc). Si ce lavement reste sans effet, il est inutile d'en donner d'autres. Ceci indique jusqu'à un certain point que la cause de l'hémorrhagie est située plus haut.

Contre les hémorrhagies *de la dernière heure*, nous sommes pour ainsi dire impuissants. Elles relèvent en effet non point d'un état local, congestif ou ulcératif de l'intestin, mais d'un état général grave (altération du sang par intoxications multiples) et leur pronostic est d'une gravité désespérante.

Lorsque l'entérite affecte la forme dysentérique, en même temps qu'on s'efforcera de calmer les douleurs, les épreintes, le ténesme, on aura recours aux lavements antiseptiques. Les lavements au nitrate d'argent faibles (1 pour 2000) rendront de grands services.

La complication hépatique légère, rémittente hépatogénétique réclame, outre le traitement fondamental causal, quelques indications particulières : antisepsie intestinale, car il importe de se rappeler que souvent, pour n'être point prédominantes, certaines lésions de l'intestin existent néanmoins ; favoriser l'écoulement de la bile par des purgatifs légers donnés à intervalle de 3 ou 4 jours. Le calomel (0, 25), le podophyllin, l'extrait de rhubarbe trouvent ici leur application. Faire souvent de la révulsion de la région hépatique (cataplasmes sinapisés ; parfois, en cas de nécessité, application d'un vésicatoire) ; calmer l'hépatalgie, si elle se montre avec une certaine intensité ; modérer la fièvre, si elle tend à s'élever à des hauteurs insolites, si surtout par la courte durée des rémissions, elle *paraît affecter* et affecte *au point de vue réel* le type continu. Les bains froids peuvent être employés dans la complication hépatique, mais il m'a semblé remarquer qu'ils étaient moins bien tolérés que dans la forme entéritique grave. Ils provoquent un refroidissement prolongé, des frissons de longue durée. Je leur préfère de beaucoup les bains tièdes qui n'offrent point ces inconvénients. La diète lactée s'impose. Il est même bon de recourir, de temps à autre, à la diète hydrique et au bouillon dégraissé. J'ai noté qu'à certaines périodes de la maladie (vers le milieu), l'ingestion même du lait s'accompagnait d'une élévation assez grande de température.

Les formes graves de l'hépatite malarienne, qu'elles soient primitives ou secondaires à des phénomènes d'intoxications d'origines diverses, opposent à la thérapeutique une résistance très grande.

La forme urémique sera combattue par les diurétiques administrés, comme dans la fièvre jaune, d'une façon intensive. Le plus grand souci du médecin devra être de faire uriner son malade pour éviter *cette goutte de poison* qui fera déborder le vase. Arrive-t-on à maintenir la diurèse pendant un temps suffisamment long, on aura quelque chance de voir la nature, qui lutte toujours avec énergie contre les causes de destruction, reprendre peu à peu le dessus et la guérison s'établir après d'émouvantes péripéties.

Mais si, malgré tous vos soins, les reins persistent à ne point jouer leur rôle d'élimination, attendez-vous à une mort assez rapide, soit par les progrès incessants de l'urémie, soit par l'apparition des hémorrhagies multiples (insuffisance hépatique) qui témoignent en général de la défaite irrémédiable de l'organisme. Lorsque celles-ci se montrent dans les conditions que j'indique, le rôle du médecin est pour ainsi dire achevé.

Le traitement des fièvres solitaires graves (rémittente typhoïde et adynamique) consiste en dehors de l'administration de la quinine, à relever autant que faire se peut l'état général du malade (potion de Todd, vins généreux au quinquina, injections de sérum artificiel, arséniates, arrhénal, strychnine, etc, etc).

Pour ce qui est des fièvres dites pernicieuses (comateuse, délirante, algide, dysentériforme, cholériforme), il importe avant tout d'administrer en un très court temps de très fortes doses de quinine par la voie hypodermique ou veineuse. Les injections intra-veineuses de sérum artificiel pourront donner peut-être de bons résultats. On établira en outre un traitement symptomatique. Trop souvent, hélas! la thérapeutique échouera, parce que les fièvres pernicieuses ne sont pas en général des fièvres de première invasion.

Le poison palustre, agissant depuis un temps plus ou moins long d'une façon sournoise, a eu le loisir de produire des altérations organiques multiples et profondes (reins, rate, foie, cœur, cerveau, etc), contre lesquelles la thérapeutique ne reste que trop souvent impuissante, car ces manifestations locales ne sont que le témoignage d'une intoxication générale de l'organisme.

CHAPITRE XI.

LÈPRE.

La lèpre est une affection qui se répand de plus en plus en Haïti. Cette extension du mal tient à l'absence de léproseries et au dédain que montre la population des précautions les plus élémentaires. La Lanterne Médicale de Port-au-Prince a, à maintes reprises, signalé le danger. On est jusqu'à présent resté sourd à la voix de son vaillant comité. Ainsi que l'a dit le Dr B. Ricot dans un excellent article, nous avons des boulangers, des bouchers, *lépreux*. Des individus manifestement lépreux sont instituteurs; des élèves visiblement lépreux partagent les classes, les jeux et les réfectoires et les dortoirs de condisciples sains. Des exemples assez fréquents s'offrent à nous de lépreux cohabitant et procréant avec des femmes saines.

La lèpre est une affection très connue et décrite on ne peut mieux par les auteurs. Je n'ai rien remarqué au point de vue clinique digne d'être signalé. Aussi m'abstiendrai-je de la description symptomatique de cette affection. Je renvoie ceux qui voudront l'étudier à l'excellent article du *Traité de dermatologie* de mon savant et grand ami, le Dr Hallopeau, de l'Académie de Médecine de Paris. Je ne m'occuperai ici que de la partie qui me paraît actuellement la plus intéressante: l'hérédité et la contagiosité de la lèpre. Le corps médical est divisé en deux camps bien tranchés: les contagionnistes et les partisans de l'hérédité.

Je me suis rangé du côté des contagionnistes; et j'ai dit, dans une clinique que je reproduis ici. les raisons qui ont tablé mon opinion. Elle a été intitulée: « De l'hérédité et de la prédisposition héréditaire devant la doctrine microbienne. »

La voici :

MESSIEURS,

J'aborde devant vous aujourd'hui une étude qui me semble d'autant plus attrayante que jusqu'à présent elle n'est
point absolument fixée malgré les nombreux travaux auxquels elle a donné lieu, je veux parler de *l'hérédité*. Si dans
le cours de ce travail vous vous trouvez en présence
d'opinions parfois un peu hardies, n'en soyez point froissés ;
en Médecine, il faut poursuivre la vérité sans crainte d'é-
branler ou de renverser certaines croyances déjà fortement
établies, des croyances parfois séculaires, mais n'y touchez
jamais si vous n'avez que des hypothèses à leur opposer,
si votre propre opinion n'a comme fondements : la logique,
la clinique et l'expérimentation. Je ne définirai point l'hérédité au début de ce travail. Ce n'est qu'après avoir étudié
autant que possible l'hérédité sous ses différents aspects,
en insistant plus particulièrement sur l'hérédité dans les
affections microbiennes, que nous pourrons tirer, je l'espère, une définition de ce mot.

I.

Hérédité morphologique et physiologique.
L'hérédité peut être conçue dans les affections non microbiennes.

L'hérédité peut être envisagée de plusieurs façons. Oc-
cupons-nous avant tout de la transmission des formes.
L'hérédité morphologique est le facteur le plus important
de la constance des espèces et de la différenciation des
familles, mais n'entrons point dans le domaine un peu
spécial naturaliste ; contentons-nous de constater que les
individus issus de même père et de même mère ont souvent sinon une ressemblance frappante, du moins certains
airs de famille. Il est assez difficile de donner la raison
rigoureusement scientifique de ce phénomène. Je vous
conseille de lire à ce sujet les travaux de WEISSMANN et
la remarquable monographie de CH. DEBIERRE. En tout

cas, l'existence de l'hérédité morphologique est indéniable ; elle est pour ainsi dire de constatation facile et banale.

Il a été également observé que les enfants avaient une certaine tendance générale à hériter du cerveau de leurs parents, de leurs qualités ou défauts intellectuels. Le fait n'a rien de bien étonnant. Si la *disposition particulière* des éléments qui constitue l'hérédité morphologique est possible, est fréquente, on ne voit pas pourquoi ces éléments qui ont eu comme point de départ l'ovule et le spermatozoïde, parties intégrantes des organismes producteurs, ne pourraient aussi hériter des *qualités* ou défauts intrinsèques de ces organismes. Ces qualités ou défauts transmissibles ne se bornent pas au cerveau. Les différents viscères ou organes peuvent par le fait de l'hérédité avoir des tendances spéciales d'ordre physiologique et pathologique. Il est d'observation courante que *certaines* maladies, celles surtout qui tiennent à des troubles organiques *fonctionnels*, qu'il s'agisse de troubles nerveux, circulatoire, sécrétoire ou excrétoire, se transmettent héréditairement. Il est également reconnu que d'autres organismes peuvent opposer à certaines maladies une résistance spéciale et héréditaire qui tient à la composition intime héréditaire des éléments constitutifs de l'être procréé. Ainsi s'explique assez clairement l'hérédité de la folie, des malformations, des névroses, de l'asthme, ainsi peut être conçue l'hérédité des diathèses et des constitutions.

Il est donc bien entendu que, *dans cet ordre d'idées*, l'hérédité joue un rôle considérable : les observations pullulent ; c'est un fait acquis à la science. Aucun doute à cet égard ne saurait être émis. En dehors des qualités ou défauts *naturels* et héréditaires des éléments constitutifs de l'être, on peut noter l'existence de qualités ou défauts acquis, aussi bien dans l'ordre morphologique que dans l'ordre physiologique et même pathologique : c'est pour cette raison qu'après quelques générations, que même d'une génération à l'autre, des modifications assez profondes se produisent chez les sujets issus d'un même tronc pour que vous ayez parfois peine à reconnaître physiquement

et pathologiquement le descendant du procréateur (trans-
formisme.) Ne considérons ici que l'influence des *défauts*,
car, obligé de les combattre sans cesse, le médecin les a
mieux étudiés et les connaît mieux.

II.

De l'hérédité pathologique dans les intoxications.

Personne n'ignore l'influence des intoxications du procréateur sur l'être procréé. Lorsque l'intoxication est par
trop violente, le fœtus lui-même ne résiste pas : l'avortement se produit, que cette intoxication vienne du père ou
de la mère et à plus forte raison des deux à la fois. Ainsi,
il a été noté que dans les cas d'intoxication par le plomb,
si le père et la mère sont saturnins, les avortements sont
fréquents et que lorsque la grossesse arrive à terme, 94 %
des enfants sont atteints d'affections variées et meurent en
bas-âge. Si l'intoxication des procréateurs est pour ainsi
dire *modérée*, l'enfant peut vivre, mais trop souvent, hélas!
on observera chez lui de l'idiotie, de l'imbécilité ou de
l'épilepsie. Il en est de même pour le tabac. Des accidents
et des faits analogues ont été notés chez les ouvriers et
ouvrières des grandes fabriques de cigares et de cigarettes.
Enfin, un des poisons les plus consommés du globe, l'alcool, détermine dans l'organisme de ceux qui en font abus
des troubles profonds qui se traduisent dans la descen-
dance par la débilité, l'idiotie, l'imbécilité, la dégénérescence, la folie, l'épilepsie.

L'organisme paternel ou maternel se trouve donc assez
profondément altéré par certains toxiques pour que la
composition intime du protoplasme de la cellule primitive,
ovule ou spermatozoïde, soit elle-même altérée en partie
ou en totalité, d'où transmission du fait de la tare ances-
trale de troubles généraux ou partiels dans le régulier
fonctionnement de l'organisme.

III.

**L'hérédité existe-t-elle dans les affections microbiennes ?
Pour les maladies aiguës, on dit contagion ;
pour les maladies microbiennes chroniques, on dit hérédité.
Aucune différence n'existe entre les unes et les autres,
sauf la durée d'évolution, c'est bien de contagion qu'il s'agit
et non point d'hérédité.**

En est-il de même pour les maladies microbiennes ?
L'hérédité existe-t-elle d'une façon absolument scientifique,
repose-t-elle sur des preuves irréfragables ? Nous ne le
pensons pas ; et c'est justement l'indécis de la question qui
entretient pour nombre de maladies l'éternelle lutte entre
les contagionnistes et les partisans de l'hérédité. Le terrain
sur lequel évoluent les uns et les autres n'étant pas *stable*,
les discussions ne peuvent être décisives. Chacun apporte
des preuves pour ou contre qui lui paraissent aussi convaincantes, si ce n'est plus que celles de l'adversaire ; et,
après des combats à perdre haleine, chacun couche sur
ses positions.

Nous allons essayer de traiter cette question devant vous,
Messieurs ; vous faire part de nos réflexions, vous dire
enfin comment nous comprenons l'hérédité, en nous basant
sur la clinique, d'une part, et en puisant, d'autre part, dans
le champ immense des expériences bactériologiques. Les
progrès de cette branche de la Médecine. la bactériologie,
permettent de comprendre les maladies bien mieux que ne
pouvaient le faire nos prédécesseurs et il est indispensable,
croyons-nous, pour se faire une idée exacte de l'hérédité
de n'en négliger aucun des enseignements.

Les maladies microbiennes peuvent être envisagées, au
point de vue de leur durée, en aiguës ou chroniques. Les
maladies aiguës sont en général des accidents si rapides
qu'elles ne déterminent dans l'organisme des procréateurs
aucune modification assez profonde et intime pour entraîner
une altération permanente du protoplasma de l'ovule ou
du spermatozoïde ; ces affections *n'étaient* point rangées

parmi les affections dites héréditaires. Mais avec les progrès de la bactériologie, on ne tarda pas à reconnaître que dans certaines maladies aiguës de la grossesse, le fœtus succombait non point à l'hyperthermie ou au trouble général des fonctions maternelles, mais à la maladie même dont la mère était atteinte. GRISOLLE, le grand clinicien français, avait remarqué qu'un enfant né d'une mère pneumonique, avait présenté à sa naissance des signes évidents de pneumonie. Les savantes recherches des bactériologistes, de NETTER entre autres, démontrèrent que dans ces cas, on trouve chez l'enfant le diploccoque de FRANKEL. CHANTEMESSE et WIDAL, de leur côté, expérimentant sur des fœtus de femmes atteintes de fièvre typhoïde et sur des enfants nés pendant le cours d'une typhoïde maternelle, ont trouvé chez eux le microbe d'EBERTH. Point de doute, ces fœtus avaient succombé à la fièvre typhoïde contractée dans le sein de la mère. Est-on en droit de dire pour cela que la pneumonie et la fièvre typhoïde soient des affections héréditaires ?

Là réside, Messieurs, le nœud de la question. Si ce point est admis, inutile de poursuivre ce débat, l'hérédité existe réellement dans les affections microbiennes et ces affections rentrent dans le cadre de ce qu'on a appelé l'hérédité directe. Mais le débat ne saurait être ainsi étouffé.

Pourquoi dans certains cas les fœtus offrent-ils le microbe de FRANKEL et d'EBERTH, pour nous en tenir à ces exemples, et pourquoi dans d'autres cas la grossesse, malgré la pneumonie ou la typhoïde maternelle, évolue-t-elle sans que le fœtus ne soit atteint de pneumonie ni de fièvre typhoïde ?

Pour qu'un fœtus, Messieurs, contracte dans le sein de la mère une *maladie microbienne*, il faut, en dehors de l'unique cas de FRANKEL qui ne saurait infirmer une règle générale, que le microbe se trouve dans le sang maternel et que, d'autre part, le placenta soit altéré. Cette importante découverte a été faite par ARLOING, CORNEVIN et THOMAS ; elle a été confirmée par les recherches de STRAUSS et CHAMBERLAND et de KITT Toutes les fois que le placenta est sain, il oppose aux germes qui l'assaillent une *barrière infranchissable*.

Ce fait, qu'une porte d'entrée est nécessaire pour que le fœtus contracte le mal, est capital pour la thèse que nous défendons ; la chose vous saute sans nul doute aux yeux. Lorsqu'un individu est porteur d'une plaie et que le streptococcus erysipelatus, par exemple, envahit l'organisme par cette plaie, nous voyons tous dans cet acte une *contagion*. Lorsqu'un individu blessé contracte le tétanos, nous ne nous refusons pas à penser qu'il a pu être infecté et nous cherchons à déterminer quel a pu être le mode de contage.

Lorsqu'il nous plaît enfin d'introduire dans l'organisme d'un animal une certaine quantité de culture microbienne, lorque nous faisons, autrement dit, une inoculation hypodermique ou *intra-veineuse*, personne n'hésite, si la maladie apparaît chez le sujet inoculé, à voir en cela un phénomène de contagion.

Si une maladie contractée à la suite d'une inoculation intra-veineuse l'a été par *contagion*, il est difficile de dire *scientifiquement* que le fœtus qui l'a contractée par la voie placentaire, c'est-à-dire dans des conditions que nous pouvons considérer comme absolument identiques, n'a pas été contagionné. Le microbe ou virus est le même, les manifestations générales de la maladie sont les mêmes, le mode de pénétration est le même, pourquoi dire dans l'un de ces cas *contagion* et dans l'autre *hérédité directe* ? Il est, je pense, logique d'identifier les deux termes et de considérer comme synonymes la contagion congénitale et l'hérédité directe.

La tuberculose héréditaire, la lèpre dont on discute avec tant de chaleur l'hérédité ne sont dans ces conditions que des maladies absolument comparables aux autres maladies microbiennes : elles se transmettent de la mère ou du père par *contagion* congénitale. Je dis ou du père, Messieurs, car il semble pouvoir exister un autre mode de contagion congénitale dite la contagion *ovulaire*, dans laquelle il y a pénétration de l'ovule ou du spermatozoïde par les germes pathogènes.

Lorsque les germes ne tuent pas l'un ou l'autre, et que la conception a lieu, ils peuvent se développer et reproduire chez le fœtus ou l'enfant la maladie des procréateurs.

Là encore, Messieurs, nous ne dirons pas, hérédité directe, mais contagion, parce que l'ovule n'est pas modifié dans son essence, dans sa composition intime, comme on l'observe dans les cas d'intoxication profonde et invétérée des procréateurs (alcool par exemple), qu'il n'existe point de troubles spéciaux dans la fonction de certains organes par le fait de cette altération, qu'il se trouve seulement *envahi* à un moment donné par une substance ou un être qui lui est et lui restera parfaitement étranger.

IV

Influence banale de l'hérédité dans les maladies microbiennes à longue évolution.

Mais, peut-on objecter, les ovules et spermatozoïdes vivant au milieu des organes d'individus tuberculeux ou lépreux ne peuvent-ils avoir subi, avant leur rencontre même, une altération intime, assez profonde pour que le fœtus soit d'une façon ou d'une autre *héréditairement* influencé, toute idée de pénétration microbienne, c'est-à-dire de contagion congénitale, mise de côté?

Certes oui; et principalement chez les tuberculeux que cliniquement nous disons *avancés*. Mais dans ce cas, peut-on scientifiquement dire qu'il y ait *hérédité tuberculeuse*? La tuberculose ici n'agit-elle pas plutôt par les produits de ses microbes ou par les phénomènes de dénutrition qu'elle entraîne et ne peut-elle, dès lors, être assimilée aux intoxications banales, comme le saturnisme, par exemple, ou certaines maladies entraînant une dénutrition profonde? Cette idée, je crois, peut être admise et c'est en quoi se bornerait l'influence héréditaire des affections microbiennes graves et profondes. Cette influence n'est pas *spécifique*: elle est commune à toutes les affections graves et profondes de l'organisme; et si Parrot nous a décrit comme des rachitiques les enfants nés de parents syphilitiques, conta-

gion mise à part, il est facile d'établir que des enfants nés
de parents tuberculeux ou lépreux avancés — si la contagion
n'a pas existé — sont également des rachitiques. Est-il
même besoin de ces intoxications pathologiques pour
atteindre pareil but ? Non, Messieurs ; et il vous sera donné
d'observer, comme tous les cliniciens, semblables lésions
chez les enfants nés de parents ne présentant aucune sorte
d'intoxication. Je vous signalerai seulement en passant le
cas suivant : une femme cardiopathe avérée et très peu
albuminurique devient enceinte. Elle donne le jour à un
enfant rachitique atteint de malformations congénitales ; et,
dans ce cas, l'influence de l'urémie a été si faible pendant
la grossesse qu'elle ne saurait être invoquée comme cause
d'intoxication.

La question ainsi posée, la lutte entre les partisans de
la contagiosité et de l'hérédité devrait donc cesser à l'avantage absolu des contagionnistes. Le rôle de l'hérédité serait
très borné et banal.

Comment comprendre les maladies virulentes, la syphilis
par exemple ? Vous me permettrez, Messieurs, de réserver
la question, je veux m'en tenir aujourd'hui aux affections
franchement *microbiennes*. Un grand nombre d'affections
virulentes présentent pourtant avec les maladies microbiennes une telle analogie d'évolution, que nous ne devrons
pas nous étonner d'apprendre un jour que leur microbe
spécifique a été découvert. Aussi devez-vous m'excuser si
je prends parfois la liberté d'assimiler jusqu'à un certain
point les unes aux autres.

V

De l'immunisation.

Dans une maladie microbienne aiguë de la mère,
elle rend souvent le fœtus réfractaire à cette maladie:
elle ne crée donc pas une prédisposition à contracter la maladie.—
Le même phénomène se produit du fœtus à la mère.

Il importe d'analyser les observations cliniques par lesquelles des hommes extrêmement compétents ont pu

conclure à l'*hérédo*-tuberculose et l'*hérédo*-lèpre. Si nous négligions de les analyser, elles pourraient nous être opposées comme preuves de l'existence de l'hérédité dans les affections microbiennes. Avant d'essayer, non point de les détruire, mais de les interpréter dans le sens de la thèse que je soutiens, il est de toute importance que je vous fasse connaître, Messieurs, certains phénomènes accompagnant le développement des microbes *in vitro*, puis vous dire la réaction des produits des microbes sur l'organisme, car le tube où vous expérimentez étant tout particulier, étant *vivant*, ne saurait rester insensible au grand travail qui se passe en lui.

En science, Messieurs, il faut éviter avec un soin égal la partialité et la servilité des jugements. Il faut tout voir d'un œil indépendant et serein. On peut espérer avoir atteint la vérité, toutes les fois que l'interprétation est conforme à notre code pathologique et ne heurte violemment aucune des grandes lois de la physiologie pathologique.

Lorsque vous placez des microbes dans un bouillon de culture favorable, il se trouble plus ou moins rapidement; de ci et de là, vous voyez apparaître sous des formes variées les colonies microbiennes. Il se fait, au début, au sein de ce bouillon de culture un travail d'une grande intensité. Puis, à un moment donné, le travail diminue et cesse si les conditions de l'expérimentation ne sont point changées. Pourquoi cet arrêt dans le développement de la végétation microbienne ?

Le milieu de culture est-il devenu impropre par épuisement, c'est-à-dire par disparition des matériaux de nutrition? Ou bien les microbes ont-ils fabriqué des produits qui ont rendu ce milieu impropre à leur développement ?

Après de longues discussions et de nombreuses expériences, on a reconnu que ces deux causes agissaient *ensemble* pour arrêter la végétation microbienne. Vous savez en effet qu'à côté des *poisons*, des toxines, ptomaïnes, etc. que secrètent les microbes, ils produisent certains matériaux *solubles* qui ont une propriété éminemment intéressante et utile : celle de l'*immunisation*.

Eh ! bien, Messieurs, les mêmes phénomènes se passent dans l'organisme. Est-il envahi par le microbe, on constate une végétation luxuriante de ces infiniment petits correspondant au *stade de maladie*.

Lorsque leur développement a été trop intense pour un organisme trop faible, la maladie se termine par la mort. Si cet organisme est fort, il lutte contre les microbes et leurs produits toxiques. La substance immunisante a alors le temps de faire sentir son action. Dès lors les attaques des microbes diminuent de plus en plus de violence : la *convalescence* commence.

Tandis que les cadavres des microbes sont éliminés par les différents émonctoires de l'économie ; tandis que leurs produits toxiques sont rapidement chassés, l'action des produits immunisants des microbes, qu'on pourrait appeler les produits bienfaisants, persiste ; et l'individu, pour un temps plus ou moins long, est placé à l'abri de la même maladie : faits acquis à la science.

Mais me direz-vous, que devient en tout cela l'hérédité ? Messieurs, je n'ai commis aucune digression, nous sommes au cœur même de notre sujet, car il est impossible de s'expliquer le rôle de l'hérédité, si on se refuse à tenir compte de tous ces phénomènes patho-biologiques.

Vous n'ignorez pas, Messieurs, certains faits cliniques intéressants rapportés par d'éminents médecins. Prenons, par exemple, la variole, maladie contagieuse au premier chef.

Lorsque la femme enceinte contracte la variole, le fœtus peut mourir sans présenter aucun symptôme de variole par le seul fait de la dyscrasie infectieuse de la mère. Pour employer un langage plus simple, disons qu'il est empoisonné par les toxines de la mère, qui, grâce à leur solubilité, passent facilement de la mère au fœtus.

Dans d'autres cas, le fœtus contracte la maladie dans le sein de sa mère, autrement dit, il est *contagionné* par sa mère et la maladie se comporte de la même manière que chez l'adulte.

Mais remarquez, Messieurs, que le fœtus peut ne pas

contracter la maladie. MADGE a même vu le fait curieux suivant : une femme enceinte de deux fœtus contracte la variole, l'un des enfants est atteint de variole, l'autre ne présente aucune trace de pustule variolique.

S'il s'agissait d'hérédité et non de contagion, pareil fait se pourrait-il produire, les deux fœtus étant placés dans des conditions absolument identiques ?

Examinons le cas où la mère, atteinte de variole, a donné le jour à un enfant non variolisé. Que se passe-t-il ? Si on soumet ces enfants à la vaccination : *le plus souvent — ceci est un fait expérimental — ces enfants sont réfractaires à la vaccine* et traversent la période épidémique de variole sans contracter cette maladie. Qu'en conclure ? c'est que les produits immunisants solubles du sang maternel ont traversé le filtre placentaire et modifié les humeurs du fœtus dans un sens défavorable au développement de l'agent pathogène de la variole. *Cette immunisation dure un temps plus ou moins long.* Il importe pour vous de savoir que ce temps n'est pas *indéfini.*

Il est une maladie qui frappe les moutons, la *clavelée,* dont vous me permettrez de vous dire quelques mots. La clavelée est une maladie contagieuse. RICKERT a inoculé la clavelée à des brebis pleines : un certain nombre moururent ; les autres guérirent et conduisirent leur grossesse à terme...Pendant les 30 à 50 jours qui suivirent la mise-bas, des inoculations furent faites aux produits. *Tous furent réfractaires à la clavelée.* Inoculés, trois ans après, ces mêmes sujets, réfractaires au début, furent atteints de clavelée.

Il résulte donc bien clairement de ces expériences que lorsqu'une maladie générale microbienne existe chez la mère, le fœtus, lorsqu'il n'est pas contagionné dans le sein de la mère, est immunisé, devient réfractaire à cette maladie ; il n'a donc *aucune prédisposition du fait de la maladie de sa mère à contracter cette même maladie.* Ce fait est très important et vous verrez les déductions que nous en tirerons.

Il est d'autres faits intéressants, qui prouvent non seule-

ment l'action immunisante de la mère sur le fœtus, mais
aussi celle du fœtus sur la mère. Pour la syphilis, maladie
virulente, il semble bien démontré que le fœtus atteint, s'il
ne *contagionne* pas la mère, lui confère l'immunité : échan-
ge de bons procédés. Des expériences très démonstratives
ont été faites pour le charbon, maladie *microbienne*, par
LINGARD. Des fœtus de lapins ont été inoculés dans le sein
de leurs mères. Celles-ci, lorsqu'elles n'ont pas été conta-
gionnées par le fœtus sont devenues réfractaires au charbon pendant huit mois. Il semble donc, d'après les faits
que je viens de vous citer, que les choses se passent de
même, qu'il s'agisse de maladies virulentes ou microbiennes.

VI

**Si pour les maladies microbiennes aiguës on admet la contagion
et l'immunité, pourquoi déclarer l'hérédité et la prédisposition héréditaire dans les affections également microbiennes mais à évolution plus longue?**

Passons maintenant à deux affections *microbiennes* malheureusement trop communes : la tuberculose et la lèpre ;
et tâchons de les interpréter dans le sens de notre théorie.
Lorsqu'il s'agit de ces deux affections, on vous déclare péremptoirement qu'elles sont : 1° héréditaires; 2° que les enfants nés de parents tuberculeux ou lépreux ont une prédisposition très marquée à contracter ces maladies.

D'après ce que je viens d'énoncer, vous voyez qu'il y a
là une *contradiction flagrante.*

Les microbes ne peuvent, dans certains cas, produire
l'immunité et, dans d'autres, donner une prédisposition à
contracter la maladie. Comme tout dans la nature, ils sont
soumis à certaines lois générales auxquelles ils doivent
obéir coûte que coûte. L'expérimentation ayant déterminé
ces lois, notre raisonnement n'a point le droit de les violer.

Ces croyances pourtant, émises par de grands sa-
vants, n'ont point été formulées au hasard. Elle sont, pour
ainsi dire, la consécration de très nombreuses observations.

Elles ont pour base la clinique ; aussi ont-elles une très grande importance. Mais elles ont un tort. Elles sont vieilles et formulées bien avant la découverte de la doctrine microbienne : elles n'en ont point encore subi le contrôle sévère. Il importe de voir, cette découverte ayant révolutionné le monde médical, si elles se concilient avec les données actuelles et les lois de la bactériologie. Or, de par ces lois, il est très difficile de concevoir qu'une affection microbienne puisse être *scientifiquement* héréditaire. Pour que l'hérédité dans ces sortes d'affections fût réelle, il faudrait qu'un organisme infantile pût, par le fait des modifications et altérations intimes de ses cellules par la maladie des procréateurs, *fabriquer des microbes* capables de reproduire la même maladie, comme on voit les descendants des asthmatiques, des névrosés, des alcooliques, des saturnins, fabriquer l'asthme, la névrose, et des affections diverses du système nerveux. Or, ce serait *le renversement de toutes les idées actuellement adoptées.*

J'ai dit plus haut à quoi se borne l'hérédité dans les affections microbiennes et montré que l'hérédité directe n'est que de la contagion. Pour ce qui est de la prédisposition de l'enfant à contracter la maladie des procréateurs, elle est en contradiction formelle avec certaines lois de la bactériologie, et principalement l'immunisation du fœtus, dans les cas de maladie contagieuse de la mère. Aussi, selon nous, il n'existe et ne peut exister de prédisposition à contracter la maladie des parents.

<h2 style="text-align:center">VII</h2>

Cliniquement la prédisposition semble bien exister — Interprétation de cette pseudo-prédisposition par la théorie de la contagion congénitale et de l'immunisation dans les affections microbiennes à longue évolution.

Cependant, d'après de nombreuses observations recueillies par des médecins d'une compétence indéniable, il est absolument avéré que les enfants de tuberculeux arrivent parfois au monde avec des lésions non douteuses de tu-

berculose, que ceux qui paraissent sains, meurent souvent
dans le cours des 2 ou 3 premières années du fait de la
tuberculose; (méningite, entérite, carreau, broncho-pneumonie, etc. etc.); que, chez d'autres, on voit se développer la
tuberculose locale ou pulmonaire avec une fréquence déplorable entre l'âge de 5 à 13 ans D'autres enfin atteignent
l'âge adulte avant d'être frappés de cette maladie. Peut-on
interpréter ces faits d'une façon satisfaisante d'après notre
théorie ? Je crois pouvoir répondre par l'affirmative et dire
que la théorie de la *contagion* congénitale, combinée à celle
de l'immunisation, rend très-bien compte des *époques variées* d'apparition de ces maladies.

Mais il faut vous rappeler d'une façon générale que si
l'immunisation existe, elle peut, dans certains cas, pour
des raisons que personne jusqu'à présent n'a déterminées,
être si *faible* que son action se fait à peine sentir; preuve
les expériences de CHAMBERLENT et de BURCKARD, dans
lesquelles la vaccination *réussit* chez un certain nombre
d'enfants de varioleux et *ne réussit* pas chez d'autres.

Il faut se rappeler aussi que l'immunisation n'a pas une
durée indéfinie (expérience de RICKERT avec la clavelée).
Ces données expérimentales nous permettent de concevoir
*toute une gamme dans l'intensité et la durée de l'immunisa-
tion.*

Tenons-nous en seulement à la tuberculose comme exemple, bien que d'après nous, cette théorie soit applicable à la
lèpre, à la syphilis, etc. etc.

Deux cas peuvent se présenter.

Le fœtus a pu contracter la maladie du père, le sperme
des tuberculeux pouvant contenir *des bacilles* (LANDOUZY
et MARTIN, WEIGERT, JANI, BOZZOLO-NIEPCE — Expériences de BAUMGARTEN); cela, Messieurs, c'est de la *contagion ovulaire* et non de l'hérédité, comme je crois l'avoir
bien établi devant vous. Le fœtus a pu d'autre part contracter la maladie du fait de la mère par la voie placentaire.
C'est encore de la contagion et non de l'hérédité : *contagion congénitale.*

L'ovule dans le premier cas — tuberculose d'origine

paternelle — va pouvoir peut-être se développer ; et l'embryon puis le fœtus porteront en eux des *germes* de la tuberculose. Ces germes pourront se trouver en *un point quelconque de l'organisme*.

Si la tuberculose est d'origine maternelle, le fait a été prouvé par de nombreuses expériences, c'est le foie *primitivement* qui sera le siège des lésions tuberculeuses, parceque les bacilles pénètrent dans le fœtus par la veine ombilicale.

Que sera dans l'un et l'autre cas l'effet de l'immunisation *dont il faut toujours tenir compte?* Elle peut dans le cas d'une contagion d'origine paternelle être *très faible* ou *nulle*.

Nous sommes en droit d'émettre cette proposition.

En effet, d'après une étude très intéressante de M. le Dr PAUL REMLINGER, (annales de l'Institut PASTEUR, 1899), il semble que le père soit incapable de jouer un rôle dans la transmission de l'immunité contre le bacille d'EBERTH. Ces résultats concordent avec ceux d'EHRLICH et de VAILLARD pour le tétanos, le charbon, le choléra et le vibrion avicide. Ils contrastent avec ceux qui ont été obtenus par CHARRIN et GLEY avec le bacille pyocyanique.

Mais, si la mère est tuberculeuse, cette action immunisante, d'après des lois que je vous ai signalées plus haut, se fera *certainement* sentir, mais avec une *intensité plus ou moins grande*, ainsi que le prouvent de nombreux faits cliniques.

VIII

Lorsque la contagion congénitale a eu lieu, l'affection se manifestera cliniquement chez l'enfant plus ou moins rapidement suivant l'intensité ou la durée de l'immunisation.

Les enfants peuvent donc naître : 1° sans immunisation, (le liquide séminifère donne-t-il l'immunité ?); 2° avec une immunisation moyenne ; 3° avec une immunisation forte. Que l'immunisation soit *nulle* ou à peu près, le fœtus qui a été *contagionné* dans le sein de sa mère *naît* avec des germes, *des bacilles tuberculeux*, — fait démontré par MM.

Landouzy et Martin, Birsch-Herschfeld et Schmord—
qui peuvent se développer avec une rapidité effrayante,
ainsi qu'on le constate dans nombre d'observations cliniques. On a donc l'explication de ces faits, qui semblaient
quelque peu dérouter le raisonnement.

Mais si *l'immunisation existe,* et que la *contagion aussi se
soit produite congénitalement,* une lutte s'établira entre le
fœtus immunisé et les germes qu'il renferme ; et cette lutte
pourra être plus ou moins longue, suivant le degré, suivant
l'intensité de l'immunisation. Ainsi peut-on comprendre
dans les cas d'immunisation peu intense, coïncidant avec
la contagion congénitale, la mort par tuberculose dans les
deux ou trois premières années de l'existence.

Si l'immunisation a été *forte* — tout ceci n'est point hypothèse puisque le fait a été expérimentalement prouvé —
le fœtus résistera beaucoup plus longtemps, l'immunisation neutralisant les microbes sans pourtant les tuer, et
leur créant un terrain peu favorable à leur pullulation.
Mais l'immunisation,—ce fait est bien acquis à la science,—
s'épuise peu à peu, tandis que la clinique nous montre que
les microbes dans l'organisme résistent longtemps. Au fur
et à mesure que l'immunisation va diminuer d'intensité,
l'action des microbes se fera sentir ; d'où, ainsi que nous
l'observons en clinique, *apparition plus ou moins tardive*
de tuberculoses, les unes locales : tuberculoses chirurgicales, les autres viscérales : tuberculoses médicales.

Et ces tuberculoses se développeront alors, *l'immunité
ayant disparu.* avec d'autant plus de facilité qu'ils trouvent
un *bon* terrain, non point un terrain *prédisposé,* je crois
avoir prouvé le contraire ; mais un bon terrain dans ce
sens que l'enfant étant né de parents malades est atteint
d'une faiblesse héréditaire favorable au développement de
toutes les maladies microbiennes *quelconques.*

Baumgarten, Messieurs, avait noté ce fait que les tissus
du fœtus et du nouveau-né de parents tuberculeux *oppo-
saient une résistance considérable à l'agent infectieux tuberculeux;* mais il donne à ce sujet une explication qui ne
satisfait pas absolument l'esprit ; il admet que les bacilles

peuvent séjourner, sans amener d'accident, dans les ganglions et la moelle des os et que plus tard (tuberculose tardive) sous l'influence d'une « cause occasionnelle, une inflammation ou un traumatisme, les tissus diminueraient de vitalité et se laisseraient attaquer par les microbes. » Or la tuberculose tardive se développe souvent sans cause appréciable...

La théorie que je propose, Messieurs, me paraît meilleure, car elle permet de s'expliquer tous les cas indistinctement : elle se concilie admirablement avec la doctrine microbienne et l'immunisation; elle rend même compte du mode d'action curative de certains sérums qui *n'auraient d'autre effet que de prolonger ou redonner l'immunité aux sujets tuberculeux.*

IX.

**Si la contagion n'a pas eu lieu congénitalement,
l'enfant immunisé, loin d'avoir une prédisposition à contracter
la maladie, sera à l'abri de cette maladie.**

Il est un cas, Messieurs, qui peut se produire et que la clinique a noté avec soin. Des enfants issus d'une mère tuberculeuse peuvent ne présenter à aucun moment de leur existence de trace de tuberculose. Ce fait doit-il maintenant vous étonner ? Evidemment non ; puisque, d'après la théorie que je vous ai exposée, la tuberculose n'est pas une maladie héréditaire.

Si le fœtus n'a pas été *contagionné* dans le sein de la mère, il n'a aucune raison d'être tuberculeux ; il a même certaines raisons, de ne l'être pas, à cause de l'immunisation dont il peut avoir été l'objet. Mais qu'on prenne bien garde, car sa faiblesse héréditaire le prédispose à contracter *toutes* les maladies microbiennes; et s'il n'est point soumis à un régime des plus fortifiants, il court risque de les contracter par contagion, sans excepter la tuberculose même, *lorsque la période d'immunisation aura disparu.* Vous voyez, Messieurs, les conséquences qu'on peut tirer de cette théorie au point de vue du régime à faire suivre aux issus de tuberculeux.

Mais on ignoré quand un enfant né de parents tuberculeux a été contagionné dans le sein de sa mère. Qu'importe? On devrait, d'après ma théorie, relever constamment
l'état général, *favoriser l'immunisation, la prolonger* en faisant à tout enfant né de parents tuberculeux, des *injections
préventives* de sérum anti-tuberculeux, dont la fréquence
et la dose seraient à déterminer expérimentalement, la
durée de l'immunisation tuberculeuse n'étant point encore
connue. Au bout d'un temps relativement court, on pourrait par la statistique comparée se rendre compte de l'effet
de ces injections préventives sur les issus de tuberculeux.
L'expérience réussissant, que d'existences utiles n'arrive-
rait-on pas à préserver !

X.

De la prédisposition pathologique sautée.

Mais comment, me direz-vous, expliquer ces cas d'hérédité sautée, dans lesquels les descendants directs des
tuberculeux ou des lépreux ne présentent aucune manifestation tuberculeuse ou lépreuse, tandis qu'au contraire
les êtres qu'ils procréent peuvent devenir tuberculeux ou
lépreux? On ne manquera certes point de dire que ces individus tuberculisables ou léprosables avaient une tendance, une prédisposition héréditaire à reproduire la maladie des grands parents par suite des modifications histo-
chimiques des éléments constitutifs de leur organisme.

Ce raisonnement, appuyé sur des faits cliniques, a certes
sa valeur. Cependaint certains faits également cliniques
s'élèvent contre lui. On a remarqué que les individus qui
ont eu la variole, lorsqu'ils contractent *de nouveau*, plus ou
moins longtemps après, la même maladie ne sont frappés
que d'une manière bénigne.

Si le fait d'une maladie antérieure chez un individu, la
période d'immunisation ayant disparu, rend l'organisme
mieux préparé et plus résistant contre la même maladie,
on s'explique mal qu'une maladie qui a existé chez les
procréateurs rende au contraire l'organisme du procréé

plus disposé à *reproduire* cette maladie. Et ce que je dis pour la variole a été observé dans nombre de maladies microbiennes, entre autres la fièvre typhoïde.

La question de la prédisposition héréditaire pathologique sautée n'est pas établie sur des preuves assez convaincantes pour être considérée comme un dogme. Il existe peut-être certaines conditions spéciales de contagion auxquelles ont pu échapper les descendants directs non contagionnés *in utero* et fortement immunisés, — faiblesse congénitale, habitat, milieu, fréquentations, etc.,— devant lesquelles succomberont ceux qu'à leur tour ils procréeront, parce que ceux ci ne jouissent plus de l'immunité. La durée d'évolution d'une maladie peut-elle dans un cas produire *une résistance* contre *une maladie* et dans un autre cas *une prédisposition plus grande* à la contracter? Cela n'est pas probable. Il est raisonnable de penser que si une maladie de courte durée, passagère, suffit à créer un milieu plus résistant, une maladie plus longue aura dans *le même sens* une action plus profonde, plus décisive.

Messieurs, je me suis appesanti beaucoup sur la tuberculose, parce que c'est une des maladies les mieux étudiées, celle sur laquelle les recherches bactériologiques et l'étude clinique me permettaient le mieux d'asseoir ma théorie. Mais vous devez comprendre que ce que j'ai dit plus haut s'applique à *toutes les maladies microbiennes*, entre autres la lèpre, et peut-être aussi à cette maladie virulente parfois si redoutable en ses effets, la syphilis. Aussi, les conclusions que je vais tirer de cette étude, s'appliquent-elles à toutes les maladies microbiennes graves et profondes, et même à certaines maladies *jusqu'à présent* dites virulentes.

XI.

Essai d'une définition de l'hérédité d'après les données de la bactériologie.

Avant de les énoncer, efforçons-nous de donner de l'hérédité une définition telle qu'elle ne puisse être confondue avec *la contagion congénitale.*

L'hérédité est la faculté pour l'être procréé de reproduire par le fait de l'agencement, de la forme et de la disposition des éléments constitutifs de son corps, les caractères, attributs et propriétés des ascendants au point de vue physique et physiologique ; de reproduire, par suite de modifications ou d'altérations intimes de ces éléments constitutifs, certaines affections non microbiennes, d'ordre nerveux, circulatoire, sécrétoire ou excrétoire qui existaient chez les procréateurs ; de contracter enfin *post-partum*, par suite de troubles de nutrition de ces éléments constitutifs, certaines maladies microbiennes dont les parents n'ont point souffert ou dont ils ont souffert, lorsque la période d'immunité a disparu chez le procréé.

XII

Conclusions.

1º La lèpre, la tuberculose, et les maladies microbiennes en général ne sont point des affections héréditaires.

2º Le fœtus peut être contagionné dans le sein de sa mère : 1º par une invasion microbienne de l'ovule (?) ou du sperme ; 2º par la voie placentaire dans des conditions bien déterminées.

3º Ces deux modes de contage peuvent *en imposer* pour une transmission héréditaire.

4º La doctrine microbienne est incompatible avec la théorie de l'hérédité.

5º L'opinion basée sur la clinique que les enfants, issus de parents atteints d'affections microbiennes, ont une *prédisposition* à contracter la maladie des procréateurs, semble en contradiction avec la doctrine microbienne.

6º Les affections microbiennes à longue évolution n'ont qu'une influence héréditaire banale, c'est-à-dire qu'elles mettent l'organisme de l'être procréé dans un état de *lotus minoris resistentiæ*.

La lèpre, pour être contagieuse, ne l'est pas autant que d'autres maladies. J'ai connu *en France*, en 1879, des enfants et une famille tout entière vivant avec une lépreuse — forme tuberculeuse ulcérée — mangeant avec elle, l'embrassant, couchant même dans son lit, qui ne contractèrent pas la maladie.

Il semble qu'en dehors des modes de contage habituellement cités, certaines conditions spéciales président à la contagion.

Parmi ces dernières, je pense que les insectes jouent un rôle très grand. Les puces, les punaises, les mouches, de l'avis de quelques auteurs, dont je partage l'opinion, pourraient fort bien transmettre la maladie. Cependant de tous les insectes, les moustiques, mieux armés pour le faire, semblent jouer un rôle prépondérant. Je ne puis expliquer que par la transmission par les moustiques certaines *épidémies de quartier* qu'il m'a été donné d'observer à Port-au-Prince.

N'est-ce pas ainsi qu'il faut également interpréter ces cas bien réels de contagion de la lèpre par les logements, dont j'ai moi-même publié dans la LANTERNE MÉDICALE un très bel exemple ? L'hypothèse est des plus alléchantes.

FILARIOSE

PAR

MM. les Docteurs VICTOR BOYER, GASTON DALENCOUR
Anciens Assistants en Médecine et en Chirurgie de la Polyclinique-PÉAN

HOMMAGE DE RECONNAISSANCE

A LEUR SAVANT MAITRE ET CONFRÈRE

Léon AUDAIN d'Haïti,

Ancien interne en Médecine et en Chirurgie des Hôpitaux de Paris,
Doyen de la Polyclinique-PÉAN,
Directeur de l'École Nationale de Médecine et de Pharmacie.

CHAPITRE XII.

FILARIOSE.

Définition. — Nous réservons le nom de filariose à une maladie endémique et parasitaire, propre aux habitants des pays chauds, se manifestant par un ensemble de phénomènes pathologiques divers et variés, accompagnée d'un état général plus ou moins léger, et reconnaissant pour cause l'obstruction des ganglions lymphatiques, l'inflammation et la dilatation des vaisseaux capillaires et lymphatiques par la *filaria sanguinis hominis*.

Historique de la filaire. — Avant la deuxième moitié du dix-neuvième siècle, on n'avait aucune donnée sur la filaire. Le chirurgien français DEMARQUAY eut le premier, en 1863, l'honneur de découvrir l'animal adulte en étudiant, à l'aide du microscope, le liquide chyleux d'une hydrocèle.

Dès ce moment, la curiosité des auteurs exerçant la médecine dans les colonies mise en éveil, les travaux se multiplièrent. SALISBURY, dans un mémoire paru en 1863, donna à cette filaire le nom de *trichina cystica*; LEWIS, en 1872, l'ayant rencontrée dans le sang humain, la dénomma *filaria sanguinis hominis* (filaire du sang humain). C'est sous ce nom que la majorité des auteurs désigne actuellement la filaire. La filaire du sang a d'autres synonymies : *filaria sanguinis hominis ægyptiaca* (SONSINO) 1874; *filaria dermathemica* (da SYLVA ARANGO) 1875; *filaria bancrofti* (COBBOLD) 1877 ; *filaria sanguinis hominis nocturna* (MANSON) 1891.

LEWIS eut aussi le mérite d'attirer l'attention sur le fait suivant, savoir que toutes les fois qu'on rencontrait la filaire dans le corps de l'homme, on observait également des accidents pathologiques presque toujours les mêmes, tels que la chylurie, l'hémato-chylurie, etc; et établit les rapports de cause à effet qui existaient entre la présence du parasite et les troubles pathologiques observés.

Jusqu'en 1872, les moyens d'investigation dont on disposait ne permettaient pas de déceler la présence des embryons dans le sang. Mais on pensait, depuis lors, que l'existence du ver adulte dans le sang était chose possible et cette hypothèse ne tarda pas à se vérifier quelques années plus tard, grâce aux travaux de BANCROFT, LEWIS, da SYLVA ARANGO, LIMA et PATRICK MANSON.

La filaire est un helminthe de la classe des nématodes. Le mâle a une longueur de 0m.083 et est large de 0m.004 « Il a l'extrémité postérieure roulée en spirale et possède deux paires de papilles pré-anales, deux paires de papilles post-anales et deux spicules inégaux. » La femelle est beaucoup plus grande que le mâle. Elle mesure jusqu'à 0.15^{ctm} et demi de long et 0m. 007 de large. La femelle possède un appareil génital et la vulve est située à 0.002^{mm} 5 de son extrémité antérieure. La viviparité est le mode de reproduction de la femelle qui « est exceptionnellement ovipare. »

Les œufs vus sur le champ du microscope ont un diamètre variant de 30 à 35 m. et les embryons ont de 7 à 11 m. Disons, dès maintenant, qu'on rencontre les œufs et les embryons dans les vaisseaux lymphatiques. Les ganglions lymphatiques ne sont pas perméables pour les œufs. Ceux-ci restent en amont des ganglions (ZUNE), tandis que les embryons d'un diamètre plus petit les traversent avec la plus grande aisance.

Ces derniers détails ont une grande importance au point de vue de la pathogénie et de l'étiologie de cette affection et de l'explication des troubles pathologiques observés dans la filariose.

La filaire à l'état adulte se rencontre dans le sang, les vaisseaux lymphatiques, les abcès des varices lymphatiques. Elle est douée d'une grande agilité et accomplit des migrations d'un point à un autre. FIGUEIRA de SABRIA a découvert la filaire dans la cavité du ventricule gauche.

La *filaria sanguinis hominis* peut vivre longtemps dans le corps de l'homme. On ignore jusqu'à ce jour la façon dont elle se comporte « depuis son arrivée dans l'intestin jusqu'au moment où elle échoue dans l'appareil lymphatique. » Il n'a pas été possible non plus de préciser en quel point elle atteint l'âge adulte et s'accouple. Pour ce qui est du temps écoulé entre l'arrivée de la filaire dans le sang et l'apparition des premiers désordres pathologiques, les auteurs le font varier entre neuf et dix-huit mois. Cependant cette opinion ne repose sur aucune base solide et il convient de garder ici certaines réserves.

La quantité de larves trouvées dans le sang peut être évaluée à 140 000. Il faut les chercher la nuit plutôt que le jour. Pendant l'état de veille de leur hôte, les larves vont prendre gîte dans les gros vaisseaux et la nuit émigrent vers la périphérie pour venir se loger dans les capillaires de la peau.

M. Linstow, cité par Moniez, explique de la façon suivante cette particularité intéressante de l'histoire de la filaire. « A mon sens, dit-il, cette périodicité est due à ce que, pendant le sommeil, les vaisseaux capillaires de la peau se relâchent un peu et deviennent plus larges, tandis que, à l'état de veille, leur tonus plus élevé les rend plus étroits ; les filaires plus volumineuses que les hématies ne peuvent plus circuler dans ces vaisseaux étroits et vont dans les ramifications plus larges, dans la profondeur de la peau ». Cette théorie est vérifiée par le fait suivant, qu'on « peut intervertir à volonté leur présence dans le sang en faisant dormir pendant le jour et inversement les sujets en expérience ». Et d'ailleurs, ce qui s'observe pour la *filaria sanguinis hominis* est en tout comparable à ce qui se produit pour la *filaria immitis* du chien.

Quels sont les moyens de transmission de la filaire?

Il est généralement admis que l'infection de l'organisme humain par la filaire se fait d'une façon indirecte à la faveur d'un hôte intermédiaire qui est le moustique.

Voici en résumé comment les zoologistes expliquent cette transmission. La femelle du moustique, genre culex, vient piquer la nuit un individu filarien. A cette heure, on l'a vu, les embryons et les larves de la *filaria sanguinis* changent d'hôtellerie et émigrent vers la périphérie. Le moustique en suçant le sang de l'individu malade ingurgite les jeunes filaires qui s'y trouvent contenues. Tout récemment, ces embryons ont été retrouvés dans l'estomac et la trompe du moustique. Ils y subissent certaines modifications et se transforment en adultes. Les moustiques, ne vivant pas longtemps, meurent quelques jours plus tard, après leur ponte. Et quand leurs cadavres ont été détruits par la putréfaction, les filaires adultes, mises en liberté dans l'eau, passent, si cette eau est ingérée, dans le tube digestif. Le moustique, dans ce cas, joue un rôle tout à fait passif et n'est pour ainsi dire qu'un hôte intermédiaire.

Certains auteurs cependant, parce que la filaire adulte a été découverte dans la trompe du moustique, essayent de créer et de vulgariser la théorie de l'infection cutanée par les piqûres de moustiques. Dans l'esprit de ces auteurs, il existe une certaine analogie, entre le mode de transmission de l'hématozoaire de LAVERAN et celui de la *filaria sanguinis hominis*. En tous cas, les phénomènes morphologiques observés chez la filaire et l'hématozoaire de LAVERAN diffèrent totalement, et il ne nous semble pas que la vérité soit du côté des partisans de cette théorie M. PIERRE SÉBILEAU, qui s'est inspiré sans nul doute des derniers travaux parus sur l'histoire naturelle de la filaire, croit à son tour que les moustiques jouent un rôle considérable et actif dans la propagation de la filariose.

Cette opinion du Professeur SÉBILEAU a, pensons-nous, le tort d'être trop absolue. Tout n'est pas encore dit sur les rapports de la filariose et du moustique. Seules les données expérimentales permettront dans la suite de formuler une opinion juste et exacte. Nous jugeons prudent de faire ces réserves. MYERS a fait une série d'expériences afin d'établir avec clarté les rapports de la filaire et du moustique et les résultats sont restés négatifs. Il convient donc, dans l'intérêt de la vérité scientifique, de se garder d'affirmations par trop catégoriques.

Mr SÉBILEAU, voulant expliquer d'après cette théorie la pathogénie de la filariose, dit « qu'elle (la filaire) s'attache aux jambes des individus qui traversent les marais et les rivières pour pénétrer par effraction dans les tissus et cheminer ensuite jusque dans les lymphatiques. »

Cette théorie maremmatique ne repose sur aucune base sérieuse et tombe devant les objections suivantes :

1º) L'on sait que la filaire adulte ne vit pas plus de deux heures dans l'eau. Cette courte durée de son existence aquatique diminue de beaucoup les chances possibles par ce mode de transmission.

2º) Les victimes de la filaire se recrutent, en proportions égales, tant parmi les individus qui travaillent dans les marais, que parmi ceux qui vivent loin des marais.

3º) Si la filaire pénétrait dans la jambe par effraction des tissus (c'est l'objection la plus importante), pourquoi la tendance à la généralisation de celte maladie ne serait-elle pas plus grande?

En d'autres termes, pourquoi la localisation de la filariose n'offrirait-elle pas une plus grande variété au point de vue lopographique?

La filariose génitale est la *manifestation la plus commune* et la plus intéressante de la filariose. C'est un fait clinique qui, dans le débat, a une grande valeur. Il ne suffit pas de constater que les manifestations génitales de la filariose présentent la plus grande fréquence. Il faut bien se dire aussi que ce n'est pas par *un effet du hasard* que les choses se passent ainsi. Il y a sans doute une raison causale, d'ordre anatomique, qui les dirige et les explique. La théorie de l'infection cutanée, soit par *piqûre de moustiques* comme dans l'impaludisme, soit par *pénétration directe* du parasite par effraction de la peau ne concorde pas non plus avec la clinique.

Si l'opinion de Mr Sébileau était bien fondée, les lymphangites filariennes des membres inférieurs, par leur fréquence, auraient tenu le record. Mais Mr Sébileau sait comme nous que toutes les lymphangites des membres inférieurs ne sont pas d'origine filarienne; et qu'au contraire, toutes les proportions gardées, la lymphangite filarienne des membres inférieurs est plutôt rare.

Dans l'état actuel de la science, aucune théorie ne satisfait plus l'esprit que celle de l'infection de l'organisme par *l'eau de boisson.*

M^r le Dr LÉON AUDAIN (d'Haïti) à qui revient l'honneur d'avoir jeté une vive lumière sur l'histoire clinique de la filariose, n'a pas moins éclairé d'un jour nouveau cette question si intéressante de la pathogénie de la filariose. Sa théorie, à notre avis, est la meilleure et en même temps la plus explicite. Elle prévaudra longtemps encore, sa conception ayant pour base l'observation, l'anatomie et la clinique.

Aussi, reproduisons-nous tout au long, pour ne pas diminuer l'intérêt du travail, son étude parue dans la LANTERNE MÉDICALE du mois de juin 1900 avec le titre de « Contribution au chapitre de l'étiologie de la filariose. »

« Nous pensons que la théorie de la pénétration par
« l'eau ou par les aliments est fort soutenable; nous disons
« les aliments, parce que si le moustique aime en effet à
« mourir près de l'eau, il n'en tombe pas moins là où la
« mort le surprend, témoins les nombreux cadavres de
« moustiques qu'on découvre parfois dans les chambres à
« coucher.

« Le fait que la filaire ne peut vivre plus de deux heures
« dans l'eau peut-il être invoqué contre la théorie aquati-
« que de la transmission de la filariose? Évidemment non,
« car si les filaires avaient la propriété de vivre longtemps
« dans l'eau, pas un individu dans les pays à filariose
« n'échapperait à leur atteinte. La filariose probablement
« ne se généralise pas dans ces pays, parce que les causes
« de destruction de ces milliards de larves sont nom-
« breuses et qu'il faut que l'eau ait été bue dans les con-
« ditions voulues pour que l'ingestion se fasse d'une filaire
« vivante. Il est une loi générale qui domine l'histoire na-
« turelle. Plus une espèce rencontre d'obstacles à son dé-
« veloppement, plus elle produit: autrement l'espèce dis-
« paraîtrait. Si la filaire adulte a la précaution d'émettre
« en nombre si formidable les larves que nous constatons
« dans le sang, n'est-il pas probable que c'est justement

« parce que les causes de destruction sont nombreuses et
« que l'une d'elles est sans conteste la rapidité de sa mort
« dans l'eau".

« La théorie de la transmission cutanée a contre elle le
« peu de tendance à la généralisation de la filariose même
« dans les pays où cette affection est endémique.

« Réfléchissez avec quelle rapidité se ferait la dissémi-
« nation de cette maladie, s'il suffisait qu'un moustique
« filarien piquât un individu pour que celui-ci le devînt à
« à son tour !

« Les moustiques sont légions et…ils piquent beaucoup !

« D'autre part, la clinique qu'il ne faut jamais perdre
« de vue n'est guère en faveur de la théorie cutanée. Elle
« préfère de beaucoup la théorie aquatique ou alimentaire.

« Passons en revue les régions qui sont le plus souvent
« le siège des manifestations de la filariose : les mem-
« bres inférieurs, la vessie, le scrotum et la verge, les
« testicules. Rarement nous est-il donné d'observer un
« abcès que nous disons d'origine filarienne dans une
« autre région. Remarquez que certains groupes ganglion-
« naires bien définis répondent à ces régions ou organes.
« Pour les membres inférieurs, la verge et le scrotum, le
« groupe des ganglions inguinaux et pelviens ; pour la
« vessie et les testicules, le groupe des ganglions lom-
« baires.

« Il semble bien prouvé, depuis surtout les recherches
« de MANSON, que les manifestations filariennes ont pour
« cause l'obstruction ganglionnaire ou du moins une cer-
« taine gêne de la circulation lymphatique par suite de cer-
« taines altérations anatomo-pathologiques ganglionnaires
« dues à la présence de la filaire.

« Nous voyons souvent des individus atteints ou non
« d'éléphantiasis des membres (car l'éléphantiasis n'est
« pas fatalement d'origine filarienne) présenter des adéno-
« lymphocèles inguino-crurales plus ou moins considéra-
« bles ; on a trouvé les ganglions pelviens et lombaires fré-
« quemment altérés dans les autopsies d'individus atteints
« de manifestations vésicales de la filariose. On trouvera

« des altérations des ganglions correspondant au groupe
« des lymphatiques testiculaires, lorsqu'on aura occasion
« d'autopsier un individu atteint de manifestation filarienne
« du testicule.

« Pourquoi ne voyons-nous pour ainsi dire jamais d'adéno-
« lymphocèle cervicale ou très rarement l'adénopathie
« axillaire d'origine filarienne, pour ne citer que les groupes
« importants ?

« Si la filaire était déposée simplement par le moustique
« à la surface du derme, ne semble-t-il pas logique de
« penser qu'elle gagnerait le groupe ganglionnaire de la
« région où elle aurait été déposée? Autrement dit, si la
« théorie cutanée était vraie, ne constaterait-on pas aussi
« souvent des adéno-lymphocèles cervicales et axillaires
« et des lymphangiectasies de la tête et du bras qu'on les
« voit aux membres inférieurs, à la vessie, à la verge, au
« scrotum et aux testicules? Les moustiques ne dédaignent
« ni la tête ni le bras.

« Pourquoi cette différence si remarquable entre les dif-
« férents groupes ganglionnaires?

« Voyons un peu si l'anatomie peut nous éclairer à ce
« sujet.

« 1° Les lymphatiques de l'anus contournent le bord in-
« terne de la cuisse et aboutissent aux ganglions supérieurs
« et internes du pli de l'aine.

« 2° Les lymphatiques des organes génitaux externes se
« rendent aux ganglions supéro-internes du pli de l'aine.

« 3° Aux ganglions pelviens aboutissent une multitude
« de vaisseaux lymphatiques, entre autres des lymphatiques
« viscéraux provenant du rectum et de la vessie.

« 4° Aux ganglions abdominaux ou lombo-aortiques
« aboutissent : 1° les lymphatiques des ganglions iliaques
« externes et des ganglions pelviens; 2° les lymphatiques
« spermatiques; 3° les lymphatiques de l'intestin grêle; 4°
« les lymphatiques du gros intestin; 5° les lymphatiques
« de l'estomac.

« Il se trouve donc que les groupes ganglionnaires dont
« l'obstruction par la filaire amène les manifestations fila-

« riennes les plus communes se trouvent toujours en con-
« nexion lymphatique avec le tube digestif. Est-ce l'effet du
« hasard? Que la petite filaire, introduite dans le tube di-
« gestif par l'eau ou les aliments, s'engage dans les lym-
« phatiques de l'estomac, de l'intestin grêle ou du gros in-
« testin; c'est vers le groupe des ganglions lombaires
« qu'elle voguera, c'est dans ce groupe qu'elle élira domi-
« cile, déterminant une gêne circulatoire et des lymphan-
« giectasies qui, cliniquement, se traduiront un jour par des
« manifestations filariennes vésicales avec les poussées si
« curieuses de chylurie ou d'hémato-chylurie. Si son action
« se porte sur le groupe des ganglions où aboutissent les
« lymphatiques spermatiques, vous assisterez au tableau
« clinique de la filariose génitale : colique filarienne, va-
« ricocèle lymphatique, manifestation testiculaire de la
« filariose, hydrocèle chyleuse.

« Si cette petite filaire ne se résoud que tardivement à
« quitter le tube digestif, elle peut du rectum se porter avec
« l'aisance la plus grande, vers le groupe des ganglions
« pelviens et agir encore sur la vessie dont les lymphatiques
« aboutissent aussi à ce groupe ganglionnaire.

« Supposez enfin qu'elle traverse le rectum, tout n'est pas
« perdu pour elle. Elle peut, s'engageant dans les lympha-
« tiques de la région anale, contourner le bord interne de
« la cuisse et aboutir aux ganglions supérieurs et internes
« du pli de l'aine. En ce point, influençant tout le groupe
« ganglionnaire de la région, elle déterminera le plus lo-
« giquement du monde soit une filariose des organes géni-
« taux externes (verge et scrotum), soit une éléphantiasis
« des membres inférieurs, soit de l'adéno-lymphocèle in-
« guino-crurale et les belles lymphangiectasies qu'on voit
« dans cette région.

« La théorie de la transmission de la filariose par l'eau
« ou par les aliments, c'est-à-dire par la voie digestive, me
« semble la plus juste. La clinique, l'anatomie et même
« la logique s'accordent à l'affirmer.

« Les quelques cas plus rares d'éléphantiasis mammaire
« d'origine filarienne, dont nous avons publié ici-même (*Lan-*

« *terne médicale*) un bel exemple, ne peuvent détruire la
« théorie de la pénétration de la filaire dans l'organisme hu-
« main par la voie digestive. Il n'est pas absolument impossi-
« ble que parfois la petite filaire pousse plus loin son voya-
« ge et, dédaignant le groupe lombo-aortique, traverse cette
« chaîne ganglionnaire et pénètre soit dans la grande veine
« lymphatique, soit dans le canal thoracique et suivant les
« troncs sous-claviers aille s'installer dans un des ganglions
« du groupe axillaire. Mais partie d'un des points du tube
« digestif, la filaire n'aime point ces voyages au long cours.
« Elle s'arrête à la première hôtellerie venue pour y vivre
« en paix, croître, se multiplier. Or ces hôtelleries s'ap-
« pellent :
« 1° Ganglions lombaires où aboutissent les lymphati-
« ques de la vessie et des testicules.
« 2° Ganglions pelviens où se jettent ceux de la vessie.
« 3° Ganglions inguinaux où aboutissent ceux des organes
« génitaux externes et des membres inférieurs.
« C'est pour cette raison qu'elle exerce principalement
« ses méfaits sur la vessie et les testicules, les organes
« génitaux externes et les membres inférieurs, en entra-
« vant la libre circulation lymphatique de ces organes et
« régions. C'est pour cette raison aussi que je crois ferme-
« ment à la théorie aquatique ou alimentaire, c'est-à-dire
« à la pénétration de la filaire dans l'organisme par le tube
« digestif. »

Géographie médicale.— La *filaria sanguinis hominis* est un
parasite qu'on rencontre dans tous les pays situés dans la
zone intertropicale.

Aussi bien, c'est aux médecins exerçant aux Indes qu'il a
été donné d'étudier les premiers la filaire du sang. La
Chine, le Japon, les îles Ceylan, les îles de la Polynésie,
Queenland, l'Australie, sont des pays infestés par la filaire.

En Amérique (le Brésil, le Pérou); en Afrique (l'Algérie,
Madagascar, la Tunisie, le Zanzibar, le Soudan); aux Antilles (Haïti, Cuba, Jamaïque, Puerto-Rico), etc., on observe
couramment la filariose.

Il existe aussi des filariens en Europe. Mais il est admis

que ceux-là ont séjourné un certain temps dans les pays infestés par la filaire

Historique. — L'histoire médicale de la filaire est longue et documentée. Elle embrasse une période laborieuse de trente-neuf années.

De 1863 à 1902, de nombreuses recherches, conduites avec une précision scientifique réellement admirable ont bien fait connaître l'existence singulièrement intéressante de ce parasite et enrichi la science de documents précieux.

Il n'en est pas de même de la filariose. Son historique est courte et très peu fournie. Elle serait d'une pauvreté bien plus grande sans les travaux de notre maître AUDAIN, d'Haïti, qui étendent le champ clinique de cette affection pendant une période active de six années (1894 à 1900), comme il nous sera donné de le prouver dans le cours de notre travail.

La découverte du chirurgien français DEMARQUAY confirmée presqu'en même temps par les remarquables publications de WUCHERER, CARTER, PATRICK MANSON, etc., a eu pour résultat moins d'attirer l'attention sur les multiples manifestations de la filariose que sur le parasite luimême.

Ceci s'explique, à notre avis, par les tendances de l'époque qui enregistra dans ses annales la découverte de la *filaria sanguinis hominis*. Les idées doctrinales jusque-là acceptées et surtout l'éloignement des lieux où se développe la maladie rendent compte du chaos symptomatique jusque-là inextricable d'une affection qui n'avait pas encore subi le triple contrôle de l'observation, de la clinique et de l'expérimentation.

L'histoire de la filariose a passé par deux phases bien distinctes. Dans une première période assez longue, toute de tâtonnements, on ne signale presque rien de particulier. Nulle conception nouvelle ne prend naissance. Souvent même on passe à côté d'une manifestation filarienne sans la deviner.

De 1863 à 1888, en effet, l'histoire de la filariose reste

stationnaire. De loin en loin surgissent quelques travaux, en général très timides, qui semblent deviner la possibilité de la nature filarienne d'accidents pathologiques variés. Nulle affirmation.

Les idées nouvelles dans les sphères positives font difficilement du chemin, quand elles ne s'appuient sur une base solide : en médecine sur la clinique et l'expérimentation. Dès ce moment cependant (1888), il est admis que l'entozoaire de DEMARQUAY, en bien des cas, pouvait être la cause véritable de certaines manifestations morbides.

Fortement pénétrés de cette idée qu'ils poursuivent par des études vraiment originales et tout ensemble empreintes d'une grande indépendance scientifique, LEWIS, AUDAIN, repoussent la conception d'une orchite paludéenne, sans pouvoir apporter néanmoins des observations qui eussent pu, dès lors, établir d'une manière irrécusable les relations de cause à effet entre la filaire et l'orchite des pays chauds Nous sommes en 1888; et ici finit la première phase de l'histoire de la filariose.

Dans la deuxième, d'importantes modifications sont apportées aux idées régnantes.

Des observations d'une rigoureuse précision scientifique sont recueillies qui n'éclairent d'aucun jour nouveau les manifestations depuis un certain temps connues et aujourd'hui banales de la filariose, mais qui en élargissent singulièrement le cadre nosographique.

Successivement sont décrites des formes nouvelles de la maladie qui transforment complètement l'idée qu'on s'était faite de cette affection, surtout au point de vue des manifestations génitales et mammaires.

Bien des noms occupent cette deuxième période. Le premier en date est sans conteste L AUDAIN (d'Haïti) qui, dès 1894, dans une brochure parue à Port-au-Prince (Haïti) établit les relations de cause à effet entre l'existence de la filaire et certaines manifestations du côté des organes génitaux.

Dans la même étude, il effleura la pathogénie de l'adéno-lymphocèle que SCHWARTZ devait confirmer en 1898, en trouvant, comme L. AUDAIN l'avait indiqué, une filaire adulte dans la lymphe ganglionnaire d'une adéno-lymphocèle crurale chez un jeune homme originaire du Pérou.

En 1898, continuant ses recherches, L. AUDAIN décrivit le varicocèle lymphatique ou chyleux qu'il rattacha à la même cause.

En 1899, il fit une relation intéressante d'un cas de filariose mammaire.

Nous citerons les autres travaux du chirurgien haïtien au moment où nous traiterons des différents chapitres auxquels ils se rapportent.

Le 15 mars 1900, le Dr LOUIS RENON, dans une séance de la Société médicale des Hôpitaux de Paris, s'exprimait en ces termes :

« AUDAIN a établi le premier les relations de cause à effet qui existent entre la filariose et certaines manifestations testiculaires. »

Nous nous serions abstenus de revendiquer ce titre de gloire qui revient naturellement et d'une façon évidente à notre compatriote, si Mr le Dr SÉBILEAU, dans son Traité de chirurgie paru en 1901 et publié sous la direction de LE DENTU et DELBET, tout en rapportant certains travaux d'AUDAIN, n'avait laissé tout l'honneur de ces découvertes au Professeur LE DENTU.

Lorsque, en 1898, LE DENTU faisait sa communication à la Société médicale de Moscou, l'orchite filarienne était déjà d'un diagnostic facile et courant en Haïti.

Peut-on véritablement dire dans ces conditions que LE DENTU ait été le premier à signaler cette manifestation de la filariose ? Nous ne le pensons pas.

La filariose génitale est donc l'œuvre (d'AUDAIN d'Haïti). Et dans les traités qui paraîtront à l'avenir sur les affections des pays chauds, on ne pourra plus justement dénommer ces manifestations de la filariose qu'en leur appliquant l'appellation que nous leur consacrons dans notre travail, savoir : filariose génitale ou maladie d'AUDAIN (d'Haïti).

LYMPHANGITE FILARIENNE

et

ELÉPHANTIASIS DES MEMBRES.

L'inflammation des vaisseaux lymphatiques, reconnaissant pour point de départ l'obstruction des ganglions par la *filaria sanguinis hominis* ou une certaine gêne de la circulation, est assez fréquente en Haïti. Comme toutes les autres lymphangites, elle peut être ramenée à deux formes : la lymphangite chronique et la lymphangite aiguë.

A. Lymphangite chronique. — La lymphangite chronique à cause de la lenteur de sa marche, de son évolution, mérite d'être encore appelée : lymphangite filarienne, forme lente.

Selon que l'obstruction occupe les lymphatiques profonds ou les superficiels, les lymphangites chronique et aiguë de la filariose comprennent deux variétés : la profonde et la superficielle.

De ces deux variétés, la superficielle est la plus commune. L'inflammation a déjà gagné les réseaux superficiels lorsque le médecin est appelé.

La lymphangite filarienne chronique évolue sans grand fracas, généralement sans fièvre. Sa marche est lente, insidieuse. L'individu qui fait de la lymphangite filarienne ignore le plus souvent qu'il est malade. De temps à autre il éprouve une certaine lourdeur d'un des membres ou des deux membres inférieurs qu'il attribue aux fatigues de la marche ou d'une longue station debout. *Il ne s'en occupe pas.*

Le mal continue ses progrès. Des lymphatiques profonds où il siègeait au moment de ce premier éveil, il ne tarde pas ou met très longtemps, six mois à deux ans, à gagner les réseaux superficiels. C'est alors que, sans cause appréciable, un *insignifiant effort toujours signalé par le patient,* s'allume l'incendie. Le membre est *rouge,* douloureux, lourd, tuméfié et force au repos.

La douleur est persistante et d'une grande acuité. La rougeur se présente sous forme de véritable traînées correspondant aux vaisseaux lymphatiques emflammés. Elles sont séparées par des intervalles de peau saine ou bien l'on constate une rougeur diffuse, lorsque l'inflammation occupe les réseaux lymphatiques. La division en lymphangite tronculaire et lymphangite radiculaire se retrouve donc ici.

Les ganglions de l'aine peuvent participer à l'inflammation. On observe parfois des varices de la région très développées qui longent tout le membre.

En dehors de ces signes, l'aspect général du membre affecté ne change pas beaucoup, il est seulement plus gros, plus volumineux qu'à l'état ordinaire.

Pendant la poussée lymphangitique, mais en général à la suite de poussées successives assez nombreuses, il se peut produire la rupture d'un des troncs lymphatiques. La peau à ce niveau s'est amincie et a fini par donner passage à de la lymphe dont la quantité varie de quelques grammes à un litre et plus. Lorsque, dès le début d'une lymphangite filarienne aiguë, ce phénomène se produit, on peut s'attendre à voir s'installer l'éléphantiasis ou l'érysipèle. Il ne faudrait pourtant pas déduire de ce fait que l'éléphantiasis ou l'érysipèle d'origine filarienne représentent une étape secondaire dans l'infection filarienne. L'observation a en effet démontré qu'il n'en est absolument rien. La lymphangite filarienne peut n'aboutir jamais à l'éléphantiasis ou à l'érysipèle et ces deux affections s'installer pour ainsi dire d'emblée.

Dans la lymphangite lente, la température est exceptionnellement 38° et s'accompagne de sensation de froid.

La lymphangite filarienne n'existe pas seulement sur les membres inférieurs. On l'a notée au cou, à la poitrine, à la face, à l'abdomen, à la langue, au lobule de l'oreille. Les membres supérieurs, le scrotum, le prépuce, le pénis sont très fréquemment atteints chez l'homme.

La lymphangite filarienne est assez commune chez la femme. Nous l'avons rencontrée sur les grandes et les petites lèvres, sur les seins, les membres inférieurs.

B). Lymphangite aiguë. — La lymphangite aiguë, dite forme fébrile de la lymphangite filarienne, débute habituellement sans prodromes. Elle est accompagnée d'un état général plus ou moins accusé. Embarras gastrique, grand trisson, fièvre qui peut atteindre 40°. Sans les symptômes locaux, on croirait avoir affaire à un accès de fièvre paludéenne. Nous ne croyons pas nécessaire d'insister sur cette forme qui ne diffère de la forme apyrétique que nous venons de décrire que par la brusquerie de son début, la fièvre et l'importance que prennent les symptômes généraux. Les symptômes locaux sont identiques.

Diagnostic. — Les lymphangites filariennes, forme lente ou apyrétique, forme aiguë ou fébrile, sont parfois d'un diagnostic assez épineux. Bien des auteurs ayant observé dans les pays chauds, les ont confondues avec les lymphangites streptococciques, l'érysipèle et la lymphangite paludéenne dont jusqu'ici on n'a pas fait une étude assez consciencieusement scientifique et sur laquelle nous nous proposons de revenir dans un travail qui paraîtra ultérieurement.

L'examen du sang vient fixer le diagnostic. On se rapellera que le sang recueilli la nuit est celui qu'il importe de soumettre à l'analyse, si l'on veut échapper à toute cause d'erreur.

On ne négligera pas la marche de la maladie, son évolution clinique qui diffère de ce qui s'observe dans les diverses autres espèces de lymphangites connues.

La persistance de la douleur, la direction des travées rouges, la marche lente, insidieuse, apyrétique de la maladie, le plus souvent entrecoupée de phénomènes congestifs : lourdeur du membre, l'écoulement de lymphe, l'augmentation persistante du volume du membre sont d'un concours puissant pour asseoir, en dehors de tout examen microscopique, un diagnostic précis. Les lymphangites filariennes fébriles accompagnent ou précèdent quelquefois un accès de colique filarienne ; le doute dans ce cas n'est pas possible.

Les médecins qui pratiquent dans les pays chauds ne manqueront pas de faire un examen aussi complet que possible quand il s'agit de lymphangite. La précision du diagnostic dépend souvent de la manière dont le patient a été observé. S'écarter de cette règle serait commettre une grave faute, car la lymphangite dont le diagnostic général est si facile offre parfois de grandes difficultés au point de vue du diagnostic étiologique.

Eléphantiasis des membres. — L'éléphantiasis d'origine filarienne est une affection à évolution assez curieuse. Il y a deux formes cliniques d'éléphantiasis imputables à l'entozoaire de DEMARQUAY.

La première forme que nous appelons forme lente de l'éléphantiasis et que certains auteurs, parmi lesquels il faut citer H. BRODIER, considèrent comme l'aboutissant de la lymphangite filarienne chronique, présente un ensemble de symptômes qui lui sont propres et lui créent une physionomie spéciale.

Nous dénommons la deuxième forme éléphantiasis aigu à cause du grand fracas qui l'accompagne et de la rapidité excessive de sa marche.

L'un des caractères les plus constants de l'éléphantiasis des membres inférieurs est sans conteste le développement exagéré de la partie malade.

Dans la première forme clinique, le membre affecté peut atteindre un volume considérable sans présenter aucun symptôme autre qu'une gêne dans la marche, une certaine lourdeur du membre. L'éléphantiasis, lymphangite chronique du membre, peut être chronique d'emblée ou encore s'installer après une série de poussées lymphangitiques aiguës, de plus en plus rapprochées. La fièvre peut faire défaut surtout dans le premier cas. D'autres fois, lorsque la maladie progresse par poussées aiguës, on constate de la rougeur, de la chaleur, de la tuméfaction du membre, une température oscillant entre 37° 8 et 39° 5. La langue est légèrement saburrale ; il y a des troubles gastro-intestinaux variant d'intensité selon le degré ou l'âge de l'infection.

L'augmentation de volume est le symptôme qui attire le plus l'attention. La partie malade ne tarde pas d'ailleurs à prendre des dimensions considérables. On constate, en même temps, que les vaisseaux lymphatiques sont de consistance dure, élastique. Ils peuvent se rompre ou être le siège d'importantes varices.

Les poussées lymphangitiques, quand elles doivent aboutir à l'éléphantiasis, durent en général assez longtemps. Leur durée varie de 6 hs à 48 hs.

Au début et dans l'intervalle des poussées lymphangitiques, la peau de la région ne change pas beaucoup d'aspect. Souvent elle semble normale bien qu'habituellement unie, lisse et luisante. Dans l'intervalle des poussées, il existe toujours un certain œdème dur, élastique, ou parfois un œdème mou plus marqué. La peau est difficile à pincer.

Lorsque la maladie est de date ancienne, sous l'influence des poussées congestives répétées, il se fait une ou plusieurs ruptures de vaisseaux lymphatiques qui laissent écouler une abondante quantité de lymphe. La peau prend un aspect particulier qui l'a fait comparer à celle de l'éléphant : épaississement considérable, changement de coloration, plis et sillons nombreux, développement considérable de la couche épidermique et des papilles, rareté des poils, dilatation des orifices des glandes sébacées. L'examen du sang conduit le plus souvent au diagnostic de la cause.

Eléphantiasis des membres d'origine filarienne (forme aiguë ou fébrile).— Le début de la forme aiguë de l'éléphantiasis des membres peut être facilement confondu avec celui d'une poussée de lymphangite aiguë. L'attention se portera de préférence vers l'éléphantiasis que nul autre symptôme n'annonce encore si, à ce moment déjà, on constate de nombreuses ruptures de lymphatiques donnant issue à une grande quantité de lymphe.

Cette rupture prématurée des vaisseaux enflammés est un indice rarement trompeur La multiplicité des solutions de continuité change considérablement l'aspect du membre. La lymphe écoulée au dehors atteint souvent une telle quantité qu'elle jette rapidement l'organisme dans une anémie excessive capable de mettre la vie en danger. La peau s'épaissit, elle est parcheminée et présente de nombreux sillons correspondant le plus ordinairement aux vaisseaux lymphatiques. La lymphe s'écoule par ces sillons et vient baigner la surface externe du membre.

L'épaississement de la peau s'explique par la stagnation de la lymphe dans les tissus que traversent les lymphatiques, à l'exsudation de la lymphe au travers des parois ou à la rupture des vaisseaux qui ont cédé à la pression continue exercée par un apport sans cesse croissant de lymphe et à la difficulté de sa circulation par suite de l'obstruction des vaisseaux lymphatiques par les larves d'une filaire adulte et surtout par les œufs pondus par cette filaire.

Cette conception n'est d'ailleurs pas nouvelle. Elle concorde absolument avec les vues de MANSON sur la manière de se comporter de la lymphe dans les lymphangites et l'éléphantiasis d'origine filarienne à la suite des ruptures des lymphatiques enflammés. Le volume du membre, comme dans la première forme d'éléphantiasis, ne tarde pas à s'accroître dans de notables proportions.

Traitement. — Les lymphangites et l'éléphantiasis sont passibles du même traitement. Le sulfate de quinine, le changement de climat, la compression ont été recommandés presqu'unanimement par les auteurs. L'*élixir de Pensylvanie*, (SÉJOURNÉ) l'*élixir de Virginie* donnent parfois de bons résultats.

LE LYMPHO-SCROTUM.

Définition. — Le lympho-scrotum est une affection d'origine filarienne caractérisée par la rougeur de la peau des bourses, par la dilatation variqueuse des lymphatiques et par la présence, sur le trajet des vaisseaux dilatés, de vésicules herpétiformes remplies d'un liquide de nature lymphatique.

Géographie. — Le lympho-scrotum est commun dans les pays intertropicaux. On l'observe aux Indes, à Calcutta, Bombay, aux Iles Ceylan, aux Antilles (Cuba, Jamaïque, etc.) Il semble moins fréquent en Haïti que les autres manifestations de la filariose.

Historique — Cette maladie a été étudiée pour la première fois en 1858, par ARDASEER JANSETJSE et WONG, DE CANTON. Peu après, LEWIS, FAYRER et MANSON, WANDIKE CARTER, MAC LEOD, TILBURY FOX, FERNAND ROUX, etc. y ont ajouté des aperçus nouveaux. Mr le Dr LÉON AUDAIN, dans différents mémoires sur la filariose et surtout dans un article paru dans la « *Lanterne médicale,* » a contribué à faire connaître l'existence de cette affection dans notre pays.

Description. — Le lympho scrotum atteint aussi bien les enfants que les adultes, mais il frappe ces derniers avec une plus grande fréquence. Cette affection évolue quelquefois lentement et procède par poussées. Souvent même le malade qui en est atteint porte sa maladie pendant des années sans en être incommodé. Le premier accès de lympho-scrotum a lieu parfois sans phénomènes généraux ni douleur. Et la maladie ne trahit son existence que par l'apparition sur le scrotum de petites vésicules qui, au bout de quelques jours, se rompent et laissent écouler un liquide qui n'est autre chose que de la lymphe.

Mais cette modalité clinique n'est pas la règle. Le lympho-scrotum n'a pas toujours une allure aussi bénigne. La scène s'ouvre dans bien des cas avec brusquerie. Le malade est pris subitement au cours d'une santé satisfaisante de fièvre précédée de frissons violents : La température atteint 38°, 39° et même 40°. Il existe en même temps de la céphalalgie, des douleurs au creux épigastrique, des douleurs dans les bourses avec irradiations dans les aines et les cuisses. La langue du malade est saburrale. Si à ce moment on examine le scrotum, on note que la peau est chaude. Le scrotum a une coloration rouge lie-de-vin. Cette rougeur scrotale n'est pas localisée ; elle s'étend à la verge et souvent gagne de proche en proche la peau de la région iliaque. Les lymphatiques superficiels du scrotum sont turgescents et dilatés. « Ils se contournent et se dirigent en divers sens. Ils sont séparés les uns des autres par

des sillons. Ces canaux ainsi contournés présenteut des
parties dilatées et rétrécies. Les portions dilatées ne le
sont pas régulièrement, de sorte qu'on ne peut pas dire
que ces canaux soient moniliformes. Chaque dilatation est
le siège de dilatations plus petites séparées par des sillons
moins marqués que le précédents. Cette disposition au
niveau de chaque grande dilatation présente l'aspect d'un
paquet de petites ectasies.

L'un des vaisseaux dilatés peut atteindre un volume
considérable. Chez un malade opéré par le Dr LÉON AUDAIN
une des varices avait atteint le volume d'un doigt. Hendi
rapporte aussi l'observation d'un malade chez lequel le calibre d'un vaisseau lymphatique dilaté admettait facilement
l'introduction d'une grosse plume.

La peau du scrotum est semée de vésicules dont les dimensions varient depuis la grosseur d'une tête d'épingle
jusqu'à celle d'un pois. Ces vésicules, qui ont l'aspect de
vésicules d'herpès, se rompent à un moment donné. Leur
rupture est due sans doute à l'amincissement de la peau
qui finit par céder sous la pression du liquide épanché.

Ce liquide est blanc ou rosé. Recueilli dans un vase, il
devient rouge au bout de 10 à 15 minutes. Il forme tantôt
une seule couche, tantôt il se divise en deux couches :
l'une supérieure, qui a une coloration jaune citrin, l'autre
inférieure épaisse formant un coagulum qui est rouge.
Densité de liquide : 1010. Il contient de l'albumine, des
cellules lymphatiques, de la graisse, etc L'examen microscopique révèle presque toujours la présence dans ce liquide de larves de la *filaria sanguinis hominis*.

La lymphorrhagie n'a pas les conséquences fâcheuses
des grandes pertes sanguines. Un grand écoulement de
lymphe ayant duré 24 heures n'a guère impressionné l'état
général d'un de nos malades. Cependant le patient éprouve
un peu de malaise, s'il était déjà antérieurement débilité.
La quantité de liquide épanché est quelquefois considérable : un médecin ayant pratiqué dans l'Inde en a pu recueillir plusieurs litres. Pendant deux jours, un malade
opéré par le Dr AUDAIN a présenté une lymphorrhagie con-

tinue qui força en plusieurs fois de changer les draps du
lit.

Lorsque la lymphorrhagie cesse, les vésicules s'affais-
sent et disparaissent. Ces vésicules présentent une particularité intéressante au point de vue du diagnostic. Dans la
station debout, on les voit augmenter de volume et s'affais-
ser lorsque l'individu est dans la position horizontale. La
même remarque est à faire au sujet des vaisseaux dilatés.

Complications. — Les désordres observés au cours de cette
affection ne restent pas toujours localisés au scrotum.
Dans bien des cas, outre l'épaississement et l'allongement
des bourses, on constate que le cordon est également pris : il
est douloureux et l'on sent sur toute sa longueur un ou plusieurs lymphatiques dilatés. Le lympho-scrotum peut s'accompagner d'autres manifestations de la filariose génitale.

Le testicule est également intéressé dans quelques cas
par le *processus* inflammatoire : il est douloureux et on observe même un épanchement de lymphe dans la vaginale
(hydrocèle chyleuse).

Les lymphatiques de la région crurale, ceux situés dans
le voisinage du ligament de Poupart, les ganglions de l'aine
sont quelquefois engorgés (adéno-lymphocèle crurale).
Les ganglions sont spongieux et réductibles à la pression.

Marche — Durée — Terminaison. — Une première poussée
de lympho-scrotum est généralement suivie d'autres accès
qui laisseront entre eux des intervalles plus ou moins
longs. Les accès ont des durées variables : 2 à 8 jours au
plus. La fièvre qui marque presque toujours le début des
accès dure de 24 à 48 heures. Puis elle cesse brusquement,
et le malade éprouve un apaisement général : les différents
symptômes s'amendent. Après chaque crise, les bourses
vont en augmentant de volume jusqu'au jour où leurs dimensions deviennent une infirmité et la répétition des accès un ennui pour le malade. A ce moment-là, une intervention chirurgicale s'impose.

Pronostic. — Le pronostic du lympho-scrotum repose sur
la fréquence de la répétition des accès. Plus ceux-ci seront
fréquents, plus la santé du malade sera altérée. L'hygiène,

le port d'un suspensoir, la compression méthodique rendent des services incontestables au malade. La chirurgie seule le débarrasse de son mal.

Diagnostic. — La rougeur et la tuméfaction des bourses, la présence des varices et des vésicules, la lymphorrhagie, l'examen microscopique du liquide épanché, la marche générale de la maladie permettent un diagnostic sûr.

Quand on suit le malade, on ne peut pas confondre le lympho-scrotum avec l'éléphantiasis des bourses. Dans cette dernière maladie, la peau est crevassée, rugueuse, épaissie. Son épaississement peut être si considérable qu'il est impossible de délimiter les organes situés dans la profondeur.

ÉLÉPHANTIASIS DES BOURSES.

Définition. — L'éléphantiasis des bourses est une maladie causée par l'oblitération et *l'organisation* des lymphatiques du scrotum et caractérisée par l'épaississement considérable et la pigmentation de la peau et l'augmentation du volume des bourses.

Historique. — L'étude de l'éléphantiasis a été faite depuis longtemps. C'est encore aux médecins de l'Inde que nous devons les premières descriptions de cette maladie.

En Europe, VIRCHOW, REINDFLEISCH, TEUCHMANN, NEPVEU, CORNIL, RANVIER, etc., ont contribué à faire connaître son anatomie pathologique.

Etiologie. — L'éléphantiasis d'origine filarienne reconnaît pour cause les troubles survenus dans la circulation lymphatique. L'obstruction des vaisseaux est complète, permanente et n'est point compensée par la lymphorrhagie comme dans le lympho-scrotum. Une action mécanique directe ou l'adéno-lymphite oblitérante amène généralement cette obstruction lymphatique. Comment expliquer cette obstruction par action mécanique directe?

Bien que ce mécanisme soit incriminé par un grand nombre d'auteurs, il est encore impossible de dire comment il agit pour produire l'obstruction.

Quelques expérimentateurs, entre autres MORNO, DU-PUYTREN, TH. ANGER, COLIN, ont essayé de produire l'éléphantiasis en liant le canal thoracique. Le résultat est resté négatif pour une raison facile à s'expliquer : il semble qu'il ne suffit pas seulement que le canal thoracique soit obstrué, il faut aussi que la circulation lymphatique collatérale soit dans un état de gêne profonde. Ces conditions étiologiques n'ont pu être réalisées jusqu'ici. Nous pensons aussi que la pénurie de la circulation *vicariante,* — si l'expérience pouvait la produire complètement — ne serait pas encore suffisante. L'éléphantiasis est due également aux modifications morbides des parois des vaisseaux blancs et au processus irritatif qui atteint en même temps le tissu conjonctif ambiant.

C'est ici le moment d'examiner les relations existant entre l'éléphantiasis et le lympho-scrotum. Ces deux états morbides sont-ils, comme le pensent FAYRER, TILBURY COX, FERNAND ROUX, des degrés divers d'une même maladie?

Bien que ce dernier auteur ait consacré deux chapitres distincts à la description de ces deux processus, il s'est fait le défenseur convaincu des idées de FAYRER et de COX, et conclut en faveur de l'unité des deux affections. Au point de vue pathogénique toutes les manifestations filariennes reconnaissent une même cause déterminante : c'est l'obstruction lymphatique. Cette obstruction lymphatique est dans certains cas *presque complète*; dans d'autres cas, *complète et absolue*. Il n'y a de variable dans toutes ces maladies filariennes que leur mode d'évolution qui change suivant les régions et les territoires organiques affectés. L'obstruction des vaisseaux lymphatiques arrive en général de deux façons distinctes : 1° la filaire adulte s'insinue dans le calibre d'un vaisseau lymphatique et l'obstrue ; 2° ou bien la filaire avorte : au lieu d'embryons, elle pond des œufs. Ces œufs, comme nous le savons déjà, ont un plus grand diamètre que celui des hématies et obstruent le vaisseau lymphatique. La filaire adulte, de même que les œufs, par action de présence, irritent les parois vasculaires qui s'enflamment.

Eh bien, dans l'éléphantiasis comme dans le lympho-scrotum, il y a obstruction. Mais cette obstruction est complète et absolue dans l'éléphantiasis et presque complète dans le lympho-scrotum.

Peut-on s'appuyer sur ce fait pour prouver l'unité des deux affections?

Tout au plus la différence de degré de l'obstruction lymphatique établit entre elles un lien de parenté pathogénique que nous ne nions pas. Mais ces deux maladies, une fois constituées, conservent chacune cliniquement et anatomo-pathologiquement son individualité propre.

Cependant on nous objectera que le lympho-scrotum se transforme en éléphantiasis. Cette objection a son importance; mais l'éléphantiasis n'est pas une terminaison fatale du lympho-scrotum. Il faut des circonstances spéciales, il faut l'apparition d'éléments morbides surajoutés (processus irritatif de la peau, poussée lymphangitique franche compliquant le lympho-scrotum) pour que cette transformation ait lieu.

L'on sait aussi que l'éléphantiasis s'établit bien souvent sournoisement, sans réaction générale, après une période de gonflement et d'œdème mou par place de la peau.

En outre, l'anatomie pathologique de l'éléphantiasis a des caractères qui le différencient nettement du lympho-scrotum.

Tandis qu'ici l'on ne découvre comme lésion matérielle que l'état variqueux des lymphatiques, dans l'éléphantiasis, il y a un travail d'organisation qui vient s'ajouter à l'ectasie des vaisseaux : hypertrophie de la couche épidermique, transformation fibreuse des éléments du derme et prolifération conjonctive.

Le premier peut aboutir au second, mais le second peut naître indépendamment du premier.

L'éléphantiasis du scrotum est aiguë ou chronique d'emblée. Dans le premier cas, elle succède à des poussées successives de lymphangite scrotale et sa symptomatologie est celle des poussées lymphangitiques aiguës.

L'éléphantiasis chronique est précédée d'une période de

gonflement et d'épaississement œdémateux. Le volume des bourses s'accroît progressivement, grossit au point d'avoir une circonférence de deux mètres. On rapporte le cas de malades qui traînent leurs bourses sur une brouette. Les bourses sont en forme de gourdes allongées et descendent quelquefois jusqu'aux genoux et même jusqu'aux talons. La peau a perdu son poli et son aspect normal. Elle devient dure au toucher, elle est rugueuse, mamelonnée, bousselée et rhagadée : elle est comme capitonnée.

A une deuxième période plus avancée, là peau est crevassée et présente des ulcérations. La verge disparaît au milieu de ce processus hyperplasique et l'urine qui s'échappe du canal de l'urèthre baigne constamment la peau.

Les sécrétions des surfaces mélangées à l'urine dégagent une odeur fétide, incommode pour le malade.

Le volume considérable des bourses constitue pour lui une véritable infirmité. Cette hypertrophie des bourses, en effet, rend le coït impossible et est un obstacle à l'exercice de la vie sociale.

ADÉNO-LYMPHOCELE.

Les dilatations variqueuses des lymphatiques ou lymphangiectasie (lympho-adénocèles, varices tronculaires, varices réticulaires) ont été pour la première fois rapportées aux manifestations de la filariose, en 1894, par L. Audain (d'Haïti) du moins pour ce qui concerne le varicocèle lymphatique.

De nombreux travaux ont été publiés sur les dilatations des lymphatiques de 1826 à 1896; mais aucun n'a établi d'une façon péremptoire la relation de cause à effet entre l'existence de la filaire et les troubles pathologiques observés.

Dès cette époque (1894), L. Audain a décrit la marche clinique du varicocèle lymphatique dont nous aurons à nous occuper plus loin, avec une précision scientifique et une exactitude complète.

Symptomatologie. — Les dilatations variqueuses permanen-

tes des lymphatiques sont des manifestations tardives de
la filariose.

Quand elles se présentent à l'observation, déjà le système lymphatique général de la région est pris. Rarement
aussi s'observent-elles comme unité pathologique. Le plus
communément, c'est à la suite d'une poussée lymphangitique aiguë ou lente des membres inférieurs ; à la suite de
poussée de colique filarienne avec participation testiculaire
(varicocèle lymphatique ou chyleux) que se déclare l'ectasie
lymphatique.

L'adéno-lymphocèle d'origine filarienne est rarement
simple ; elle s'accompagne de varices tronculaires ou de varices réticulaires, souvent, le plus souvent des deux à la
fois. C'est une affection à évolution en général lente et indolore.

L'adéno-lymphocèle d'origine filarienne est unilatérale ou
bilatérale. Elle s'observe plus souvent à gauche qu'à droite,
particularité très intéressante et qu'il importe de retenir.

Elle peut occuper la région inguinale ou inguino-crurale et
en imposer pour une hernie de l'une de ces deux régions.
Parfois l'adéno-lymphocèle se présente sous les apparences
d'une petite tumeur régulière, lisse, indolente, de la grosseur d'une grosse noix.

La peau de la région est lisse. Elle glisse sur la tumeur
que l'on peut déplacer facilement en la maintenant entre
deux doigts (pouce et médius); il n'y a pas d'adhérences
profondes. Parfois aussi l'adéno-lymphocèle est multiple ;
on a deux, trois petites tumeurs de la grosseur *d'une noi-
setle chacune*, indolores à la pression, réductibles. Leur volume augmente graduellement avec le temps. Lorsque les
tumeurs sont petites, la réductibilité est difficile à constater. H. BRODIER prétend que la tumeur peut atteindre la
grosseur d'un poing.

L'aspect de ces tumeurs peut varier suivant les individus
ou mieux suivant l'âge de la maladie.

Tantôt elles sont régulières, molles, dépressibles, tantôt
un peu plus résistantes, imparfaitement réductibles ; au
toucher, on a la sensation d'une masse qui *serait formée d'un*

amas de petits tubes durs, irrégulièrement pelotonnés auxquels font suite des vaisseaux lymphatiques ectasiés, présentant sur leur trajet des dilatations variqueuses assez
remarquables et suivant des directions nombreuses.

Habituellement la peau est normale. Elle peut être chagrinée, rouge, tuméfiée. La position horizontale ou verticale,
la toux n'ont point une influence considérable sur le volume de la masse ganglionnaire hypertrophiée qui, dans les
cas d'adéno-lymphocèle inguino-crurale, peut occuper toute
la région du pli de l'aine.

Les fatigues musculaires, au contraire, la marche, les
efforts *brusques et violents* produisent une augmentation
sensible de leur volume.

Le plus généralement, ces tumeurs évoluent sans fracas.
Dans certains cas cependant, il se produit de véritables
crises douloureuses. La région est d'une sensibilité extrême ;
le moindre attouchement provoque une douleur telle qu'elle
force le patient à s'aliter. La douleur est persistante et peut
durer de trois à huit jours.

La fièvre est constante. La température s'élève rapidement,
atteint 39°, 40°. Elle est précédée ou accompagnée de grands
frissons ou de sensations de froid. Une abondante transpiration remplace quelquefois le frisson.

Le patient « *ne se supporte pas* »; il a des malaises qui se
traduisent en nausées, en abondantes transpirations froides.
On note quelquefois de l'inappétence, de la diarrhée, des vomissements abondants. La diarrhée ne cesse généralement
qu'avec les douleurs. Pendant les accès le patient urine
souvent et peu à la fois. Rien de particulier dans les urines.

H. BRODIER rapporte un cas signalé par FOX où l'adéno-
lymphocèle coexistait avec l'ascite. Le matin, dit H. BRO-
DIER, la tumeur glanglionnaire était moins volumineuse,
l'ascite était considérable dans la journée : à mesure que la
tumeur reprenait son volume normal, l'ascite décroissait
et était à peine marquée, quand le malade se couchait.

Cette constatation clinique prouve que tout le système
lymphatique, depuis le canal thoracique, jusqu'aux réseaux
superficiels participent de la gêne circulatoire. L'ascite

mentionnée dans l'observation de Fox est une ascite filarienne.

L'obstruction du canal lymphatique partout où elle se
produit peut donner lieu soit à une transsudation de
lymphe à travers les parois du vaisseau obstrué et enflam-
mé, ou provoquer même la rupture du vaisseau et donner
lieu à un écoulement de lymphe. Les lymphatiques du
péritoine n'échappent pas à cette règle. Nous ne voyons là
que la reproduction du phénomène assez courant qui s'observe dans l'écoulement lymphogène pendant les accès
lymphangitiques des membres, dans le lympho-scrotum et
l'éléphantiasis des bourses et des membres inférieurs.

C'est par le même mécanisme que MANSON et AUDAIN
expliquent la chylurie et l'hémato-chylurie dans la filariose
vésicale.

La même opinion a été soutenue par R. MONIEZ dans
son *Traité de parasitologie* paru récemment (1896).

L'ascite chyleuse qu'on observe assez fréquemment au
cours de la filariose, dit-il, s'expliquerait également par un
simple obstacle mécanique de la lymphe. Il importe de
dire cependant que l'ascite chyleuse d'origine filarienne
est d'observation rare en Haïti.

L'évolution de l'adéno-lymphocèle est lente.

Il se fait dans quelques cas une rupture des vaisseaux
circonvoisins de la masse ganglionnaire donnant lieu à
une abondante transsudation lymphogène à travers la peau
de la région. La lymphe qui s'écoule au-dehors peut être
évaluée à deux, trois, quatre cents grammes. Elle peut atteindre un à deux litres. Dans ces cas, on ne tarde pas à
constater un affaiblissement notable de l'organisme qui
est profondément anémié.

Traitement. — Il est purement chirurgical. Pratiqué selon
la technique opératoire de L. AUDAIN, l'opération donne
d'excellents résultats. Elle est simple lorsque la masse ganglionnaire est petite ; assez délicate, au contraire, lorsque
cette masse est volumineuse.

TECHNIQUE OPÉRATOIRE DANS LES CAS DE GROSSES ADÉNO-LYMPHOCÈLES INGUINO-CRURALES

par le Docteur Léon Audain.

Existe-t-il en chirurgie des méthodes opératoires ?

Il y a certes des procédés applicables à des cas plus ou moins semblables, dont la connaissance peut nous faciliter certaines opérations; mais ces procédés, par l'infinie variété que présente le plus souvent la même opération, se trouvent en défaut et ce sont justement ces surprises de chaque heure qui font de la chirurgie un art des plus intéressants et des plus passionnants.

Le chirurgien me fait l'effet d'un général d'armée. Celui-ci doit posséder à fond les théories indispensables aux mouvements combinés d'énormes masses d'hommes, de chevaux, de canons, de matériel d'approvisionnements et d'ambulances.

Il doit savoir les règles qui président à l'attaque et à la défense; il doit arrêter, avant de s'engager dans une lutte où son honneur est en jeu, son plan d'attaque ou de défense.

Mais que de fois n'est-il pas obligé par la force des circonstances de modifier, sinon dans son ensemble, du moins en des parties fort importantes, la conduite qu'il s'était tracée !

Qu'importe, si, par son sang-froid, la rapidité de ses décisions, l'habileté de l'exécution, il arrive néanmoins, sans trop de dommage pour ses propres troupes, au but qu'il s'était proposé ? Tel l'opérateur.

Il doit dans le cours de l'opération pouvoir, sans même que l'assistance s'en aperçoive, changer ou modifier son plan d'attaque générale, suivant les difficultés qu'il rencontre sur son chemin, suivant les imprévus qui peuvent se dresser devant lui.

Il doit savoir attaquer de front une position qu'il peut enlever de front, contourner la position, si cela est nécessaire, combiner ses attaques, exécuter, s'il le faut, d'habiles mouvements tournants et cela avec sûreté, rapidité, élégance et propreté.

La chirurgie qui, au début peut-être, était un *art manuel*, comme l'indique son nom, est devenue par les progrès incessants qu'elle a faits, un *art intellectuel*.

Dans le cours d'une opération, le cerveau travaille infiniment plus que la main.

Je ne puis avoir par conséquent la sotte présomption d'imposer à qui que ce soit une *méthode* chirurgicale. Qu'il me soit permis seulement de dire les règles générales qui, dans des cas d'adéno-lymphocèles inguino-crurales importantes, m'ont permis de bien conduire l'opération à fin.

Le tracé de l'incision me semble avoir une grande importance. Si pour une grosse adéno-lymphocèle inguino-crurale, par exemple, on mène une incision *simple* partant de l'arcade de FALLOPE et descendant plus ou moins bas, parallèlement à l'axe de la cuisse, on court presque inévitablement à un échec. Les gros lymphatiques sont coupés ou déchirés pendant la dissection de la peau ; la lymphe coule à flots ; on perd un temps précieux à pincer les lymphatiques que les pinces elles-mêmes dilacèrent.

L'incision qui me paraît la meilleure est la suivante : tracer une ligne parallèle à l'arcade de FALLOPE, plus ou moins loin de cette arcade suivant les cas ; des deux extrémités de cette ligne, mener une ligne, plus ou moins parallèle à l'axe de la cuisse et descendant aussi bas qu'il le faut pour dépasser l'extrémité inférieure de la tumeur.

Il est une précaution des plus indispensables à prendre ; il faut que ces incisions soient faites en *tissu sain*, assez loin des lymphatiques, pour qu'on n'ait aucune crainte de les blesser avant l'heure. L'incision en profondeur doit atteindre l'aponévrose.

Ceci posé, le but à atteindre est le suivant : rabattre ce large lambeau rectangulaire de haut en bas.

Pour cela, dégagez les bords du lambeau d'abord en haut, avec *les doigts* de préférence. Lorsque vous vous sentirez arrêté par *quelque chose* qui semble adhérer à la profondeur, reprenez le travail en dehors, si vous le voulez et agissez de même avec les doigts jusqu'à ce que vous éprouviez la même résistance.

Passez alors au côté interne, décollez la tumeur le plus possible sur toute la longueur de votre ligne d'incision. Attendez-vous cependant à être encore arrêté.

Il n'en est pas moins vrai que la tumeur attaquée de trois côtés successivement sera en grande partie séparée de l'aponévrose fémorale. Vous pouvez déjà la rabattre et essayer de voir ce qui, des trois côtés, vous a arrêté un moment dans votre œuvre de décollement.

Vous remarquerez que ce sont de gros lymphatiques qui traversent plus ou moins verticalement le *fascia cribriformis*, mettant en communication la masse superficielle avec les lymphatiques profonds.

Aidé de la vue, ce qui alors est possible, que votre doigt détache lentement de ce tronc les troncs qui lui sont accolés. Il y arrivera avec un peu de patience et d'habileté.

A ce moment, faites passer autour de ce tronc anastomotique votre aiguille de DESCHAMPS armée d'un catgut assez fort et enserrez-le dans un nœud solide.

Avant de sectionner, placez sur le tronc une pince longuette, de façon à interrompre par ce bout aussi l'écoulement de la lymphe; coupez alors entre la pince et le catgut.

Attaquez de tous côtés de la même façon ces troncs qui vous avaient arrêté.

Leur section faite, vous décollez encore une certaine masse de la tumeur.

Si vous trouvez, après ce premier temps, d'autres troncs plus centralement placés qui font encore obstacle au décollement, agissez à leur égard, comme vous venez de faire pour les autres, et, peu à peu, progressivement, vous détacherez votre tumeur de toutes ses adhérences profondes.

L'opération est presque achevée. Il ne reste plus qu'à placer des nœuds de catgut ou provisoirement des pinces sur les gros troncs venus de la partie inférieure de la cuisse pour isoler entièrement la tumeur.

Ceci fait, détachez-la de la face profonde de la peau, avec laquelle elle a pu contracter quelques adhérences.

Si un lymphatique se rompt à ce moment, vous n'avez guère à vous en préoccuper, puisque la tumeur est déjà cernée de tous côtés.

Après une bonne antisepsie, remettez votre lambeau en place; fixez-le par un aussi grand nombre de points de suture que nécessaire. Placez un drain dont l'extrémité sortira par l'un des angles inférieurs de votre plaie et faites un bon pansement antiseptique avec spica en huit de chiffre un peu serré.

Faut-il s'occuper des lymphatiques profonds, les poursuivre jusque dans leurs derniers retranchements?

Je crois la chose absolument inutile : l'opération précédente m'a paru suffisante pour amener une guérison durable.

Faut-il poursuivre les lymphatiques superficiels de la partie inférieure de la cuisse et de la jambe?

La chose est encore inutile, car j'ai observé que ces lymphatiques disparaissaient d'eux-mêmes après l'opération, sans doute par coagulation de la lymphe dans le tronçon inférieur.

Dans la poursuite inutile des lymphatiques profonds, on court risque de blesser la veine fémorale, ainsi que j'ai eu l'occasion de le voir faire par un de mes confrères. Dans le cas que je rapporte, le bistouri m'ayant été alors confié, j'eus le plus grand mal à arrêter l'hémorrhagie, car la déchirure de la veine se trouvait juste en face de la fémorale profonde. La ligature placée sur la fémorale superficielle était forcément insuffisante. Je ne me rendis maître de l'hémorrhagie qu'en ligaturant également le tronc de la fémorale profonde.

En suivant la technique que j'indique, on évitera cette complication aussi grave qu'émouvante.

FILARIOSE MAMMAIRE.

L'histoire médico-chirurgicale des affections parasitaires du sein ne s'est occupée jusqu'à ce jour, à part les maladies microbiennes proprement dites, que des kystes hydatiques et de l'actinomycose du sein. Malgré nos patientes recherches, nous n'avons trouvé, signalée ni décrite chez aucun auteur, la filariose mammaire. En un mot, la littérature médicale est muette ; et ce chapitre, que nous sachions, n'a pas encore été décrit, du moins dans les classiques. Nous essayons de l'esquisser à grands traits n'ayant d'autre guide à consulter que quelques observations recueillies par nous en Haïti et une importante leçon clinique de notre maître, M. le Dr LÉON AUDAIN.

La *filaria sanguinis hominis*, de même que l'échinococcus et l'actinomyces, peut choisir comme terme de ses longs voyages la région mammaire et se loger dans les vaisseaux lymphatiques ou les ganglions où aboutissent les lymphatiques du sein et déterminer par sa présence des troubles filariens.

Les voies par lesquelles le parasite s'insinue dans la mamelle sont diverses. D'abord, il nous paraît logique d'invoquer ici la théorie de l'infection par l'eau de boisson, pour expliquer l'arrivée du parasite en ce point.

Les étapes du chemin à parcourir sont les suivantes. Les larves de filaire précédemment ingérées avec l'eau de boisson, passent de la cavité intestinale dans le système de la veine porte qui est reliée aux mammaires internes par de nombreuses ramifications veineuses et aboutissent enfin par voie de contiguïté aux lymphatiques mammaires. Ou bien, ce qui est encore possible, la larve de la filaire émigrerait du canal thoracique à la région mammaire en suivant la voie des lymphatiques des parois thoraciques qui sont au nombre des affluents du canal thoracique.

L'insuffisance des documents et le peu d'observations que nous avons à notre disposition ne nous permettent pas de préciser la part de l'*âge* dans l'étiologie de la filariose mammaire. En tout cas, il nous est permis de supposer que la période d'activité de la glande mammaire a une assez grande importance au point de vue du développement de l'affection. Chez une femme dont nous avons recueilli l'observation, la maladie a débuté vers l'âge de 25 ans. Le phénomène de *l'effort* apparaît toujours, comme cause occasionnelle de l'apparition de la maladie.

Il est bon de souligner, dès maintenant, que ce « phénomène » de l'effort ne manque presque jamais dans les autres formes de filariose, qu'il nous sera donné d'étudier dans ce travail. Le phénomène de l'effort est donc le symptôme précurseur de tous les autres accidents qui constitueront la *crise filarienne*.

La filariose mammaire revêt deux formes : aiguë et chronique.

Dans la forme aiguë, la douleur qui ne manque jamais fait suite au phénomène de l'effort. Cette douleur a une certaine acuité et présente ce caractère spécial de s'irradier au bras correspondant. La durée de la douleur est de 2 ou 3 jours ; cependant elle peut être plus longue. Lorsqu'elle persiste pendant 20 ou 30 jours, il faut penser à la formation d'un *abcès*, accident commun dans les cas de poussées lymphangitiques filariennes des membres inférieurs.

L'évolution de la maladie se fait avec ou sans fièvre ; les vomissements au début sont ordinairement la règle. Le sein, dès la première poussée, a augmenté de volume ; il est rouge, tuméfié, douloureux à la pression. L'auréole est rouge, étalée ; les lymphatiques auréolaires sont dilatés, variqueux, et font des saillies bien nettes sous la peau (lymphangiectasie auréolaire). Entre les dilatations existent des sillons plus ou moins irréguliers. Ces varices auréolaires en imposent parfois pour des dilatations veineuses. Mais la confusion n'est guère possible si l'on se donne la peine d'un examen sérieux.

Dans la filariose mammaire, la méthode de palpation présente une certaine particularité qu'il faut connaître, afin de se mettre à l'abri de toute méprise. C'est que les lymphatiques superficiels ne sont pas toujours les seuls intéressés. Lorsque l'adéno-lymphocèle axillaire est bien constituée, l'obstruction porte ses effets aussi bien sur les lymphatiques profonds de la mamelle, périacineux et intra-lobulaires, ainsi que l'a si bien décrit le Dr Léon Audain, que sur les vaisseaux de la peau. En palpant le sein uniquement avec les doigts, on éprouve la sensation de tumeurs multiples, de véritables néoplasmes.

De cette façon, on est facilement induit en erreur et conduit à diagnostiquer lipôme ou fibrôme du sein quand il ne s'agit vraiment que de dilatations des vaisseaux blancs périacineux. On évitera une erreur de diagnostic, si dans ces cas, l'on a soin d'appliquer la paume de la main à plat sur la mamelle et d'étaler celle-ci plus ou moins fortement sur la paroi thoracique ; s'il s'agit réellement de néoplasmes du sein, on éprouvera de nouveau les sensations perçues par le palper ordinaire. S'agit-il, au contraire, de filariose mammaire, sous l'influence de la pression exercée par la main exploratrice, toute sensation de tumeur disparaîtra.

Dans le cours de la filariose mammaire, un ou plusieurs ganglions de l'aisselle sont hypertrophiés. Cependant, le plus ordinairement, il y a un ganglion qui présente un volume plus gros que celui des autres. Et, chose remarquable, le tronc lymphatique qui dessert ce ganglion est également plus gros et tuméfié. Cette particularité bien intéressante a conduit le Dr L. Audain à penser, dans sa clinique sur la filariose mammaire, que la filaire adulte a probablement élu domicile dans ce ganglion dont l'obstruction détermine l'ectasie tronculaire.

M. le Dr Léon Audain a fait la même remarque au sujet des ganglions lombaires dans les cas de filariose génitale.

Forme chronique.— La filariose mammaire devient chronique après une ou plusieurs poussées aiguës. Le sein dans la forme chronique subit la loi générale à tous les organes touchés par la filaire : il s'épaissit et augmente de volume. L'hypertrophie est parfois si considérable que le sein descend jusqu'au niveau de la ligne ombilicale ou même plus bas. La peau qui, à la période aiguë, avait conservé son poli, devient mate, chagrinée, épaisse et ne glisse plus avec autant de facilité qu'à l'état normal sur les parties profondes. C'est l'éléphantiasis filarienne du sein.

Complication. —Une complication intéressante de la filariose mammaire signalée et décrite par le Dr AUDAIN dans sa clinique sur la filariose mammaire, est la *mastite*. Cette mastite est aiguë, sub-aiguë, ou chronique. Elle atteint parfois une telle acuité, qu'elle domine pour ainsi dire, à certains moments, toute la maladie.

Se produit-elle dans la forme *banale* ou *cutanée* de la filariose mammaire? La chose n'est pas impossible, mais elle n'est pas d'observation courante.

Dans le cas qui fit l'objet de la belle clinique d'AUDAIN, il s'agissait d'une forme rare, la *forme profonde*. Le sein était volumineux. Les lymphatiques superficiels très dilatés, surtout dans la région auréolaire; les lymphatiques profonds considérablement ectasiés. Lorsque par la pression du sein à plat, on réduisait le volume des lymphatiques, on sentait des nodosités plus ou moins volumineuses, dures, disséminées dans l'épaisseur du sein gauche où siégeait la filariose, nodosités qui étaient l'indice certain et le vestige de poussées de mastite plus ou moins ancienne.

Diagnostic. — La lymphangite filarienne mammaire ne peut être confondue avec l'éléphantiasis.

La rougeur de la peau, la dilatation et la tuméfaction douloureuse des vaisseaux lymphatiques, l'existence des sillons ne permettent pas de confondre les deux maladies. L'erreur est possible jusqu'à un certain point quand il s'agit de varices sanguines. « Mais la rareté des varices sanguines du sein ne saurait entrer en ligne, puisque les varices lymphatiques sont au moins aussi rares; le début brusque de la filariose mammaire, sans traumatisme, à la suite d'un simple *effort*; l'intensité des symptômes de la première heure, le frisson, la fièvre ne vont pas avec l'idée d'une phlébite initiale, qui aurait plus tard suppuré. Voyons ce qui se passe dans une phlébite de la saphène, pour prendre un vaisseau superficiel et facile à observer. Elle peut s'établir sans frisson, sans fièvre et l'on constate une rougeur suivant la direction du vaisseau et un cordon plus ou moins dur.

« La fièvre peut s'allumer, si la suppuration s'établit, mais les phlébites suppurées ne courent pas les rues.

« La tuméfaction n'est considérable que lorsque l'endophlébite arrête la circulation d'un membre ou d'un segment de membre avec assez de rapidité pour que la circulation n'ait pas eu le temps de se rétablir par les anastomoses. La phlébite guérie par résolution ou par périphlébite suppurée, tout rentre dans l'ordre en un temps plus ou moins long et si par hasard, les individus conservent pendant quelque temps une tuméfaction générale du membre de nature œdémateuse, vous ne voyez pas se produire, sauf de rares exceptions, de grosses varices des membres. S'il en est ainsi des membres, pourquoi en serait-il différemment de la mamelle où les varices sont autrement difficiles à se produire?

Et si d'autre part, tous les symptômes se rapportent bien à la filariose, si le début est bien celui de la filariose, si la marche est essentiellement celle de la filariose, pourquoi les dilatations de vaisseaux, que nous constatons dans le cours d'une semblable maladie, pourraient-elles être étiquetées « dilatations sanguines? » (Filariose mammaire, Dr AUDAIN).

Remarque.

(Docteur Audain).

La filariose se comporte au niveau de la mamelle de la même façon que partout ailleurs.

Deux cas peuvent se présenter : l'oblitération ganglionnaire est incomplète ou bien l'obstruction est totale.

Dans le premier cas, la circulation lymphatique se fait encore; les ganglions correspondant aux lymphatiques cutanés seuls sont pris; vous avez affaire dans ce cas soit à la *lymphangite aiguë* du sein *à répétition* dont il vient d'être parlé et peut-être à un certain degré de lymphangiectasie profonde, qui cliniquement nous échappe, ou bien à la forme chronique cutanée hyperplasique, connue sous le nom d'*éléphantiasis du sein*.

Dans d'autres cas, certes beaucoup plus rares, tel que celui qui a fait l'objet de ma clinique sur la filariose mammaire, vous avez affaire à une *adéno-lymphocèle axillaire* totale pour la partie ganglionnaire correspondant à la mamelle, adéno-lymphocèle à la suite de laquelle on voit se produire la *lymphangiectasie totale* des vaisseaux blancs de la mamelle, superficiels et profonds. La peau participe naturellement à l'hypertrophie générale. Cette affection, pour rare et curieuse qu'elle soit, n'offre donc rien d'original du côté de la mamelle au point de vue pathogénique.

Lorsque l'adénopathie filarienne est limitée au groupe des ganglions axillaires correspondant aux membres supérieurs, ce sont ceux-ci, comme je l'ai observé maintes fois, qui offrent les lésions éléphantiasiques et lymphangiectasiques.

Dans la filariose génitale, c'est encore le même processus pathogénique : adéno-lymphocèle lombo-aortique entraînant la dilatation de tous les lymphatiques dépendant de ce groupe ganglionnaire, d'où varicocèle lymphatique et dilatation des lymphatiques testiculaires.

Même remarque pour l'adéno-lymphocèle inguino-crurale et les lymphangiectasies des membres inférieurs.

FILARIOSE VÉSICALE.

L'envahissement du système lymphatique de la région vésicale par la filaire de DEMARQUAY provoque un ensemble de troubles auxquels nous donnons le nom de filariose vésicale.

Les auteurs ont employé des termes différents pour désigner cette même manifestation filarienne : hémato-chylurie, hématurie chyleuse, chyloïde graisseuse, lymphurie, chylurie et hématurie filariennes, bilharziques, endémiques d'Egypte, du Brésil, des Antilles.

La dénomination de filariose vésicale nous semble préférable; elle comprend aussi bien la chylurie que l'hématochylurie, ces deux symptômes étant sous la dépendance d'une cause unique : la filaire, et se retrouvant toujours dans cette affection, quelquefois isolés, le plus souvent unis.

La filariose vésicale est une affection de l'âge adulte. Elle ne se produit qu'exceptionnellement dans le jeune âge. Quand on l'observe chez l'enfant, elle se présente sous forme d'*hématurie.*

Les auteurs ont fait jouer à la constitution de l'individu un rôle important dans la production de la filariose vésicale. Les lymphatiques seraient plus exposés que les sanguins à faire de la filariose vésicale. Il en serait de même pour les organismes débilités par une maladie antérieure (Roux).

Il nous a été donné d'observer cette maladie chez des individus dont la constitution robuste semble être une violente protestation contre l'opinion de ces auteurs. Aussi doit-on se garder de l'épouser dans son rigorisme par trop absolu.

Les maladies antérieures parmi lesquelles il faut citer en première ligne, pour les pays chauds, l'impaludisme, de même que la constitution lymphatique, ne jouent qu'un *rôle effacé* dans la production de la filariose vésicale. Un individu affaibli, soit par l'impaludisme ou une tout autre affection, n'est pas plus sujet à faire de la filariose que n'importe quelle affection *parasitaire.* L'affaiblissement organique peut faire de l'individu une proie facile pour les *maladies microbiennes.* Il ne saurait en être de même, lorsqu'il s'agit de *parasites.*

A). La filariose vésicale ne débute pas toujours de la même manière. Tantôt elle est précédée de phénomènes précurseurs qui peuvent faire penser à la possibilité d'affections diverses : pesanteur dans le bas-ventre, difficulté dans la miction, douleur n'ayant pas de siège bien précis ou sui-

vant la direction des uretères, s'irradiant même jusqu'aux
testicules. Tantôt, sans prodromes, à la suite d'une grande
fatigue, le filarien éprouve de la gêne dans la miction et émet
une urine *blanchâtre* rappelant la coloration du lait, parfois
légèrement troublée par la présence de quelques gouttes
de sang, ou même ayant l'aspect d'un véritable pissement
de sang. D'une façon générale cependant l'hématurie pure
est rare. Elle précède ou suit un véritable écoulement de
de lymphe. Ces deux liquides se mélangent parfois pour
donner un liquide rappelant exactement la coloration du
chocolat au lait.

B). Au moment de l'accès, le thermomètre accuse une
température qui n'est pas toujours fixe. Elle varie de 37o5
à 38c 5, 39o Cette élévation de la température peut être
accompagnée de nausées ou même de vomissements; le
pouls est accéléré. L'urine est modifiée en quantité et en
qualité. Elle est abondante et présente les différents aspects
signalés plus haut.

C). La filariose vésicale peut être la seule manifestation
de la filariose chez un individu, mais il faut le dire, assez
souvent elle est associée à d'autres manifestations de la
filariose : maladie d'AUDAIN, accès de lymphangite lente
ou aiguë de l'un des membres inférieurs ou des deux.
Cette remarque est vraie pour toutes les manifestations de
la filariose et la connaissance de cette particularité, assez
importante pour mériter d'être mentionnée, aide singulièrement à éclaircir le diagnostic souvent assez embrouillé
de la filariose. Le cas rapporté par WUCHERER et cité par
CORRE dans son *Traité des affections des pays chauds* est
un exemple frappant de l'association de la filariose vésicale
à la *filariose testiculaire*.

*L'irradiation de la douleur le long des uretères vers le
scrotum et les cuisses* qui a pu en imposer à WUCHERER
pour un érysipèle du scrotum ou une affection calculeuse
est le symptôme pathognomonique de la maladie d'AUDAIN
ou filariose testiculaire, variété urétérique dite colique
filarienne.

La filariose vésicale s'observe plus fréquemment chez

l'homme que chez la femme. C'est une affection de l'âge adulte. Comme toutes les manifestations de la filariose, la filariose vésicale est une maladie à évolution lente et intermittente. Les accès se succèdent dans un intervalle plus ou moins rapproché selon le degré d'intensité de l'infection parasitaire. Elle n'a pas de durée fixe. L'examen microscopique des urines aide puissamment à poser un diagnostic précis.

Nous ne rentrerons pas dans les discussions qui se sont produites sur la nature des urines. La nature de la maladie ne nous semble plus guère discutable. La filaire de DEMARQUAY en est bien la cause. Elle est donc d'origine parasitaire. Le point le plus intéressant à considérer est le mode de production de l'écoulement, son mécanisme.

Depuis les remarquables travaux de MANSON, il est bien établi que la filaire à l'état adulte ou à l'état de larves peut obstruer les capillaires sanguins et les vaisseaux lymphatiques. Selon que cette obstruction est partielle ou complète, il se fait la rupture des vaisseaux et il en résulte une lymphorrhagie.

Lorsque le vaisseau ne se rompt pas, la lymphe transude à travers ses parois. Dans l'un et l'autre cas, on arrive au même résultat.

Cette conception, pour être simple, n'en est pas moins la plus plausible. Elle est appuyée sur les faits dont l'observation constante ne saurait prêter à contestation. Elle a pour la défendre la logique et la clinique.

Note du Docteur Léon AUDAIN

La filariose vésicale ne semble pas une affection grave. Elle est surtout ennuyeuse par sa longue durée et ses répétitions à l'occasion des moindres écarts de régime (excès de fatigue et de boissons). Elle offre en outre un inconvénient assez sérieux, celui de produire parfois une rétention d'urine des plus pénibles. Cette rétention est produite par le passage et l'arrêt dans le canal urétral de fragments fibrineux plus ou moins longs et volumineux qui tendent à obstruer l'urèthre Le malade arrive parfois à les rendre après de grands efforts, d'autres fois, le médecin est obligé d'intervenir, de refouler ces fragments pour libérer le canal.

La chylurie et l'hémato-chylurie sont intermittentes. Un filarien vésical peut rester des mois sans offrir de lymphurie, puis voir celle-ci s'établir pour un temps plus ou moins long.

C'est cette particularité qui a pu faire croire à la guérison de la chylurie par certains médicaments. Elle s'explique par la rupture dans la vessie des lymphatiques distendus outre mesure. Ceux-ci déversent la lymphe dans le réservoir vésical aussi longtemps que dure l'ulcération du lymphatique. Celle-ci est susceptible de guérir, comme je l'ai vu assez souvent pour les ulcères lymphatiques cutanés. Si toutes les ulcérations guérissent en même temps ou ne se succèdent pas à intervalles trop rapprochés, on peut voir se produire une période pendant laquelle la chylurie ou l'hémato-chylurie disparaît complètement.

Le diagnostic de la filariose vésicale est en général des plus simples : les urines sont pathognomoniques.

La difficulté ne commence que lorsque l'hématurie domine considérablement la chylurie ou lorsque l'hématurie se présente seule.

Il y a lieu de faire alors le diagnostic avec toutes les causes possibles capables d'engendrer l'hématurie : causes locales et chirurgicales ; causes générales ou médicales.

Il importera surtout de s'assurer qu'on n'a pas affaire à une hématurie rénale, causée par la *bilharzia hœmatobia*.

L'hématurie isolée *d'emblée* a été signalée par certains auteurs. Elle est sans doute sous la dépendance d'une congestion intense de la muqueuse vésicale par gêne de la circulation sanguine déterminée par la lymphangiectasie vésicale, et précédant la rupture des vaisseaux lymphatiques.

Le diagnostic de la cause pourrait être établi par l'analyse du sang et l'analyse des urines après centrifugation, qui permettraient de trouver dans l'un et l'autre des larves et dans ces dernières des œufs de la filaire.

D'où provient le sang dans les cas d'hémato-chylurie ?

Je pense qu'il peut provenir des vaisseaux sanguins de la vessie par suite d'une congestion intense des capillaires de la muqueuse vésicale, congestion tenant à une gêne mécanique de la circulation sanguine. Le sang provenant d'une autre source que la lymphe se mélangerait donc avec elle dans le réservoir vésical.

Lorsque la lymphe est légèrement colorée en rose, l'hémato-chylurie ne provient probablement que de la rupture de lymphatiques, car ainsi que j'ai pu le constater dans nombre d'opérations, la lymphe dans les lymphatiques dilatés, offre assez souvent une coloration rose due, je crois, à la rupture dans les lymphatiques des *vasa lymphaticorum*, selon toute vraisemblance.

La pathogénie de la filariose vésicale est la même que celle de toutes les autres manifestations filariennes (adéno-lymphocèle, lymphangiectasie tronculaire et radiculaire consécutives ; ruptures lymphatiques).

Le traitement jusqu'à présent est purement médical. Le repos joue un grand rôle, associé à l'hygiène. Il prévient l'excès de tension capable de déterminer la rupture des lymphatiques dilatés.

FILARIOSE GÉNITALE INTERNE

ou

MALADIE D'AUDAIN.

La filariose génitale, nous l'avons déjà dit, est l'œuvre de Léon Audain (d'Haïti). Il est le premier à avoir établi, dès 1894, une relation de cause à effet entre les troubles observés du côté des organes génitaux et l'existence de la filaire de Demarquay. Les travaux qui sont venus dans la suite n'ont éclairé la question d'aucun jour nouveau. Et nous pouvons ici rapporter au chirurgien haïtien les paroles élogieuses et méritées de Barth et Roger en parlant de Laennec : « Ce qu'il faut admirer autant que la découverte elle-même, c'est la perfection à laquelle son auteur l'a portée, ce sont les ressources qu'il a su en tirer, moissonnant à pleines mains dans ce nouveau champ d'observation et laissant à peine de quoi glaner à ses successeurs.»

FILARIOSE GÉNITALE INTERNE.

« La filariose génitale, dite interne, par opposition avec la filariose des organes génitaux externes, peut être envisagée, quelle que soit la diversité de ses manifestations cliniques, qu'une foule de circonstances peuvent modifier, comme une adéno-lymphocèle lombo-aortique partielle ou totale, à la suite de laquelle se montrent des lymphangiectasies tronculaires *provisoires* ou *permanentes* (varicocèle lymphatique) et radiculaires (orchite filarienne), pouvant s'accompagner d'épanchement interstitiel de lymphe (testicule) ou d'épanchement dans la séreuse testiculaire (hydrocèle chyleuse).

Voilà la synthèse de la maladie.

Mais la diversité des manifestations cliniques force à des descriptions analytiques. Tel malade est vu dans la période des poussées d'orchite filarienne; chez tel autre prédominent les symptômes de la colique filarienne; tel autre nous montre plutôt le varicocèle lymphatique; un autre se présente avec l'hydrocèle chyleuse

Lorsque la maladie a l'âge voulu et qu'elle a été favorisée par les circonstances (production d'une adéno lymphocèle lombo-aortique totale), on peut trouver toutes ces manifestations réunies chez le même sujet». Dr LÉON AUDAIN.

ORCHITE FILARIENNE.

L'orchite filarienne peut se présenter sous forme de manifestation aiguë de la filariose génitale. Elle est produite par la stase lymphatique intra-testiculaire ou par un épanchement interstitiel de lymphe dans le testicule.

L'orchite peut se montrer sous la forme chronique; on

se rappelle la relation d'un de ces cas d'orchite filarienne chronique, faite par le Dr AUDAIN dans sa première brochure sur les formes cliniques de la filariose génitale chez l'homme (Port-au-Prince, 1894).

Les testicules, adhérents à la vaginale, étaient volumineux, bosselés, durs, sclérosés. Il est à se demander s'il ne s'est pas produit, ainsi que le pense AUDAIN, une organisation scléreuse interstitielle du tissu testiculaire, très analogue à ce qui se passe du côté de la peau et dans le tissu sous-cutané dans le cas d'éléphantiasis des membres, des bourses, des seins, etc. Cette analogie l'a porté depuis longtemps à appliquer à cette forme chronique de l'orchite filarienne le nom d'*éléphantiasis du testicule*.

D'après PIERRE SÉBILEAU, LE DENTU a vu et décrit la forme aiguë de l'orchite filarienne, mais n'ayant pas l'heur de posséder sa relation, nous sommes obligés de nous en tenir à ce que nous avons observé en Haïti.

L'orchite filarienne aiguë s'observe couramment avec cette autre manifestation clinique qu'AUDAIN a décrite sous le nom de *colique filarienne*. Elle se montre en général avant la production du varicocèle lymphatique PERMANENT.

Il est inutile d'en donner une description isolée ; on lira, au moment de la description de la colique filarienne, les symptômes qui lui sont propres.

L'éléphantiasis du testicule peut se montrer à la suite d'un certain nombre de poussées de colique filarienne ; le testicule augmentant de volume après chaque poussée et perdant peu à peu ses caractères normaux ; mais l'éléphantiasis du testicule est susceptible de se produire A LA MUETTE, ainsi qu'AUDAIN l'a noté dans l'observation S. Cl., citée plus haut, où elle coïncidait avait une éléphantiasis assez volumineuse des bourses, opérée avec succès.

COLIQUE FILARIENNE ET VARICOCÈLE LYMPHATIQUE.

Ces deux manifestations cliniques sont inséparables ; c'est l'existence du varicocèle lymphatique profond et superficiel qui donne lieu à la manifestation clinique dite colique filarienne. Il faut cependant se rappeler que, lors des premières poussées de colique filarienne, le varicocèle, ainsi qu'Audain l'a bien prouvé par ses travaux, n'est pas *permanent,* qu'il disparaît avec la poussée de colique et que le varicocèle lymphatique superficiel permanent est une manifestation clinique tardive de la filariose génitale interne.

Nous reproduisons ici de nombreux extraits de la thèse du Dr Eug. Audain, Paris 1902, thèse qui a été faite d'après les notes et observations de son frère le Dr Léon Audain.

Définition.— La colique filarienne est une manifestation de la filariose génitale, présentant l'aspect général de la colique néphrétique, évoluant avec ou sans fièvre, avec un état général plus ou moins grave, avec des vomissements, de la rétention d'urine, une constipation plus ou moins forte.

SYMPTOMATOLOGIE.

Le début de la colique filarienne est brusque dans la majorité des cas et succède presque toujours à un *effort* plus ou moins violent. Le phénomène douleur paraît dès le début de l'accès et présente des caractères particuliers sur lesquels il est important d'insister. D'abord cette douleur se montre avec une intensité qui varie suivant les cas. Mais, d'une façon générale, elle est violente, pongitive et enlève tout repos au malade qui est dans un état d'agitation extrême. Quelquefois même, lorsque la douleur arrive au paroxysme, le malade reste immobile dans son lit, évite le moindre mouvement et ne traduit ses souffrances que par des cris ou des plaintes continuelles. A ce moment-là, il est couché en « chien de fusil ».

La douleur siège à la région rénale et s'irradie de là vers l'abdomen ou la région épigastrique, les aines, les cuisses et les testicules qui sont extrêmement sensibles ou douloureux. C'est une douleur vive, continue, lancinante, s'exaspérant à la pression et au simple contact du doigt. La douleur est bilatérale; mais elle est plus violente du côté où se fait la poussée de colique filarienne.

Avec la douleur, on constate chez le malade une température qui atteint 38°, 39° et même plus. La fièvre, dans quelques cas, se montre en même temps que la douleur; d'autres fois, la précède. On a des observations de colique filarienne ayant évolué sans fièvre.

Dans tous les cas où la colique filarienne est accompagnée d'un mouvement fébrile, elle réalise le tableau clinique des lymphangites aiguës du sein, des membres, d'origine filarienne sus décrites. Comme dans le cours de ces affections, on note de grands frissons, de la céphalalgie, des vomissements, un état saburral de la langue, de l'excitation ou de l'abattement, une élévation notable de la température.

La fièvre dans la colique filarienne se comporte bien souvent comme un accès franc de fièvre paludéenne.

Si on inspecte au moment de l'accès la zone génitale, on remarque que la peau des bourses est rouge et chaude. Le testicule du côté le plus douloureux se gonfle, acquiert les dimensions et la forme d'une grosse orange ou d'un poing d'adulte. Dans un cas où l'exploration a pu être faite pendant l'accès, AUDAIN a trouvé le testicule aplati latéralement, en forme de galette.

Comment se comportent les éléments du cordon pendant cette poussée ? Nous ne le savons pas au juste, car, une palpation sérieuse et minutieuse de la région est presque impossible à cause de la douleur qu'elle éveille. Cependant, comme la région est en général tuméfiée, il est à supposer que les lymphatiques du cordon sont dilatés. Il n'y a pas de raison pour qu'il n'en soit pas ainsi puisque, chez les individus qui ont souffert de coliques filariennes répétées, on constate, dans l'intervalle des accès, à cause de l'absence des douleurs, l'existence d'une *varicocèle lymphatique* qui semble une manifestation tardive de la filariose génitale. Comme on l'a vu, en effet, par nombre d'observations d'AUDAIN, le varicocèle lymphatique ne se montre pas, à *l'état permanent*, du moins dans les premiers accès de colique filarienne.

En même temps que la poussée testiculaire, il se fait un épanchement en général peu abondant dans la vaginale (*hydrocèle*); mais ces constatations ne peuvent être faites que l'accès terminé. L'hydrocèle est tantôt séreuse, tantôt chyleuse, ainsi qu'on le constatera par la lecture des observations. (*Thèse* EUG. AUDAIN).

Dans certains cas, le ventre est rétracté, les muscles contracturés ; dans d'autres, il reste souple. Le météorisme s'observe également.

Un autre symptôme que nous retrouvons dans toutes les coliques violentes, quel que soit leur siége, est le *vomissement*. Il n'a guère d'importance réelle ; il est sous la dépendance de la douleur. Lorsque celle-ci est très violente, les vomissements sont fréquents ; lorsqu'au contraire elle est d'intensité moyenne, ils sont rares. Suivant que l'individu est à jeun ou vient de manger, on observe des vomissements *muqueux* ou *alimentaires*. Lorsqu'ils sont répétés, ils ne tardent pas, d'alimentaires, à devenir bilieux.

Ce tableau clinique déjà si sévère peut être encore assombri par de la *rétention d'urine*. Mais il semble qu'il ne s'agisse pas toujours dans ces cas de rétention vésicale, mais parfois aussi de *rétention urétéro-rénale*. La pathogénie nous expliquera, bien qu'elle soit le plus souvent hypothétique, cette sorte de rétention. Quelle qu'en soit la cause, bien que rare, elle existe. « On peut constater, a écrit le Docteur LÉON AUDAIN, une *rétention complète d'urine* avec spasme parfois infranchissable du col de la vessie. Parfois la quantité d'urine qui *arrive dans la vessie* pendant l'accès est inférieure à la normale.

La vessie percutée paraît vide, bien que le malade n'ait pas uriné depuis longtemps. Lorsque l'urine vient ensuite à être émise, on constate que l'émission est plus abondante que d'habitude L'urine a sa *coloration normale*. Elle ne laisse déposer aucune mucosité. On n'y voit *ni graviers, ni calculs.* »

Certaines observations de colique filarienne violente nous montrent une impossibilité absolue d'aller à la garde-robe ou même d'émettre des gaz par l'anus. Dans ces cas, l'état général est mauvais : pouls rapide, sueurs profuses, facies misérable.

MARCHE ET DURÉE.

Au bout de deux jours en général, parfois au bout de quelques heures, les grandes douleurs disparaissent. Il n'existe plus qu'une douleur sourde sur le trajet des uretères et au niveau des testicules, douleur que la pression augmente. La douleur finit par disparaître. Il est à noter que, même après cet accès aigu de colique filarienne, le testicule reste gros et lisse. Son exploration directe, dans certains cas, peut être rendue difficile par l'existence d'un épanchement plus ou moins abondant soit de sérosité, soit de lymphe.

Telle est ce qu'on pourrait appeler la guérison de l'accès aigu. Le malade est loin d'être quitte. Dans une filariose génitale récente, le malade, après cet accès, pourra jouir d'une période d'accalmie d'un an, si la chance le favorise. Au bout de ce temps, l'accès se reproduit plus ou moins semblable au premier. Au fur et à mesure que la maladie avance en âge, on constate une apparition plus fréquente des accès : trois ou quatre fois par an, puis tous les deux mois, tous les mois et, dans certains cas, tous les quinze jours. On comprend combien dans ces conditions la vie devient pénible à ces malheureux et combien devient précieuse une thérapeutique vraiment curative.

Après un temps variable, et lorsqu'il n'existe pas de *sclérose du tissu cellulaire* de la région du cordon, on pourra constater, comme manifestation extérieure de la filariose génitale, l'apparition du *varicocèle lymphatique*.

Quels sont les symptômes propres au varicocèle lymphatique ?

Pour donner une idée générale de sa symptomatologie, il suffit de rapporter ici la description qu'en a faite AUDAIN dans « *Varicocèle lymphatique et filariose testiculaire* » (Port-au-Prince, 1898) :

M. S., originaire de Cuba, âgé de 36 ans, habite Haïti depuis 18 ans.

Depuis *huit* ans s'est aperçu que de temps à autre, il avait des accès douloureux siégeant dans la région des reins. Les accès sont précédés d'un fort ballonnement du ventre, qui ne manque jamais de se produire et qui pour lui est un avant-coureur certain de l'accès douloureux. Les irradiations le long du cordon sont peu marquées au début, la douleur se fait par contre sentir dans le testicule ; la peau des bourses devient rouge et chaude.

Depuis les premières attaques, dès que la douleur commence, le malade éprouve de petits frissons, qui augmentent avec elle. Puis la fièvre se montre. Dès l'apparition de celle-ci, vomissements plus ou moins fréquents suivant l'intensité de l'accès.

Au début, les accès étaient très éloignés, depuis quelques mois, ils se produisent presque tous les 15 à 20 jours.

Abattement considérable après ces accès. Un phénomène nouveau a attiré l'attention du malade : les urines sont devenues hémato-chyluriques. L'hémato-chylurie se montre à la suite des accès douloureux. Si l'accès a été violent avec fièvre intense, les urines sont franchement hémato-chyluriques. Si, au contraire, l'accès a été accompagné d'une fièvre peu marquée ou a eu lieu sans fièvre, les urines sont plutôt *chyluriques*. J'ai eu l'occasion, il y a six ans, d'opérer ce malade. Il était alors porteur d'une hydrocèle gauche. A ce moment les accès douloureux étaient, sans doute, de faible intensité, ou très espacés, car il n'a point attiré mon attention sur eux. L'hydrocèle ne s'est pas reproduite de ce côté. Les lésions pour lesquelles le malade me consulte sont actuellement à droite. On constate manifestement dans la vaginale une certaine quantité de liquide que l'on peut évaluer à environ 150 grammes Le testicule et l'épididyme sont augmentés de volume.

Entre le testicule et le canal inguinal, au siège habituel du varicocèle sanguin, se trouve une tumeur du volume du poing. La peau qui la recouvre offre de nombreuses ramifications vasculaires. L'aspect de la tumeur est très variable; à l'un de mes examens, elle s'est présentée bosselée à la vue, offrant des saillies allongées séparées par des sillons parallèles peu marqués. Lorsqu'à cet examen, je palpai la

tumeur sans trop la comprimer, elle me donna nettement
la sensation de petits *boyaux mollasses*, qui se déplaçaient
sous les doigts. En exerçant une certaine pression, la tumeur
se réduisait en très grande partie, pour se reproduire, dès
que cette pression cessait. Lorsque le malade était couché,
la tumeur était moins tendue sans pourtant disparaître.
Elle était surtout tendue dans la station verticale et à l'occasion des efforts.

Le malade dit ressentir une certaine pesanteur dans la
région, qui le gêne beaucoup. Le testicule gauche est
également augmenté de volume, moins pourtant que le
droit. Les ganglions du triangle de Scarpa sont dilatés du
côté droit.

L'examen du sang révèle de nombreuses larves de filaires.
Après quelques jours de repos, la tumeur avait notablement
diminué de volume. Elle donnait au palper une sensation
de tumeur très molle, sans caractère bien défini, se
confondant insensiblement vers la partie inférieure avec
l'hydrocèle. »

La symptomatologie analysée et développée dans le chapitre diagnostic complètera d'une façon très satisfaisante
l'observation qu'on vient de lire.

PATHOGÉNIE.

Nous ne saurions mieux faire, pour expliquer le mode
de production de la colique filarienne, que de donner ici
la description pathogénique faite par le Dr LÉON AUDAIN
dans les différents travaux qu'il a publiés sur la filariose
génitale.

« La filaire-mère pénètre dans un des troncs lymphatiques
testiculaires. Que va-t-il se passer ? Verrons-nous se produire une poussée d'œdème considérable, comme dans les
cas d'éléphantiasis des bourses ? La tumeur, une fois constituée, ira-t-elle en augmentant sans cesse ? Évidemment
non. Les conditions anatomiques des deux organes sont
trop différentes, pour que l'aspect clinique de leurs affections
ne varie point.

Le scrotum, la verge, le prépuce, sont desservis par les ganglions inguinaux internes au nombre de *deux*. Le testicule est pourvu de huit à *dix troncs lymphatiques* se rendant dans les ganglions lombaires.

Il est compréhensible, d'après les données de l'anatomie, que la gêne et la suppression de la circulation lymphatique scrotale soient plus aisées que pour le testicule.

Qu'une filaire-mère vienne à se loger dans le système lymphatique testiculaire, deux cas peuvent se produire : ou bien la circulation sera simplement entravée dans l'un des troncs, ou elle sera interrompue. Dans le premier cas, on constatera du côté du testicule une *certaine* gêne de la circulation lymphatique, caractérisée par de la tuméfaction, de la douleur, et souvent par un épanchement dans la vaginale (forme orchitique).

Au bout d'un temps assez court, la circulation lymphatique se rétablissant par les anastomoses, toute douleur cessera.

La glande néanmoins conservera un volume supérieur au volume antérieur à cause de l'épanchement de lymphe qui s'est fait dans le tissu conjonctif.

Qu'il y ait oblitération totale, la gêne sera plus grande, les douleurs plus violentes, la tuméfaction plus marquée. Mais comme le testicule n'est pas un organe extensible *l'effort va porter non seulement sur les radicules lymphatiques, mais sur toute la partie du tronc située au-dessous de l'obstacle.*

Si on se rappelle le trajet abdominal des troncs lymphatiques du testicule, on comprendra que les douleurs produites par cette distension intérieure suivent une direction assez analogue à celles qu'on observe dans la colique néphrétique et que le tableau clinique soit presque identique dans ces deux affections (forme urétérique ou colique filarienne.)

Il importe également de ne pas négliger les irradiations par action réflexe; celles-ci se produisent du côté opposé et rendent bien compte de la sensibilité de l'autre testicule, des douleurs que le malade accuse le long de l'autre uretère, des phénomènes spasmodiques du col vésical et de l'anus. Suivons maintenant des yeux le trajet des veines, artères spermatiques et des troncs lymphatiques testiculaires qui les accompagnent.

En un point de son trajet, ce paquet vasculo-lymphatique croise la direction de l'uretère au-devant duquel il est placé. Quoi d'étonnant, dans ces conditions, que les vaisseaux gorgés de lymphe, distendus, exercent une compression sur l'uretère, capable d'*interrompre momentanément le cours de l'urine, d'éveiller des douleurs qui suivent dès lors réellement* les irradiations de la colique néphrétique et d'offrir tous les symptômes fonctionnels observés dans cette maladie?

Est-ce simplement une hypothèse ? Rapportez-vous à mon observation II, vous verrez que le malade est resté pendant toute la *période suraiguë sans uriner et que la vessie percutée m'avait paru vide ou à peu près* et qu'au moment où les douleurs cessèrent, l'urine pût être retirée de la vessie en assez grande quantité : un demi-litre en une fois.

Ce processus pathogénique explique donc bien la symptomatologie que j'ai faite de la forme urétérique de la filariose testiculaire. Elle rend aussi bien compte de la forme orchitique, comme on l'a vu plus haut.

La poussée d'hydrocèle simple qu'on constate presque toujours dans ces cas ne doit pas nous étonner. La circulation sanguine peut être en effet, elle aussi, gênée par la tuméfaction des troncs lymphatiques, d'où extravasation séreuse dans la vaginale. Il ne s'agit là, du reste, que d'une simple extravasation : j'ai eu soin de faire remarquer dans le cours de mon travail que l'épanchement qui accompagne les poussées orchitiques n'est jamais considérable. » (LÉON AUDAIN).

Après cette étude pathogénique de la poussée de colique filarienne, il est utile d'indiquer la pathogénie du varicocèle lymphatique, ainsi qu'AUDAIN l'a exposé dans sa « *Leçon clinique sur la filariose génitale*, (Port-au-Prince, 1899)» :

Les différents cas qu'il nous a été donné d'observer ou d'opérer nous permettent d'affirmer que lorsque la filaire siège dans le territoire lymphatique d'*un* testicule, toutes les parties lymphatiques sont prises depuis les radicules lymphatiques testiculaires jusqu'aux ganglions lombaires.

Dans les observations parues en 1894, nos malades présentaient de la colique filarienne ou quelques irradiations douloureuses vers la région lombaire (cas d'orchite filarienne), ce qui, pour moi, est une preuve que le processus ectasique s'est fait sentir plus ou moins fortement sur les troncs testiculaires dans leur trajet abdominal en même temps que dans le testicule.

Chez les deux malades, opérés de varicocèle, l'un par ALBARRAN, en 1895, l'autre par moi, en septembre 98, il a été facile de constater *de visu* que l'ectasie des lymphatiques ne s'arrêtait pas à l'orifice externe du canal inguinal, mais se prolongeait dans la cavité abdominale, aussi loin que la ligature pouvait être portée.

Enfin, vous avez pu voir, chez le malade que je viens d'opérer, 29 septembre 1899, que *bien que rien d'anormal n'ait semblé exister du côté du cordon*, nous avons trouvé en ce point des lésions très marquées des lymphatiques testiculaires, consistant en une ectasie telle qu'avant de faire la ligature, il m'a fallu m'assurer par la dissection qu'il s'agissait réellement de lymphatiques et non d'une anse vide d'intestin hernié. *Considérés séparément*, ils se gonflaient sous l'influence des efforts, et dépassaient la grosseur du pouce. Et vous avez pu voir, Messieurs, cette ectasie exister bien au-delà de l'orifice externe du canal inguinal.

Par conséquent, MM., prenez pour ce qu'elles valent les différentes formes cliniques que j'ai décrites. Il faut bien vous montrer les manifestations d'*une* maladie sous les différentes variétés qu'elle peut revêtir pour vous éviter tout embarras au lit du malade; mais dites-vous bien que, quelle que soit la variété clinique de la filariose génitale à laquelle vous avez affaire (je ne parle naturellement pas de l'éléphantiasis du scrotum et de la verge), *tout le système lymphatique testiculaire est malade, est ectasié*, depuis les radicules jusqu'aux ganglions lombaires. Dans la colique filarienne qui, au point de vue clinique, représente à notre esprit un effort de la maladie plus spécialement localisée dans la partie abdominale des troncs lymphatiques testiculaires, l'ectasie porte non-seulement sur cette portion des lymphatiques et sur les radicules lymphatiques au niveau du testicule, comme le prouvent la tuméfaction et les douleurs testiculaires, mais encore sur la portion intermédiaire, sur les lymphatiques du cordon. L'anatomie pathologique vient de nous le démontrer.

De même, Messieurs, le varicocèle lymphatique ne va pas en général sans lésion des lymphatiques testiculaires et sans ectasie de la portion abdominale des troncs lymphatiques testiculaires.

De même enfin, la forme dite orchitique s'accompagne d'ectasie des troncs jusqu'au niveau du siège de l'obstacle, c'est-à-dire probablement au niveau des ganglions lombaires. Car il ne faut point regarder la tuméfaction testiculaire comme une manifestation absolument locale de la filariose : c'est un indice de la gêne générale de la circulation lymphatique du testicule.

Mais pourquoi ces manifestations cliniques variées ?

Elles tiennent, selon moi, à deux facteurs principaux : la pression intérieure de la colonne lymphatique et le degré de résistance des canaux lymphatiques.

Observez la marche clinique de la filariose génitale. Dans presque toutes les observations que j'ai publiées, vous noterez que le testicule est toujours en jeu. Il se tuméfie, devient douloureux, la peau des bourses même rougit; frisson, fièvre, etc. Les phénomènes douloureux s'apaisent; une nouvelle poussée se produit plus ou moins longtemps après; mais, fait capital, après les poussées, le testicule reste gros.

Je vois là, Messieurs, une analogie frappante avec ce qui se passe du côté des membres. Rappelez-vous, en effet, que sous l'influence de la gêne circulatoire lymphatique, dans le cas de lymphangite du membre inférieur, le malade est pris de frisson, de fièvre; et que vous notez du côté du membre de la *tuméfaction*, de la chaleur, de la douleur, de la rougeur, et qu'après l'accès, si vous n'avez soin d'exercer une sage compression, le membre reste gros.

Vous constatez alors facilement une tuméfaction des ganglions inguino-cruraux. Les troncs lymphatiques intermédiaires aux ganglions tuméfiés et aux radicules lymphatiques *forcés* sont sinon dilatés, mais sous pression : cela est indubitable.

Et remarquez que la gêne de la circulation ganglionnaire a sur les troncs lymphatiques et les radicules testiculaires une influence autrement néfaste que celle qui se produit dans les ganglions correspondant aux membres; car, ici des anastomoses nombreuses entre le système lymphatique profond et le superficiel s'opposent à une exagération de la pression intra-tronculaire, tandis que les huit ou dix troncs qui naissent du testicule et de l'épididyme se portent vers l'anneau inguinal sans s'*anastomoser* et, de là, montent jusqu'au voisinage des vaisseaux du rein pour se terminer dans les ganglions lombaires.

Le même fait anatomique, dilatations des lymphatiques, se passe dans le domaine des lymphatiques testiculaires. A défaut des preuves que nous avons pu recueillir dans nos opérations, la logique seule nous forcerait à l'accepter. La variété des formes cliniques de la filariose génitale est sous la dépendance directe de l'intensité de la gêne circulatoire lymphatique. Supposez-la légère, vous aurez une poussée testiculaire légère (forme orchitique).

Mais, que l'obstacle soit d'emblée très grand, les troncs lymphatiques *malgré leur résistance* seront momentanément dilatés par la pression intérieure très grande et vous pourrez avoir, *d'emblée aussi*, une colique filarienne avec forte poussée testiculaire.

Cependant, il faut le dire, au début de l'affection, les manifestations testiculaires occupent la scène clinique d'une façon plus marquée que la colique filarienne.

Observons encore de plus près la marche clinique de la filariose génitale.

Comme vous avez pu voir, dans mes observations antérieures, elle n'est point *continue*. Vous avez certainement remarqué dans toutes les observations que les accès plus ou moins éloignés au début de la maladie, se rapprochaient de plus en plus jusqu'à se présenter chez un de mes malades (*Varicocèle lymphatique*, 1898) tous les 15 à 20 jours.

Que prouve cette marche intermittente et ces accès qui se rapprochent de plus en plus, au fur et à mesure que la maladie vieillit, et qui, par leur intensité, désespèrent ceux qui en sont atteints?

Ils sont une preuve, Messieurs, de la lutte des lymphatiques contre l'obstacle; ils sont la preuve que l'obstacle quoique permanent n'est pas complet, puisque le calme arrive à se rétablir après ces grands fracas ; ils sont enfin la preuve que dans cette lutte prolongée et incessante, les lymphatiques cèdent de plus en plus à l'ennemi intérieur. Mais où cet ennemi intérieur, cette *lymphe sous pression*, puise-t-il ses forces? Du testicule qui à certains moments peut en produire plus qu'à d'autres ou plus probablement de l'augmentation de la gêne circulatoire intra-ganglionnaire, qui le force à s'accumuler dans les troncs. Il se peut enfin que ces deux causes (gêne de la circulation ganglionnaire et surproduction de lymphe) se combinent pour donner lieu au tableau clinique de la colique filarienne.

Ce que nous voyons se produire dans les cas d'adénolymphocèle inguino-crurale nous explique bien ce qui se passe dans les ganglions lombaires.

Les ganglions que j'ai enlevés dans cette région sont transformés en une véritable éponge lymphatique où la circulation est manifestement gênée et ralentie. Lorsqu'on comprime ces éponges lymphatiques, elles se vident; mais comprimer, c'est mettre en jeu *une force plus ou moins grande*.

La force qui doit lutter physiologiquement contre cette gêne circulatoire est représentée dans le système lymphatique par la *vis a tergo* et l'élasticité des lymphatiques. Est-elle toujours suffisante? S'il en était ainsi, Messieurs, vous n'auriez point d'ectasie des lymphatiques audessous des ganglions dans l'adéno-lymphocèle crurale, vous n'auriez point non plus les diverses manifestations de la filariose génitale que je vous ai signalées.

Mais allez-vous me dire, si les diverses manifestations

de la filariose génitale ont pour cause anatomique la dilatation des lymphatiques au-dessous de l'obstacle, pourquoi ne la constatons-nous pas *toujours* au niveau du cordon et pourquoi ne voyons-nous pas se produire plus souvent cette forme de filariose génitale désignée sous le nom de varicocèle lymphatique?

La réponse, Messieurs, ne me semble point malaisée.

Dans les poussées aiguës du début, si je puis parler ainsi, cette dilatation des lymphatiques peut passer inaperçue, peut être masquée par le volume du testicule et par l'épanchement qui se produit dans la vaginale. La poussée calmée, vous ne pouvez non plus constater cette dilatation qui doit diminuer dans de grandes proportions, la *résistance élastique des lymphatiques n'étant point encore vaincue.*

Cependant, au bout d'un certain temps, sous l'influence de la pression intérieure, l'ectasie des troncs lymphatiques devient plus considérable, plus durable; les poussées de colique filarienne plus rapprochées.

Pourquoi à ce moment encore les lymphatiques du cordon semblent-ils mieux résister que le testicule et les troncs abdominaux?

J'ai écrit dans ma brochure sur « *Varicocèle lymphatique* » en 1898 : « Chez mon malade, ce n'est qu'après nombre de poussées de colique filarienne que la partie inférieure même des troncs lymphatiques s'est à son tour dilatée, visible et tangible pour tous. Mais avant d'arriver à ce degré de dilatation, il a fallu huit ans. Le varicocèle lymphatique est donc une manifestation tardive de la filariose génitale ». Plus loin... « Il faut admettre que la partie inférieure des lymphatiques présente *peut-être* une résistance spéciale, *dont l'histologie nous donnera un jour l'explication*; mais, pour moi, je crois qu'il se produit dans ce cas un phénomène d'ordre purement physique comparable à ce que l'on remarque lorsqu'on pousse dans un tube de caoutchouc fermé à l'une de ses extrémités une injection d'eau. C'est la partie qui se trouve à l'opposé de la force qui se dilate le plus. Telle l'action possible de la *vis a tergo* sur les vaisseaux lymphatiques ».

Je crois encore à l'intervention de cette force, je crois que les lymphatiques du cordon, soumis à une pression moindre que ceux de l'abdomen, se laissent vaincre beaucoup plus tard que ceux-ci par la pression intérieure.

Cependant laissez-moi, Messieurs, attirer votre attention sur une disposition très spéciale du tissu cellulaire dans la région du cordon. Ce sera pour nous, en dehors de ce qui vient d'être dit, une explication suffisante de la rareté de la *manifestation* du varicocèle lymphatique.

Dans l'observation de varicocèle lymphatique publiée en 1898, vous pouvez lire page 23 : « Après section du tissu cellulaire, l'opérateur rencontra une série de membranes qui formaient autant de sacs à la tumeur. Ces différents sacs celluleux étaient *extrêmement minces* et plus loin ..

« L'opérateur se servant de la sonde cannelée sépara le paquet des lymphatiques dilatés des tissus environnants grâce à la *grande laxité du tissu cellulaire.* Arrivé à la partie postérieure du paquet, on aperçut le canal déférent. Il fut séparé de la tumeur au moyen de la sonde cannelée, le tissu cellulaire qui l'unissait à la tumeur n'offrant qu'une *faible résistance.*

Tissu cellulaire mince et lâche : varicocèle lymphatique considérable.

Dans l'observation du malade opéré par moi le 29 septembre 1899.

« Il y avait au-devant du cordon un *tissu cellulaire très dense* que j'ai dû enlever couche par couche. Ce n'est qu'après incision de la dernière en dédolant que je remarquai quelques lymphatiques contournés sur eux-mêmes. Jusqu'alors, pas trace de tumeur lymphatique. Lorsqu'au contraire le cordon fut dégagé de ce tissu cellulaire dense qui l'ensérait, les lymphatiques prirent *sous nos yeux* un développement considérable : leurs flexuosités s'accrurent, leur volume augmenta si bien que je dus réséquer un paquet de lymphatiques d'environ 15 centimètres. »

Tissu cellulaire formant au devant du cordon des sacs très denses : *pas de varicocèle apparent*; dès que ces sacs sont enlevés, *production immédiate du varicocèle.*

La comparaison de ces deux observations est bien intéressante ; et je pense que vous admettrez, comme moi, que ce tissu cellulaire dense exerçait directement sur les lymphatiques une compression telle qu'ils se trouvaient dans l'impossibilité de se développer vers la partie antérieure, de se montrer à l'endroit où nous avons l'habitude de les trouver, de constituer, en un mot, cette variété clinique qu'on appelle le varicocèle lymphatique. Ces lymphatiques dilatés, comprimés en avant, se trouvaient, comme nous l'avons vu, appliqués sur la partie supérieure du testicule avec lequel ils ne semblaient former qu'une tumeur.

Messieurs, cette nouvelle observation vient singulièrement affirmer les conclusions de mon travail de 1898 sur le varicocèle lymphatique. Nous n'avons pour les compléter qu'à ajouter que le varicocèle, manifestation clinique tardive de la filariose génitale, a besoin pour *se produire*, non-seulement de conditions anatomiques dépendant de la paroi même des lymphatiques, mais encore de conditions anatomiques dépendant de la région qu'ils traversent. Aussi, Messieurs, pouvons-nous jusqu'à preuve du contraire, émettre cette proposition : *le varicocèle peut exister et ne se manifester cliniquement que si les conditions anatomiques de la région le permettent* ».

Il est un dernier cas clinique que nous ne pouvons passer sous silence et qui a été rapporté dans LA LANTERNE MÉDICALE (avril 1900) par le Dr LÉON AUDAIN. Il s'agit d'un cas de *varicocèle lymphatique avec intégrité absolue du testicule*.

« **Etude de la pièce**.— A la partie postérieure de la masse se trouvent une artère et deux veines qui avaient été bien isolées de la masse antérieure, mais qui ont été enlevées avec la tumeur à cause de certaines déchirures veineuses qui s'étaient produites pendant l'isolement de ce petit paquet vasculaire.

« Cette artère est un peu plus volumineuse qu'à l'état normal et dure. Elle offre de larges flexuosités ; longueur vingt centimètres. La masse des lymphatiques, très volumineuse à la partie supérieure, largeur cinq centimètres, va en diminuant *progressivement de haut en bas* pour n'avoir guère plus dans son ensemble, à environ six centimètres de la ligature inférieure, qu'un centimètre d'épaisseur. C'est du reste à partir de ce point *qu'on voit* les lymphatiques nettement ectasiés, flexueux. Avant dégagement des lymphatiques, on constata que le paquet des lymphatiques avait environ vingt-cinq centimètres de longueur. L'artère qui est en arrière semble la corde d'un arc qui soutiendrait la masse des lymphatiques.

« **Dissection**. — Après dissection de la pièce, on constate que la longueur des lymphatiques a presque doublé (environ 50 centimètres) sans compter la partie saine qui se trouvait dans le voisinage de l'extrémité supérieure du testicule (5 centimètres). Ces lymphatiques dilatés ont donc subi un *allongement considérable* (55 centimètres).

« La dissection nous a permis de constater l'existence de *sept troncs malades*. Trois de ces troncs, les plus rapprochés de la peau, sont remarquables par leurs dimensions, leurs flexuosités. Ils forment *un petit groupe* assez intimement uni. En arrière de ce groupe, on constate l'existence de quatre autres lymphatiques formant un *second groupe*. L'ectasie de ce dernier est très notable, bien que moins marquée que pour le groupe antérieur. Le second groupe est placé immédiatement au devant d'une des artères et de deux veines du cordon que l'on aperçoit à la gauche de la préparation. A la partie supérieure gauche de la pièce, on voit une lame de tissu conjonctif serré, de la largeur d'une paume de main d'enfant. Dans cet espace sont réunis *six* troncs lymphatiques qui se continuent, comme on peut facilement le constater, avec les troncs décrits plus haut. L'un des troncs d'origine manque; il a sans doute été sectionné pendant l'opération. On remarque sur la pièce que les trois troncs qui se continuent avec les lymphatiques du groupe antérieur sont plus dilatés que les trois autres qui sont en rapport avec le groupe postérieur. Mais, fait important, l'ectasie est infiniment moins marquée à ce niveau que pour les parties des lymphatiques plus éloignés du testicule. Il semble même que l'augmentation de volume

des lymphatiques ne se soit pas faite d'une façon *progressivement ascendante*; car, à une dizaine de centimètres du
bout inférieur de la préparation, on constate que les lymphatiques sont devenus *sans transition* au moins deux fois
plus gros.

« Plus près du testicule, le calibre des lymphatiques a
été encore en diminuant, si bien qu'il ne fut pas nécessaire
de placer la ligature au ras de l'extrémité supérieure, les
parties paraissant saines...

« L'existence de ces deux groupes rend bien compte de
l'aspect noté pendant l'opération. Il semblait qu'on n'eût
affaire qu'à deux immenses lymphatiques beaucoup plus
volumineux dans leur ensemble que le pouce.

« On conçoit facilement le volume qu'avait acquis ce varicocèle lymphatique, en se figurant le nombre des tortuo-
sités que ces deux groupes dilatés au maximum ont dû
décrire pour tenir dans un espace aussi court que celui
qui sépare l'extrémité supérieure du testicule de l'orifice
externe du canal inguinal.

« Cette observation offre un intérêt très grand au point
de vue de l'étude clinique du varicocèle lymphatique d'origine filarienne.

« Rappelons-nous avant tout que le testicule est absolument *indemne de toute lésion*, que les troncs lymphatiques ne sont pas altérés au même degré et que *plusieurs
troncs ont échappé à toute altération*, et nous aurons une
explication pathogénique des plus simples de cette nouvelle forme clinique de varicocèle lymphatique.

« Contrairement à ce que nous avons vu jusqu'à présent,
nous constatons aujourd'hui une ectasie des troncs abdominaux et des lymphatiques du cordon jusqu'à quelques
centimètres du testicule, cet organe étant absolument
sain. La pièce anatomo-pathologique que nous avons
disséquée avec le plus grand soin, l'examen minutieux du
testicule pendant l'opération ne laissent absolument aucun
doute sur ce point. Voilà le fait important, le fait nouveau
que nous allons essayer de vous expliquer.

« Pourquoi le testicule n'est-il point atteint ? Est-ce à

cause du jeune âge de la maladie (un an et demi à deux ans)? Peut-être; mais l'étude de la pièce anatomique que j'ai eu l'honneur de vous présenter vous donne des renseignements moins hypothétiques et, je crois, la solution du problème. Vous avez vu que sept troncs lymphatiques sont ectasiés, dont trois considérablement et quatre moyennement. Pour les trois troncs du groupe antérieur, il est permis de supposer un obstacle très grand de la circulation lymphatique. Pour les quatre autres, il existe sans aucun doute une gêne de cette circulation, mais selon toute vraisemblance, elle est moins marquée que dans le cas précédent. Mais les troncs lymphatiques testiculaires sont pour le moins au nombre de dix. Il est donc logique d'admettre que trois au moins des troncs lymphatiques testiculaires fonctionnent librement, normalement et suppléent d'une façon suffisante à l'obstruction plus ou moins marquée des autres. Autrement comment s'expliquer l'intégrité parfaite du testicule? Ces troncs auraient-ils fonctionné éternellement ou se seraient-ils un jour obstrués à leur tour, déterminant des lésions testiculaires? Il nous est bien difficile de le dire.

« Autrement dit, avons-nous surpris la maladie en voie d'évolution, ou bien avons-nous eu affaire à une localisation définitive de la filaire, par conséquent à une variété clinique fixe, susceptible d'être retrouvée sur d'autres malades? C'est encore un point qu'il est bien difficile de résoudre. Une foule d'autres questions se présentent à l'esprit. En supposant un obstacle absolu à la circulation lymphatique, la lymphe reste-t-elle indéfiniment dans les lymphatiques sans se coaguler? La chose est peu probable, puisque le sang avec lequel elle offre de grandes analogies au point de vue surtout de la teneur en fibrine, se coagule dans les vaisseaux, lorsque son cours est arrêté. N'est-ce pas même cette coagulation lymphatique qui, créant à la suite des opérations des conditions de vie nouvelles et très défavorables pour la filaire adulte, en entraîne la mort et amène par suite la guérison de nos opérés? Mais nous n'avons jamais trouvé jusqu'à présent, même dans les cas de très grandes dilatations, qui permettent de supposer un arrêt de la circulation lymphatique, de lymphe coagulée dans ces vaisseaux. Deux hypothèses sont plausibles pour expliquer ce fait. Ou bien la circulation par le bout ganglionnaire n'est jamais *entièrement entravée*, ou bien le déversement d'une certaine quantité de lymphe dans les vaisseaux ectasiés produit une hypertension et une sorte de remous de la lymphe qui la porte à changer momentanément de cours et à gagner par des voies lymphatiques intra-testiculaires, certains troncs encore libres dans leur fonctionnement. En ces cas, ces lymphatiques se videraient pour ainsi dire par *regorgement*. Il est fort possible que, même lorsque tous les troncs testiculaires sont pris, cette circulation lymphatique *à rebours* se fasse par les voies les moins obstruées. Un petit fait m'a frappé, qui est du reste noté dans mon observation. Après avoir chassé la lymphe des lymphatiques du cordon, si on a soin d'exercer une forte compression au niveau du canal inguinal, *la tumeur ne se reproduit pas*. Dès que cette compression cesse, on la voit se reconstituer. Le contraire eût dû se produire, la lymphe cheminant de bas en haut. La lymphe *semble dans le cas présent tomber de la partie supérieure vers l'inférieure*, comme si son cours eût été changé.

ANATOMIE PATHOLOGIQUE.

Chez les individus atteints de colique filarienne, on trouve, en général, dans le sang, des larves de la filaire. On peut rencontrer à l'état permanent ou à l'état passager certaines autres manifestations de la filariose des membres, de la verge, du scrotum sous forme d'éléphantiasis, ou bien la filariose vésicale dont le symptôme capital est, comme on le sait, la chylurie ou lymphaturie ou l'hématochylurie; mais il faut savoir que la colique filarienne peut être la *manifestation première* de la filariose. Ceci a une grande importance au point de vue du diagnostic. Quel est l'état local observé dans les cas de colique filarienne?

Dans les cas anciens, les lymphatiques testiculaires sont

ectasiés depuis leurs radicules jusqu'aux ganglions lombaires. Dans les opérations de varicocèle lymphatique de Léon Audain publiées dans la thèse de son frère, il a été constaté que la dilatation des lymphatiques se montrait dans l'abdomen *aussi haut qu'on pouvait aller.*

Cette dilatation au niveau du cordon peut être si considérable que chaque lymphatique atteint la grosseur d'un doigt. On comprend, pour tenir dans un espace si restreint, la multiplicité de leurs inflexions. Dans une pièce *disséquée* par le Docteur Léon Audain, chaque lymphatique, au niveau du cordon, avait une longueur de 50 centimètres environ. Avant la dissection la longueur du paquet de lymphatiques était de 15 centimètres.

Outre les flexuosités, ils offrent de nombreuses nodosités.

Du côté du testicule, on constate (opération faite par le Docteur Léon Audain le 6 septembre 1898) que « l'épididyme, considérablement augmenté de volume, recouvrait toute la face externe du testicule. Il était gorgé de lymphe et présentait une coloration presque rougeâtre. Le testicule, gorgé également de lymphe, avait une consistance presque kystique et une coloration grisâtre. La palpation de l'organe donnait une sensation de liquide épanché. Pour s'en assurer, une ponction fut pratiquée avec une seringue de Pravaz, préalablement aseptisée : cette ponction resta négative : c'est donc une infiltration de lymphe dans le tissu conjonctif interstitiel du testicule.

L'hydatide de Morgagni turgescente, boursouflée, avait une longueur de deux centimètres sur un centimètre d'épaisseur ».

Dans les cas *très anciens,* les testicules volumineux sont bosselés, durs, comme si la présence de la lymphe avait déterminé une sclérose du tissu testiculaire. L'analogie qui existe entre ce processus anatomo-pathologique et ce qu'on voit à la suite d'un certain nombre de poussées lymphangitiques des membres est telle que le Dr Léon Audain lui a donné le nom « *d'éléphantiasis testiculaire* ».

« Le 29 septembre 1899, j'ai eu occasion d'opérer un

homme manifestement filarien : les lésions anatomo-pathologiques du testicule dans ce dernier cas ont été les suivantes :

« En dehors du varicocèle lymphatique observé, je note:
Le testicule lui-même est très volumineux : à peu près le
volume d'un poing d'adulte. Il est dur, presque ligneux en
certains points, plus ou moins dur en d'autres, offrant de
grosses bosselures limitées par des sillons peu marqués.

« La vaginale pariétale est épaissie : l'albuginée, également
épaisse, a une coloration gris rose.

« Il y a des adhérences assez intimes entre la vaginale et
l'albuginée, cependant on arrive à les séparer.

« La présence de lambeaux de la vaginale et l'épaississement de l'albuginée empêchent de voir par transparence
s'il y a de la lymphe épanchée dans la trame testiculaire.

« Ce 3e aspect du testicule rappelle ce que j'ai observé en
1894 (Observation S. A. dans brochure des formes cliniques de la filariose génitale). Permettez-moi de vous le
rappeler.

« Au milieu de cette masse mollasse, élastique, réni-
« tente, ne conservant pas l'empreinte du doigt, (éléphan-
« tiasis des bourses) deux tumeurs de consistance toute
« différente constituées par les testicules.

« Le gauche est plus gros qu'un poing d'adulte. Sa
« forme est ovalaire. Il a une consistance considérable,
« presque ligneuse. Sa surface est lisse. Pas d'épanche-
« ment dans la vaginale.

« Le testicule droit a le volume d'un œuf de dinde. Ses
« caractères sont les mêmes que ceux que je viens d'indi-
« quer. Contrairement à ce qu'on décrit d'habitude, je ne
« trouve aucun épanchement dans la vaginale. Celui-ci
« avait dû néanmoins exister autrefois, car la vaginale est
« adhérente aux testicules dans toute son étendue.»

Il importe de noter ce passage d'une brochure publiée
par LÉON AUDAIN sur la filariose génitale : « Le varicocèle
lymphatique, manifestation clinique tardive de la filariose
génitale, a besoin pour se *produire*, non seulement de conditions anatomiques dépendant de la paroi même des lym-

phatiques, mais encore de conditions anatomiques dépendant de la région qu'ils traversent. Aussi pouvons-nous jusqu'à preuve du contraire, émettre cette proposition : *le varicocèle peut exister et ne se manifester cliniquement que si les conditions anatomiques de la région le permettent.* »

DIAGNOSTIC.

La colique filarienne, dans les premiers accès du moins, alors que le varicocèle lymphatique n'est pas constitué, ne peut être confondue qu'avec certaines affections douloureuses. Plus tard, lorsque la tumeur est constituée, elle peut être prise pour certaines affections d'un ordre tout différent..

De toutes les maladies où le symptôme douleur joue le rôle prédominant, la *colique néphrétique* est sans contredit celle qui rappelle le plus la colique filarienne et de fait, lorsque la colique filarienne se montre sans fièvre, le diagnostic est réellement délicat : brusquerie du début, douleur, vomissements, localisations et irradiations de la douleur, constipation, suspension ou diminution notable des urines sont des symptômes communs aux deux affections. L'examen des urines émises peut permettre la différenciation de ces deux sortes de coliques. Tandis qu'il est souvent donné de constater, dans les urines de la colique néphrétique, de la *boue urineuse*, des graviers de diverses natures (hippurique, phosphatique ou oxalique), *dans la colique filarienne*, on ne trouve rien de semblable ; les urines, si l'individu n'est pas un filarien vésical, offrent leurs caractères normaux.

L'attention devra toujours se porter vers les testicules et les régions du cordon. Si la peau de cette région est rouge ; s'il y existe de la douleur spontanée que la pression exagère, de la tuméfaction de la région du cordon et du testicule, le doute n'est plus possible, il s'agit bien là d'une colique filarienne. Ces symptômes n'ont aucune analogie

avec les irradiations testiculaires et la rétraction du testicule de la colique néphrétique.

Lorsqu'avec le tableau clinique précédent, on note un
grand frisson, de la température et les symptômes habi-
tuels de la fièvre, il n'y a pas à hésiter une minute, car,
dans la colique néphrétique, il y a apyrexie. Les accès de
colique filarienne se ressemblent tous et pour peu qu'on
en ait vu un, on a, pour ainsi dire, vu tous les autres.

Divers renseignements cliniques contribueront à asseoir
solidement le diagnostic : l'existence de quelque autre manifestation de la filariose (membres, organes génitaux externes, adéno-lymphocèle inguino-crurale, filariose vésicale, présence des larves de la filaire dans le sang, séjour
dans un pays où la filariose est endémique). Nous ajoute-
rons que l'âge semble avoir une certaine importance. En
effet, dans toutes les observations recueillies, nous ne
voyons que des adultes atteints de la colique filarienne.
Le sexe joue également un rôle très important : dans presque tous les cas rapportés par E. AUDAIN, sauf une observation au sujet de laquelle le Dʳ LÉON AUDAIN pose un
point d'interrogation, il s'agit *du sexe masculin*. Est-ce à
dire que la colique filarienne ne puisse exister chez la
femme? Existe-t-il des conditions anatomiques des lymphatiques qui s'opposent matériellement à sa production?

En tous cas, le diagnostic, on le comprend, serait plus
ardu que chez l'homme à cause de la situation profonde
des ovaires et des lymphatiques qui en partent. Cependant
il ne sera pas impossible en tenant un compte sévère du
cachet spécial de la filariose et en recherchant avec soin
les moindres indices de la maladie (*note du* Dʳ LÉON AU-
DAIN).

Le diagnostic avec les *coliques intestinales*, les douleurs
de *l'étranglement interne* est trop aisé pour que nous y insistons.

La névralgie lombo-abdominale avec ses irradiations
douloureuses le long de la masse sacro-lombaire et vers
les organes génitaux pourrait, à première vue, en imposer
pour la colique filarienne apyrétique, mais là rougeur des

bourses, la tuméfaction de la région testiculaire et du cordon n'existent pas dans la névralgie lombo-abdominale. Les caractères de la douleur diffèrent dans les deux affections; elle est presque continue dans la colique filarienne, et à rémissions plus ou moins longues dans la névralgie lombo-abdominale. En outre, *les points douloureux* de la névralgie lombo-abdominale, faciles à explorer, permettront de trancher assez facilement la question.

Lorsque le malade n'en est pas à ses premières poussées de colique filarienne, que le varicocèle lymphatique a eu le le temps de se constituer, quelles sont les maladies avec lesquelles la confusion est possible?

L'erreur de diagnostic la plus fréquente, celle que les médecins non prévenus de l'existence de la colique filarienne, et que même parfois ceux qui ont étudié cette maladie peuvent, dans certains cas, commettre, est de prendre le varicocèle lymphatique pour une *hernie inguino-scrotale*.

Les malades le plus souvent vous consultent pour une tumeur siégeant, comme la hernie inguino-scrotale, dans la région du cordon, tumeur réductible, pénétrant dans le canal inguinal, se gonflant sous l'influence de la toux et des efforts, se reproduisant après avoir été réduite N'y a-t-il vraiment pas là matière à confusion?

Cependant, lorsqu'on est habitué au varicocèle lymphatique, le diagnostic se fait presque à coup sûr. L'interrogatoire, en vous montrant que le malade a eu déjà une ou plusieurs poussées de douleurs avec manifestations inguino-scrotales, comme nous les avons vues dans la poussée de colique filarienne, mettra déjà un peu sur la voie du diagnostic. L'existence de quelque autre manifestation filarienne ou de larves de la filaire dans le sang, sur laquelle on ne peut cependant pas tabler d'une façon positive, sera un signe de probabilité de plus. Mais il faut le dire, en dehors de ces signes, les caractères mêmes de la tumeur sont assez nets pour imposer le diagnostic.

Nous empruntons les symptômes du varicocèle tant aux écrits qu'aux communications du Dr LÉON AUDAIN : « Entre le testicule et le canal inguinal, au siège habituel du varicocèle sanguin, se trouve une tumeur du volume du poing. La peau qui la recouvre offre de nombreuses ramifications vasculaires. L'aspect de la *tumeur est très variable*; à l'un de mes examens, elle s'est présentée à la vue bosselée, offrant des saillies allongées, séparées par des sillons parallèles peu marqués. Lorsqu'à cet examen, je palpai la tumeur sans trop la comprimer, elle me donna nettement la sensation de petits *boyaux mollasses* qui se déplaçaient sous les doigts. En exerçant une certaine pression, la tumeur se réduisait en très grande partie, pour se reproduire, dès que cette pression cessait. Lorsque le malade était couché, la tumeur était moins tendue, sans pourtant disparaître. Elle était surtout tendue dans la station verticale ou à l'occasion des efforts ».

Il est un fait sur lequel le Docteur Léon Audain insiste d'une façon particulière (*communication personnelle*) c'est sur la façon de se reproduire de la tumeur. Tandis que dans la hernie, après réduction, on voit la tumeur se reproduire assez rapidement de *haut en bas*, dans les cas de varicocèle lymphatique qu'il a observés, on voit la tumeur revenue à son volume primitif d'une façon si insensible qu'on n'a pu savoir comment, à la manière d'une *poire en caoutchouc* qu'on a pressée dans la main et qu'on abandonne ensuite à elle-même.

L'aspect bosselé n'est pas signalé dans toutes les observations, la tumeur le plus souvent même est lisse, rénitente.

Lorsqu'on comprime un varicocèle lymphatique, il ne faut point s'attendre à observer ce symptôme qu'on trouve parfois dans la hernie, le gargouillement. Il n'a été noté dans aucune des observations du Docteur Léon Audain. Par conséquent, toutes les fois qu'il y a gargouillement, il n'y a pas de varicocèle lymphatique, il s'agit de hernie. Malheureusement l'absence du gargouillement ne nous permet pas d'énoncer la proposition inverse, car nombre de hernies peuvent se réduire à la muette, dans les cas d'entérocèle, par exemple.

Il est un petit symptôme sur lequel notre attention a

été attirée (*communication écrite du Docteur* LÉON AUDAIN) :
c'est, vers la fin de la réduction de la tumeur, une certaine
sensation de *fuite liquide* sous les doigts. C'est un bon
symptôme. Par contre, il ne faut pas attacher beaucoup
d'importance au choc que reçoit à la toux le doigt introduit
dans le canal inguinal. Il *peut être identique* à celui qu'on
ressent dans la hernie inguino-scrotale.

Il est une erreur de diagnostic qui peut être faite et que
nous trouvons signalée dans l'une des observations publiées
dans la thèse d'EUG. AUDAIN (*obs.* de LÉON AUDAIN *et
de M.* RICOT, *son assistant*). Un malade se présente avec
une adéno-lymphocèle inguino-crurale, qu'opère M. le
Dr HUDICOURT, chirurgien de la Polyclinique PÉAN. Deux
mois après, il est pris d'une attaque de colique filarienne
si classique qu'elle fut immédiatement diagnostiquée :
colique filarienne et pointe de hernie inguinale gauche. Il
n'existait aucun varicocèle apparent. L'opération faite le
29 septembre 1899 montra qu'une disposition scléreuse de
la région, empêchait la production du varicocèle lymphatique, qui, perceptible seulement au niveau du canal inguinal,
avait été pris pour une *pointe de hernie inguinale*. Le Docteur LÉON AUDAIN a opéré un autre malade chez lequel le
diagnostic porté était : *adéno-lymphocèle inguino-crurale*, et
pointe de hernie inguinale. Dans le cours de l'opération, il
s'aperçut que cette pointe de hernie n'existait pas. Un gros
lymphatique de l'anneau crural, accolé contre la paroi du
canal inguinal, refoulait celle-ci fortement au moment des
efforts et de la toux principalement, simulant à s'y méprendre une pointe de hernie.

Si nous relatons ces faits, c'est pour bien montrer que
le choc ressenti par le doigt n'a qu'une valeur diagnostique insuffisante.

Certaines autres affections siégeant au niveau du cordon
pourraient être prises au premier abord pour un varicocèle
lymphatique, telle l'*hydrocèle en bissac*. Ses caractères sont
trop tranchés pour que l'erreur soit longtemps possible.
L'hydrocèle congénitale avec persistance du canal péritonéo-
vaginal ? L'interrogatoire suffit à trancher la question :

l'existence de la tumeur dès le jeune âge, l'absence des poussées de coliques filariennes antérieures. En cas de doute, une simple ponction permettrait de résoudre la question.

Le diagnostic avec le *varicocèle sanguin* semble, *a priori*, devoir être plus délicat et plus difficile. Il n'en est rien au fond. Sans même faire entrer en ligne la marche générale de l'affection qui diffère absolument de celle du varicocèle sanguin et qui attire nécessairement l'attention sur le siège lymphatique de la tumeur; sans même tenir compte des nombreuses conditions générales qui feraient pencher la balance plutôt en faveur du varicocèle lymphatique, il semble (puisque les médecins qui ont l'habitude d'observer ces deux sortes d'ectasies vasculaires de la région du cordon ne les confondent guère), qu'il existe des différences physiques assez sensibles entre ces deux sortes de varicocèle, du moins pour les cas moyens qu'on a le plus l'occasion d'observer.

Dans le varicocèle sanguin, les bourses sont bien plus allongées, la tumeur paraît plus rapprochée du testicule et va en *s'effilant vers l'anneau* inguinal. La peau en général est mince, facilement isolable de la tumeur qui forme au-dessous d'elle comme un paquet bien distinct. La palpation de la masse dans le varicocèle sanguin donne la sensation d'un paquet de vers plus ou moins entremêlés. Lorsqu'on comprime la tumeur veineuse, qu'on la débarrasse du sang qu'elle contient, la tumeur, lorsque la compression cesse, se reproduit de *bas en haut*. C'est au niveau de la partie inférieure de la région du cordon, près du testicule, qu'elle devient tout d'abord *le plus manifestement apparente*. Cela tient-il à la disposition anatomique des veines (valvules) qui empêche le sang de gagner les parties placées au-dessous de lui ? La chose est sinon certaine, du moins fort probable.

Dans le varicocèle lymphatique, au contraire, le scrotum, à droite et à gauche, n'a pas cet allongement remarquable. La forme de la tumeur est plutôt *globuleuse*, elle est presque aussi marquée au niveau de l'anneau qu'à la partie inférieure.

Lorsqu'on a chassé la lymphe qu'elle contient, la tuméfaction se reproduit en *descendant insensiblement* de l'anneau inguinal vers le testicule. La peau n'a pas non plus cette minceur, cette *isolabilité* que nous trouvons dans le varicocèle sanguin. Il semble que la pression, dans le varicocèle lymphatique, soit plus grande et que, par suite, la tumeur soit plus au contact de la face profonde de la peau.

La *sensation de vers* n'est pas aussi nette que dans le varicocèle sanguin ; on a plutôt la sensation d'anses intestinales descendues dans la région du cordon. Il est enfin un point sur lequel le Dr Léon Audain a bien attiré notre attention, c'est le mode de réplétion de la tumeur lorsqu'on l'a débarrassée de son contenu. Dans certains cas, lorsque la tumeur n'est pas volumineuse, on peut observer la réplétion de *haut en bas* ; mais lorsque le varicocèle a atteint le volume d'un œuf de poule ou plus, il est difficile de saisir ce mécanisme. La tumeur revient assez rapidement, insensiblement et uniformément à sa dimension primitive, semblable, d'après la comparaison énoncée plus haut, à *une poire comprimée puis abandonnée à elle-même*. Il est probable que ces modes de réplétion tiennent à l'obstacle que trouve la lymphe au niveau des ganglions lombaires et à la modification profonde qui, se produisant dans la structure des valvules lymphatiques, permet à la lymphe de refluer vers les parties inférieures.

Il est un diagnostic sur lequel nous ne pouvons nous empêcher d'insister, car il a donné lieu à des négations et à des affirmations également énergiques : il s'agit de l'*orchite paludéenne*. On comprend facilement la ressemblance étonnante qui puisse exister entre cette forme d'orchite et les manifestations testiculaires de la filariose. Le tableau clinique de ces deux affections est presque identique. Si le diagnostic peut être relativement facile dans les pays à malaria où la filariose ne sévit pas, il est loin d'en être de même dans ceux où ces deux maladies marchent de pair et où l'examen du sang, au cours d'un accès, peut déceler la présence et des corpuscules de Laveran et des larves de la *filaria sanguinis hominis*.

La question doit être soumise à une étude nouvelle, maintenant que la colique filarienne et les manifestations testiculaires de la filariose ont conquis, dans la science, le droit de cité. Les observateurs de l'avenir devront s'attacher à bien distinguer dans ces cas bizarres d'orchite des pays chauds la part exacte qu'il faut faire à l'impaludisme et à la filariose. Ils devront s'entourer de tous les renseignements capables d'éclaircir cette question. Disons en passant que la quinine ne doit pas être prise comme moyen de diagnostic, car certaines fièvres, la malarique comme la filarique, étant (en dehors des fièvres continues) des manifestations fébriles *essentiellement* intermittentes, doivent nécessairement tomber et qu'il ne faut point attribuer au médicament ce qui tient à l'essence même de la maladie. La fièvre pneumonique cesse brusquement le septième ou le neuvième jour, parce qu'il est de la nature de la pneumonie de se comporter ainsi. Nous ne prétendons pas que l'orchite paludéenne ne puisse réellement exister. Ne voit-on pas nettement les parotides avec lesquelles les testicules ont une sympathie si grande bien qu'inexpliquée se prendre parfois dans le cours de l'impaludisme (mot aujourd'hui impropre que remplacerait mieux celui de «laverania»). Pourquoi dans ces conditions les testicules ne pourraient-ils pas être influencés? Ce qu'il importe de savoir, c'est si la manifestation testiculaire de l'impaludisme, la fièvre mise de côté, se montre avec l'éclat douloureux que nous lui voyons dans la filariose génitale interne; c'est si l'orchite paludéenne est réellement aussi fréquente que l'ont décrit les observateurs des pays chauds. Roux a dit dans son ouvrage : « si on doit admettre l'orchite paludéenne, je n'en suis pas moins convaincu que c'est un accident très rare. Je n'en ai pas trouvé une seule observation dans les mémoires cependant si complets de Chevers et de Fayrer. Je n'en ai pas trouvé un seul cas dans l'Inde et au Sénégal. Les seules orchites que j'ai vues au Bengale et qui n'étaient pas produites par les causes étiologiques habituelles, étaient celles qu'on rencontre assez souvent dans la période prémonitoire de l'éléphantiasis ». Le Docteur Léon Audain, plus affirmatif, met fortement en doute l'existence de l'orchite paludéenne. « Disons, écrit-il en 1894 dans sa brochure sur les formes génitales de la filariose, « que réellement les auteurs habitant un pays où l'impaludisme fleurit ont rapporté faute de mieux à l'impaludisme des accidents dont ils ignoraient la vraie cause ! Leurs esprits étaient prévenus en faveur de l'impaludisme.

« Pour moi, je ne vois dans tous ces cas d'hydrocèles accompagnant les orchites, dans tous les cas d'orchites *bizarres* qu'une forme atténuée de la lymphangite testiculaire d'origine filarienne ». Tout récemment, (décembre 1901 à mars 1902); le docteur Léon Audain a assisté à une épidémie de malaria. Il nous écrit qu'en réunissant les observations de plusieurs médecins de Port-au-Prince, on peut reconstituer le tableau clinique parfait de la malaria aiguë avec presque toutes les formes cliniques décrites, l'intermittente franche, la continue gastrique simple, la continue typhoïde, l'hystériforme, la méningitique, la cérébro-bulbaire, la gastro-entéritique avec vomissements de sang noir et selles mélaniques, l'hémorragique uréthrale, l'accès avec poussée parotidienne, la néphritique, etc..., mais qu'il n'a pas eu l'occasion, et qu'aucun médecin, à sa connaissance, n'a eu l'occasion *d'observer un seul cas d'orchite paludéenne*.

Il existe donc, au sujet de l'étiologie de certaines orchites des pays à malaria et à filariose, une *querelle d'école* que nous ne saurions trancher pour le moment, mais sur laquelle à propos du diagnostic, il importait d'appeler la sérieuse attention des médecins.

Nous n'insisterons pas sur les autres variétés d'orchites, dont le diagnostic, pour tout clinicien attentif, n'offre réellement aucune difficulté.

PRONOSTIC.

Le pronostic de la colique filarienne et de sa manifestation plus ou moins tardive, le varicocèle lymphatique, n'est pas grave, en ce sens que la maladie ne semble pas avoir jusqu'à présent *tué son homme*. Mais il mérite d'être considéré comme sérieux par les souffrances qu'il lui fait endurer et surtout par la répétition de plus en plus grande de ces souffrances. Un homme qui, à tout moment, est obligé, à l'imprévu, de s'aliter pour une période plus ou moins longue, se trouve réellement, à tous les points de vue, dans un état déplorable d'infériorité.

TRAITEMENT.

Le traitement de la colique filarienne est *médical*, avant l'apparition du varicocèle lymphatique, et *chirurgical*, dès que celui-ci est constitué. Il est très recommandé de combattre le syndrome *fièvre* par l'administration de la quinine. On pourra, si les vomissements ne s'y opposent pas, faire prendre au malade de 0.50 centigrammes à un gramme de sulfate ou d'un sel quelconque de quinine. Ce médicament ne nous semble cependant pas indispensable, car l'accès fébrile filarien, étant éminemment *intermittent*, doit tomber fatalement avec ou sans médicament. C'est peut-être pour n'avoir pas pensé à ce fait qu'on a attribué à la quinine ce grand pouvoir sur cette sorte de fièvre et qu'on l'a confondue parfois avec l'intermittente palustre, surtout lorsque les manifestations sont modérées et localisées au testicule.

Les vomissements peuvent être combattus par les moyens habituellement préconisés : potion de Rivière, éthérisation de la région épigastrique, applications froides sur cette région, ingestion d'une potion chloroformée ; mais nous sommes d'avis, ces vomissements n'étant qu'un épiphénomène d'ordre réflexe, de combattre plutôt la cause de ces vomissements, la *douleur*.

C'est contre elle qu'il faut diriger tous *les coups de la thérapeutique*. Les applications chaudes sur la région lombaire, cataplasmes ou compresses ; les bains chauds (à environ 37° 5) amènent une certaine accalmie Il importe donc de ne point les négliger.

Il est bon de faire prendre au malade, si les vomissements le permettent, une potion bromurée et chloralée, de l'antipyrine à la dose de deux ou trois grammes dans le courant de la journée; mais le moyen le plus efficace est, sans contredit, la morphine en injections hypodermiques. Injecter pendant la première journée de deux à quatre centigrammes de chlorhydrate de morphine, suivant l'intensité de l'accès ou l'âge du malade. Si l'accès se prolonge au delà de 24 heures, injecter le second jour de un à trois centigrammes de ce sel, suivant les besoins.

Le même traitement pourra être employé à chaque accès jusqu'à l'apparition de la tumeur funiculaire qu'on guettera avec soin.

C'est à peu près tout ce qu'on peut faire dans la période initiale. La tumeur apparaît-elle ? Il ne faut point trop se hâter d'intervenir. Il faut la laisser vieillir un peu, surtout si on remarque qu'elle se développe rapidement. L'observation que nous publions ici est à ce point de vue très instructive. Ayant remarqué la formation d'un varicocèle lymphatique chez un malade qui offrait les symptômes d'une colique filarienne, le docteur LÉON AUDAIN lui proposa l'opération qui fut agréée et faite suivant les principes indiqués plus loin. Le cordon mis à nu, les lymphatiques sous l'influence du repos, de la position horizontale, de la chloroformisation peut-être, s'étaient tellement rétractés qu'ils ne furent, *sauf un seul*, pas même vus. Celui-là même n'avait pas plus de deux millimètres de largeur environ. La ligature et la résection n'en étaient pas possibles. Le malade ne perdit pas cependant absolument le bénéfice de l'opération. Il portait aussi une hydrocèle qui fut opérée séance tenante. Il est depuis lors soulagé, mais cette *opération précoce* n'a été que palliative. En supprimant l'hydrocèle qui, par les tractions exercées sur le cordon, peut être une cause de fréquence plus grande des accès, on a rendu service au malade; mais il n'est pas guéri. Une intervention nouvelle s'imposera plus tard.

Lorsque le varicocèle est bien constitué et est devenu *permanent* (c'est un point très important d'indication opératoire) : l'heure de l'intervention chirurgicale a sonné.

Le malade doit être préparé à l'opération suivant les règles générales : repos de quelques jours, bains, purgation, antisepsie intestinale. L'anesthésie générale est plus à recommander que la cocaïnisation. Le malade chloroformé, une toilette des plus sérieuses doit être faite de toute la région hypogastrique, pubienne, crurale, périnéale, scrotale et inguino-crurale. On rase les poils de la région pubienne. On se débarrasse des matières grasses de la région par un bon brossage, par une friction prolongée de la peau avec de l'alcool ou de l'éther et on recouvre les régions avoisinantes de compresses imbibées de liqueur de Van Swieten ou d'un autre antiseptique puissant.

Le premier temps de l'opération consiste dans l'incision de la peau. Celle-ci doit être longue, commencer au-dessus de l'orifice interne du canal inguinal et finir jusqu'à la partie la plus déclive des bourses. Il faut, en effet, que le testicule et la vaginale soient sous les yeux de l'opérateur qui assez souvent aura à faire, outre la cure radicale du varicocèle lymphatique, celle de l'hydrocèle qui coexiste assez souvent.

La peau et le dartos étant sectionnés, on trouve une couche de tissu cellulaire parfois lâche, parfois résistante et disposée sous forme de lames, comme dans une des observations du Docteur LÉON AUDAIN. Il faut sectionner ce tissu cellulaire. Dans l'un et l'autre cas, la section sur la sonde cannelée est indiquée.

Le tissu cellulaire sectionné, le paquet des vaisseaux lymphatiques ectasié s'offre à la vue. C'est généralement le groupe antérieur qui est pris. Le deuxième temps consiste à séparer le paquet lymphatique des autres éléments du cordon. Pour cela, attirant en avant d'une main la tumeur, on glisse à sa partie postérieure, dans le tissu

cellulaire lâche qui s'y trouve, la sonde cannelée, à laquelle
on imprime un mouvement de va et vient du testicule à
l'anneau inguinal. A défaut de sonde cannelée, le doigt
rend dans ce temps de l'opération d'inestimables services.
En général, on arrive assez facilement à séparer la masse
des lymphatiques des éléments du cordon. Il est absolument indispensable que cette séparation se fasse *en bloc*.
Il ne faut pas essayer de dissocier les lymphatiques, de les
séparer les uns des autres. On prolonge, de cette façon,
inutilement l'opération ; on détermine des traumatismes
du testicule fort dangereux pouvant déterminer une gangrène partielle ou totale de cet organe.

Lorsqu'on a achevé l'isolement du paquet lymphatique
variqueux, il importe de *le lier* et *de le réséquer*.

La ligature se fait en deux points : à la partie supérieure,
au niveau de l'orifice externe du canal inguinal, et à la partie inférieure, *le plus près* possible de l'extrémité supérieure du testicule. Avant de placer la ligature supérieure,
il faut avoir soin d'attirer un peu à soi le paquet lymphatique, de façon à ce que la partie sectionnée remonte dans
le canal inguinal.

Au moment de la ligature, on peut se trouver en présence de deux cas : 1º Le paquet n'offre pas une grande
épaisseur ; 2º le paquet est volumineux. Dans le premier
cas, on doit faire une ligature simple au catgut bien stéri-
lisé ; dans le second, diviser au moyen de l'aiguille de
DESCHAMPS, le paquet en deux et faire deux ligatures séparées qu'on pourra enserrer ensuite dans un nœud commun.
En général, la division du paquet en deux suffit. Cependant, le cas l'exigeant, il faudrait le diviser en trois.

Après la ligature, résection du paquet de lymphatiques.
Il est bon de placer, avant de les couper, une ligature à
environ un centimètre des ligatures supérieure et inférieure
et faire la section entre deux ligatures pour éviter dans la
plaie un écoulement de lymphe, peu dangereux, il est
vrai, mais absolument inutile.

Il est recommandé, avant d'abandonner à elles-mêmes
les surfaces sectionnées, de les toucher avec une solution

phéniquée à 5 %. A ce moment, toilette de la plaie, hémostase parfaite, fixation du testicule à l'angle supérieur de la plaie (orchidopexie), application d'un drain qu'on fixera à l'angle inférieur. Puis suture de la peau au crin de Florence.

Pansement antiseptique. Il faut exercer sur la région opérée une certaine compression, afin que les liquides puissent facilement s'écouler au dehors.

Au bout de quatre jours, ablation des fils en totalité ou en partie, suivant la rapidité de la réunion. Ablation du drain. En général, la réunion se fait par première intention et le malade est guéri au bout de huit à douze jours. Il est bon, néanmoins, de le maintenir pendant trois semaines environ dans la position horizontale.

Telle est l'opération classique, suivant les renseignements qu'a eu l'obligeance de nous fournir le Dr LÉON AUDAIN.

Ce chirurgien a dû, dans certains cas (lorsque les testicules sont très gros), faire à l'opération classique certaines modifications. Elle consiste à fixer à la peau une collerette circulaire de la vaginale et à laisser le testicule au dehors. Il a donné à cette opération le nom d'*exorchidopexie*. Elle est analogue à l'exothyropexie de Mr JABOULAY. Il semble, d'après la relation du Dr LÉON AUDAIN (*Des formes cliniques de la filariose chez l'homme*, pages 76 et 77), que l'exorchidopexie a agi sur les testicules comme l'exothyropexie sur la glande thyroïde. «. Dès le premier pansement, quatre jours après l'opération, je constate que les deux testicules ont perdu considérablement de leur consistance. Ils donnent au doigt la sensation de testicules normaux. Réunion partout par première intention. L'ouate est tachée d'un liquide jaune un peu collant au doigt. La surface testiculaire est rouge, parcourue de grosses ramifications vasculaires. Le volume des testicules semble un peu moins fort qu'au moment de l'opération. A la date du 16 mai (I), les testicules étaient dans l'état suivant : le droit est revenu

---

(1) L'opération avait eu lieu le 20 avril.

à son volume normal ; la cicatrisation est complète. Le gauche a perdu au moins la moitié de son volume. La plaie n'est guère plus grande qu'une pièce de 5 francs. La cicatrisation de ce côté aussi a fait de grands progrès. Le 11 juin, les deux testicules ont leur volume et leur consistance normaux. La cicatrisation est complète partout et le malade peut être considéré comme guéri. »

Le Dr LÉON AUDAIN a revu ce même malade en août 1901, la guérison s'est maintenue et depuis lors le malade jouit d'une excellente santé.

Il n'y a pas bien longtemps encore, le système lymphatique était pour ainsi dire le *noli me tangere* de la chirurgie. Les moindres interventions étaient suivies de complications formidables, qui, pendant longtemps, ont rendu les chirurgiens assez timides à l'égard des opérations sur les lymphangiectasies. Aujourd'hui, aucun chirurgien n'hésitera à faire l'ablation des adéno-lymphocèles inguino crurales ou autres et des varicocèles lymphatiques.

Pour ce qui est de cette dernière opération, résection des lymphatiques du cordon, si on a soin de prendre les précautions antiseptiques, qui sont, du reste, de rigueur dans toutes les opérations, on n'aura à redouter absolument aucun accident. Les plaies se cicatrisent par première intention sans manifestation fébrile d'aucune sorte. On peut le voir par la lecture des observations qui ont été publiées dans l'intéressante thèse du D^r EUG. AUDAIN.

Après la résection du ou des varicocèles lymphatiques, le Docteur LÉON AUDAIN a pu constater *d'une façon constante la guérison des poussées de colique filarienne* et le retour immédiat à la santé de malades rendus véritablement *impotents* par la répétition incessante des accès. Nous ne saurions donc trop recommander ce mode de traitement aux médecins surtout qui exercent dans des pays où la filariose est endémique.

Dans une seule des observations du Dr LÉON AUDAIN, nous notons que chez un malade opéré, il y a un an, d'un varicocèle *lymphatique double* il y eut, d'un côté, à droite, réapparition de coliques filariennes beaucoup moins violentes et de durée beaucoup moins grande, environ trois mois après l'opération. Ce malade, réexaminé, porte au-dessus du testicule droit une tumeur de la grosseur d'un œuf de pigeon qui présente les caractères d'un varicocèle en voie de reproduction. Il suffira d'en faire l'ablation pour voir probablement cesser, à tout jamais, ces accidents nouveaux.

Comment agit l'opération ? Selon toute vraisemblance, la résection entraîne entre le bout réséqué et les ganglions obstrués d'abord une stase de la lymphe qui probablement finit par se coaguler et peut-être s'organiser.

On comprend que ces conditions puissent être défavorables à l'existence de la filaire-mère qui finit par succomber. La filaire-mère gênée dans son existence extérieure ne peut-elle émigrer dans un autre territoire lymphatique? La chose n'est pas impossible, cependant nous devons avouer que nous n'avons pas d'observation à ce sujet.

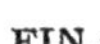

FIN.

TABLE DES MATIÈRES.

FIN DE LA TABLE DES MATIÈRES.